# 无托槽隐形矫治技术
## ALIGNER TECHNIQUES IN ORTHODONTICS

（西）苏珊娜·帕尔马·莫亚（Susana Palma Moya）
（西）哈维尔·洛萨诺·萨弗拉（Javier Lozano Zafra）　主编

李巍然　主审

郭润智　张云帆　黄一平　主译

北方联合出版传媒（集团）股份有限公司
辽宁科学技术出版社
沈　阳

**图文编辑**

杨 帆 刘 娜 张 浩 刘玉卿 肖 艳 刘 菲 康 鹤 王静雅 纪凤薇 杨 洋

Title: Aligner Techniques in Orthodontics

By Susana Palma Moya, Javier Lozano Zafra, ISBN: 9781119607229

Copyright © 2021 John Wiley & Sons Limited

© 2023，辽宁科学技术出版社。

著作权合同登记号：06-2021第282号

**图书在版编目（CIP）数据**

无托槽隐形矫治技术 /（西）苏珊娜·帕尔马·莫亚（Susana Palma Moya），（西）哈维尔·洛萨诺·萨弗拉（Javier Lozano Zafra）主编；郭润智，张云帆，黄一平主译. — 沈阳：辽宁科学技术出版社，2023.1（2024.3重印）

ISBN 978-7-5591-2645-0

Ⅰ.①无…　Ⅱ.①苏…②哈…③郭…④张…⑤黄…　Ⅲ.①口腔正畸学　Ⅳ.①R783.5

中国版本图书馆CIP数据核字（2022）第142024号

出版发行：辽宁科学技术出版社
　　　　　（地址：沈阳市和平区十一纬路25号　邮编：110003）
印 刷 者：深圳市福圣印刷有限公司
经 销 者：各地新华书店
幅面尺寸：210mm×285mm
印　　张：30.25
插　　页：4
字　　数：605 千字
出版时间：2023 年 1 月第 1 版
印刷时间：2024 年 3 月第 2 次印刷
策划编辑：陈　刚
责任编辑：金　烁
封面设计：袁　舒
版式设计：袁　舒
责任校对：李　霞

书　　号：ISBN 978-7-5591-2645-0
定　　价：399.00 元

投稿热线：024-23280336
邮购热线：024-23280336
E-mail:cyclonechen@126.com
http://www.lnkj.com.cn

# 主编简介

　　（西）苏珊娜·帕尔马·莫亚（Susana Palma Moya）是正畸医生，在西班牙的里尔城开设一家私人诊所。她在2002年毕业于西班牙马德里大学，获得了正畸学硕士学位、牙颌面矫形学与正畸学博士学位。

- 2001年，成为西班牙第一批开展隐适美矫治的医生之一
- 自2015年起，成为隐适美国际讲师
- 2003—2007年，在西班牙马德里U.C.M University担任口腔正畸学研究生课程副教授，目前在西班牙马德里萨拉曼卡大学教授正畸学
- 2007年，于Cataluña UIC国际大学正颌外科学（Orthodontics with Surgery）毕业
- 2009—2011年，获得西班牙巴伦西亚大学舌侧正畸学学位
- 2015年，荣获隐适美同行评议奖（第一届国际奖项）
- 2017年，荣获隐适美同行评议奖（第二届欧洲奖）
- 欧洲、中东和非洲青少年矫治全球协会成员，西班牙正畸协会成员
- 自2015年起，担任隐适美Diamond Ⅱ 医生，在西班牙和欧洲讲授隐适美治疗

　　（西）哈维尔·洛萨诺·萨弗拉（Javier Lozano Zafra）是正畸医生，在西班牙的穆尔西亚开设一家私人诊所。在穆尔西亚大学获得牙科学位。

- 西班牙穆尔西亚大学博士
- 美国圣巴勃罗大学口腔正畸学研究生课程
- 西班牙塞维利亚大学名誉讲师
- 隐适美国际讲师
- 隐适美Diamond Ⅱ 医生
- 法国隐形矫治协会荣誉会员
- 隐适美青少年矫治全球协会成员，西班牙正畸协会成员

# 序　言

我从2001年开始从事隐形矫治并逐渐认识到隐形矫治具有巨大的发展潜力。因为我曾使用牙齿定位器开展治疗，无托槽隐形矫治器的出现令我很容易熟悉整体的矫治设计。而我的同事们则对隐形矫治持怀疑态度，并没有将其视为一个真正的正畸矫治系统。

回顾文献，我们可以发现，近年来隐形矫治发展迅速。在2001年，无托槽隐形矫治器仅适用于伴轻度拥挤的Ⅰ类错𬌗病例，但是近年来，我们开始采用隐形矫治器来矫治拔牙病例（例如，Ⅱ类错𬌗及开𬌗），并且矫治效果也逐渐提高。隐形矫治的成功得益于以下两个方面：一方面，厂商利用源源不断的反馈来改进隐形矫治器；另一方面，许多正畸医生也付出了巨大的努力，他们试图理解和解释我们所说的"塑料生物力学"。隐形矫治的疗效越来越好已成为无可辩驳的事实，在许多情况下，它们超过了传统正畸方法可获得的矫治结果，因此，正畸医生对将隐形矫治视为一种有效正畸方法的接受程度在不断提高。

我们才刚开始理解无托槽隐形矫治器是如何移动牙齿的，并且学习曲线比我们想象的要慢。这就是隐形矫治的矫治效果无可争议地依附于操作者专业训练和经验的原因。正畸医生拥有更丰富的专业知识，治疗病例更多，效果更好。这是引入一项新技术时经常发生的情况。

基于诸多原因的考虑，专业正畸医生是确定最终矫治目标的人。面部美观和患者的舒适度不应与治疗结果的质量相冲突。这意味着在许多情况下，我们需要使用辅助技术来补充无托槽隐形矫治器的缺陷。这也意味着医生在咬合和功能治疗的完成度上要付出比平时更大的努力，特别是在专业训练上。我非常理解对于整个职业生涯都采用传统正畸方法矫治患者的医生来说，离开舒适区并不容易。这是Palma医生和Lozano医生做得完全正确的地方。这本书填补了我们对于如何使用隐形矫治器进行正畸牙齿移动上理解的空白。它提供了许多关键信息来帮助我们理解隐形矫治器的生物力学。这本书恰好在正确的时间发布，可以指导大家更有信心、有预测性和高质量地治疗不同类型的错殆畸形。根据已有的坚实的生物力学知识和临床经验为基础的建议，读者将学习到越来越多的疑难病例的治疗，并且治疗结果始终遵循传统的咬合标准。

这本书涵盖了所有不同类型的错殆畸形，从最简单的轻度拥挤到复杂的修复前正畸治疗。这本书就像一本地图册，对每个病例具体的矫治过程进行了逐步的详细解释。读者也会发现每个治疗的创新点和吸引人的视频资料。基于以上原因，这本书可是一个使用友好、简捷的工具，不仅适合隐形矫治的初学者作为参考，也适合于训练有素的正畸医生。此外，对于那些对隐形矫治器持怀疑态度的人来说，这本书至少能激发他们的好奇心。利用隐形矫治器进行高质量的正畸治疗真的有可能吗？这本书将提供答案，并且毫无疑问，也将提供许多可供讨论的论据。

我们正处于一种新技术的起步阶段。通过一个功能强大的软件在治疗前进行完善的矫治计划，已经从根本上改变了我们的工作方式。这意味着我们必须回到学校，但我们从来没有像今天这样有这么多的机会训练自己。通过这种方式，专业医生就能像他或她希望的那样具有高临床水平。然而，有些事情似乎永远不会改变；我指的不仅仅是不愿意接受新概念或新技术的人（这在我们的职业中非常常见），我也指像Palma医生和Lozano医生这样的一小部分人，他们对自我提高和进步的强烈意愿令他们发现了新知识。他们慷慨地分享的知识为许多人提供了榜样和指导。

Arturo Vela Hernandez医生

# 致　谢

我首先要感谢我的丈夫Paco，在这本书的筹备过程中，他和我一样付出了很多努力。他不辞辛劳地工作，从录像和其他所需的影像材料中收集临床资料。我也要感谢他的爱和理解，这给了我写作的灵感和力量。

感谢我的孩子Marta和Paco，感谢我从他们那里偷来的时间，感谢他们不断给予我灵感和力量，使我能够发挥出最好的自己：谢谢你们。

感谢我的父母Mercedes和Paco，他们的爱和努力鼓励我成为一名正畸医生，他们是我一生的支柱。

感谢Align Technology对我的信任，让我有机会从2015年起与其他医生分享我的正畸经验。

我还想感谢我正畸团队的所有人，如果没有他们，我们就不能取得我们今天在书中展示的成果。

我要感谢我的好朋友、好搭档Lozano医生，不仅因为我们能够分享愉快的工作时间，共同努力完成这本书（并最终帮助许多学生在Aligners Academy掌握隐形矫治技术），还因为我们的友谊令我的生命迎来一个重要转折点。

最后，我要感谢整个Wiley编辑团队，感谢他们帮助我完成这本书。

——Susana Palma Moya医生


致Susana、Paco：

你们每天都让我认识到一个更好的自己，激励着我的工作和生活。

我不知道10年或20年后我将身在何处，但我确信，我们的友谊将永远是我人生最重要的支柱之一。

谢谢你们信任我，照顾我，和我做朋友。我希望生活能给你们带来我认为你们应得的快乐。

致Dani：

你的微笑对我来说是最重要的。

——Javier Lozano Zafra医生

## 在线内容

扫描二维码，关注"辽科社口腔图书出版中心"公众号，
输入关键词"YXJZ"，可浏览在线内容。

# 序者简介

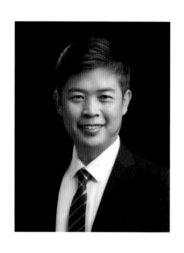

金作林

**博士，教授，主任医师，博士生导师**

**空军军医大学（第四军医大学）口腔医学院正畸教研室主任**

**空军军医大学（第四军医大学）第三附属医院正畸科主任**

1992年本科毕业于第四军医大学口腔专业。1999年获第四军医大学口腔正畸专业硕士学位，2002年获第四军医大学口腔正畸专业博士学位，2002—2004年获四川大学口腔正畸专业博士后。现任中华口腔医学会正畸专业委员会主任委员，《中华口腔正畸学杂志》副主编，国际牙医师学院（ICD）院士，英国皇家爱丁堡牙外科学院正畸院（MorthRCS）考官，世界正畸医师联盟（WFO）会员，美国正畸医师协会（AAO）会员，美国哥伦比亚大学访问学者。擅长骨性错𬌗畸形的早期矫治及成人正畸。主要从事牙囊细胞组织工程重建牙周组织和颅颌面错𬌗畸形与生长发育研究。兼任陕西省科学技术评委会专家，国家自然科学基金项目评审专家。负责国家自然科学基金面上项目4项，陕西省基金项目9项。获得军队及陕西省科技成果二等奖2项、发明专利2项。发表论文80余篇，其中SCI收录22篇。主编、主译著作4部。

# 中文版序一

无托槽隐形矫治技术既是对传统矫治技术的传承，又是在此基础上的创新，它是现代计算机辅助设计、数字化成形技术和新材料完美结合的产物。隐形矫治发展之初，只适用于简单的病例（例如，轻度的牙列拥挤与牙列间隙、个别牙齿的错位或轻度扭转、固定矫治治疗后复发的病例等）。

随着隐形矫治技术的提高，其适应证逐渐放宽，一些复杂的病例（例如，拔牙病例、正畸正颌联合治疗、牙周正畸联合治疗等），也可应用隐形矫治器进行治疗。无托槽隐形矫治理念源于传统固定矫治，但又是一门集新的生物力学、新的材料性能于一身的新技术，需要在传统矫治理念基础上深入学习，不断探索才能更好地将其运用于临床。这种高端技术的背后往往需要更加专业的正畸理论去指导，需要更加专业的正畸医生去治疗。我们很高兴地看到很多正畸领域专家在努力推动隐形矫治技术发展及专业培训、出版专业教材与参考用书、构建正畸医生学习发展体系、规范正畸医生的培养及医疗行为。今年，北京大学口腔医院李巍然教授团队翻译了《无托槽隐形矫治技术》一书，该书全面介绍了隐形矫治的原则、患者的选择与沟通技巧、不同错𬌗畸形的方案设计要点以及与技师的沟通要点等内容，无论从专业性、全面性和准确性来说，无疑都是正畸医生以及从事正畸工作的口腔医生学习隐形矫治技术的重要参考用书。

当今，我国的数字化正畸技术已走在了世界前列，这其中进步离不开从事口腔正畸诊疗的每一名医生，需要我们不断地总结实践经验、更新理念、突破难点，用优秀的正畸病例和专业的教育资源展示我们中国优异的正畸治疗技术与理念。"工欲善其事，必先利其器"，相信在各位正畸专家的带领下，不断完善隐形矫治专业教育体系，使越来越多年轻医生成长为正畸专家，我们也必将一起见证中国正畸技术再创高峰！

2022年7月

# 主审简介

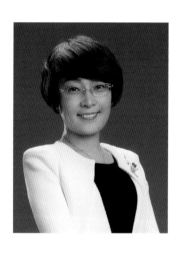

李巍然

**主任医师，教授，博士生导师**

**北京大学口腔医院正畸科主任**

中华口腔医学会正畸专业委员会副主任委员，中国医药教育协会口腔委员会副主任委员，中华口腔医学会唇腭裂专业委员会常务委员，中国医学促进与对外交流会睡眠专业委员会常务委员，中国睡眠研究会儿童睡眠分会常务委员，北京口腔医学会常务理事，北京口腔医学会正畸专业委员会副主任委员、美学专业委员会常务委员，国际牙医师学院（ICD）院士，英国皇家爱丁堡外科学院口腔正畸专科院员及考试委员会委员，《中华口腔正畸学杂志》副主编、《Orthodontics Craniofacial Research》副主编。

主持多项国家自然科学基金项目，北京市自然科学基金项目，人事部、教育部及科技部基金项目。在核心期刊及SCI发表第一作者及通讯作者论文160余篇，获得省部级科技进步奖7项。主编教材及专著6部，副主编专著及教材2部，参编教材及专著15部。

# 中文版序二

非常荣幸能够有机会带领团队对西班牙两名正畸医生的这部关于无托槽隐形矫治的专著进行翻译。隐形矫治器由于其美观性及佩戴的便捷性受到越来越多患者及医生的青睐，但是相比于传统的固定矫治器，无托槽隐形矫治器还处于一个快速发展也亟须完善的阶段。由于其佩戴后的固位方式及力学系统与固定矫治器存在很大的差异，对该矫治器的理解与掌握及应用需要有不同的考虑，正畸医生甚至成熟的正畸医生也需要继续学习相关的知识。隐形矫治器得到广泛应用只有20年历史，与具有百年发展史的现代固定矫治器相比，其力学和治疗的机制及策略尚需进行深入研究。随着矫治器材料的不断进步及临床大量治疗病例形成的反馈，相信矫治器的性能会不断完善，其治疗的适应证范围也会逐渐扩大。

本书作者已经进行了20年的隐形矫治器应用，积累了丰富的临床经验与体会。书中以大量的临床病例为例，从病例设计、与技师的沟通、治疗的策略及治疗的注意事项等方面详细介绍了隐形矫治器在各种错𬌗畸形临床治疗中的应用，无论是对隐形矫治器初学者还是成熟的正畸医生都是很好的指导与参考。当然，由于隐形矫治器只是一种正畸治疗的工具，应用该工具的正畸医生仍然需要掌握扎实的口腔正畸理论及正畸相关的基础知识，才能保障治疗的设计原则正确、牙齿移动及控制方法得当、治疗目标的设定恰当，使患者能够获得满意的治疗。在隐形矫治器应用过程中，也需要根据患者的治疗需求适时与其他矫治器或矫治装置配合使用，扬长避短的同时提高治疗效率。本书的后几章展示了一些多学科合作及配合使用骨性扩弓、种植体支抗及片段弓技术辅助治疗的病例，均取得了较好的治疗效果，希望能给正畸医生在较为复杂的病例治疗上提供一些临床应用的启示与参考。

当然，任何矫治器都存在一定的优缺点，隐形矫治器由于其材料、固位及施力方式的特点，使其在某些牙齿移动类型的控制上仍存在不足。正畸医生应该正视这些缺陷并通过恰当的治疗设计与矫治策略的应用，克服这些缺点或避免选择需要进行难以控制的牙齿移动的病例进行治疗，以确保患者得到理想的治疗。经过二十几年的发展历程，无托槽隐形矫治器的性能得到了长足的进步，相信在不远的将来，它确实能够顺利地完成所有正畸病例的矫治，让医生与患者都能享受正畸治疗之乐。

目前仍有许多工作需要材料学研究者、正畸医生、生物力学专家、计算机专家共同努力，以使无托槽隐形矫治器日臻完善。感谢本书作者的倾力付出，此书的翻译完全忠实于原著，并不代表译者的观点。对于所存在的一些学术观点的争议，可能还需大量的研究提供证据，对此我们也充满期待。

感谢我的翻译团队的高效与精益求精，使我们在计划的时间内完成翻译、互审及对原著的勘误，尽管我们尽力忠实原著，但也难免存在一些疏漏，不当之处敬请各位同道批评指正。

李巍然

2022年8月

# 主译简介

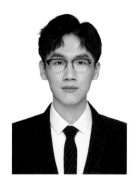

郭润智

**博士，博士后，北京大学优秀毕业生**

**北京大学口腔医院正畸科主治医师**

曾赴美国凯斯西储大学和美国波士顿大学访问。北京市优秀毕业生，发表SCI学术论文16篇和中文核心期刊论文3篇，其中以第一作者身份发表9篇SCI和2篇中文核心期刊。拥有国家实用新型专利6项。主持北京大学口腔医院新技术新疗法项目1项。参编"十四五"国家重点出版规划项目《唇腭裂与正畸治疗》专著1部。

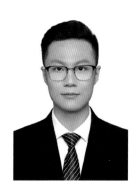

张云帆

**博士，北京大学优秀毕业生**

**北京大学口腔医院正畸科博士后**

曾赴日本东北大学、朝日大学、明海大学交流访问。发表SCI及中文核心期刊学术论文15篇，其中以第一作者身份发表SCI论文5篇（累计影响因子30.195），发表中文核心期刊论文2篇。获得国家发明专利2项，实用新型专利7项。曾获中华口腔医学会"新星秀"壁报展"新秀之星"。2021年入选北京大学"博雅博士后"项目，承担中国博士后科学基金面上项目。参编"十四五"国家重点出版规划项目《唇腭裂与正畸治疗》专著1部。

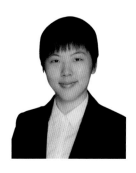

黄一平

**双博士，北京大学优秀毕业生**

**北京大学口腔医院正畸科副主任医师**

曾赴美国凯斯西储大学交流学习。中国医药教育协会口腔医学委员会委员，北京口腔医学会颞下颌关节病学及𬌗学专业委员会委员，中华口腔医学会颞下颌关节病学及𬌗学专业委员会青年委员，中华口腔医学会唇腭裂专业委员会青年委员。获得欧洲正畸学协会Beni Solow奖、北京大学优秀青年医师奖、北京大学口腔医院优秀医疗奖、先进个人等荣誉。以第一作者/责任作者身份发表SCI论文19篇。拥有国家授权专利2项。承担国家自然科学基金青年项目、北京大学医学部青年培育基金项目、中华口腔医学会青年临床科研基金项目、中华口腔医学会正畸专业委员会青年人才基金项目等。参编"十四五"国家重点出版规划项目《唇腭裂与正畸治疗》以及《口腔正畸学诊疗手册》等专著。

# 译者名单

郭润智　北京大学口腔医院 正畸科　主治医师

韩奕能　北京大学口腔医院 正畸科　博士研究生

黄一平　北京大学口腔医院 正畸科　副主任医师

李晓蓓　北京大学口腔医院 正畸科　博士后

刘　浩　北京大学口腔医院 正畸科　博士后

谭　旷　北京大学口腔医院 正畸科　博士研究生

王晨新　北京大学口腔医院 正畸科　博士研究生

王若茜　北京大学口腔医院 正畸科　博士研究生

杨乔林　北京大学口腔医院 正畸科　博士后

杨瑞莉　北京大学口腔医院 正畸科　主治医师

杨雨卉　北京大学口腔医院 正畸科　博士研究生

俞歆蕾　北京大学口腔医院 正畸科　博士研究生

张云帆　北京大学口腔医院 正畸科　博士后

赵　昳　北京大学口腔医院 正畸科　博士后

庄紫瑶　北京大学口腔医院 正畸科　博士研究生

# 目 录

# 1

# 隐形矫治的历史、现状和未来

## 1.1　无托槽隐形矫治器的历史

### 1.1.1　隐形矫治器的雏形

技术的进步使过去许多想法得以实现，正如20世纪初问世的隐形矫治器。

隐形矫治器的雏形是由Hawley等所发明的由硬化橡胶和金制成的保持器演变而来。

1924年，Orrin Remensnyder最早将橡胶引入到装置中，发明了"Flex-o-Tite"[1]。这是一种便于牙周病患者家庭使用、刺激牙龈、治疗牙周溢脓的装置，与牙膏联合使用（图1.1）。

图1.1　Remensnyder的专利文件。

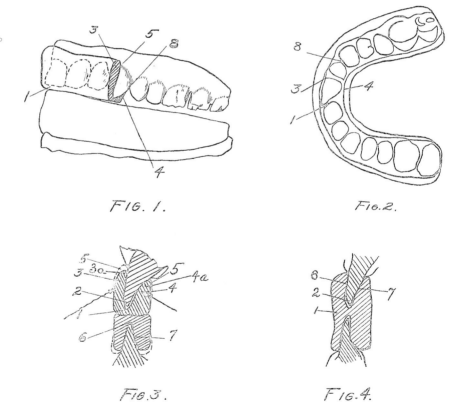

[1] Remensnyder, O. A gum-massaging appliance in the treatment of pyorrhea. *Dent Cosmos*. 1926; 48: 381–384.

*Aligner Techniques in Orthodontics*, First Edition. Susana Palma Moya and Javier Lozano Zafra.
Companion website: www.wiley.com/go/lozano-zafra/aligner-techniques

在该专利获批后，Remensnyder发现这个装置会引起少量的牙齿移动，在他的第二项专利中使用"正畸矫治器"的表述来定义这个装置[2]。

20年后的1946年，Harold Kesling发明了由硬化橡胶制成的"牙齿正位器"来防止正畸治疗后的复发（图1.2）。

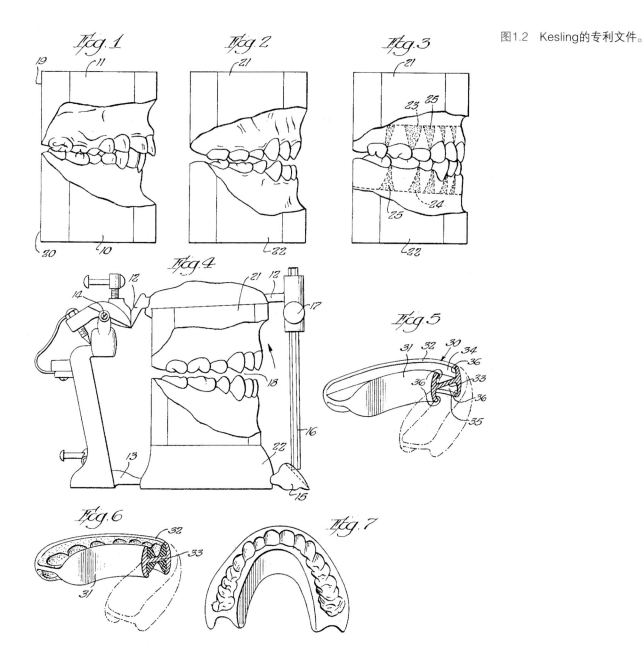

图1.2　Kesling的专利文件。

---

[2] Remensnyder, O. United States Patent 2,479,780, Orthodontic Appliance, Aug. 23, 1949.

多年来"牙齿正位器"被认为是保持器的"金标准",其中黑色硬化橡胶是其制作的首选。

在牙齿正位器的使用中,Kesling建议"随着治疗的进展,可以通过一系列微小牙齿移动的正位器来实现牙齿大范围的移动。目前这种想法似乎并不现实。然而这是在未来可能得以发展和应用的一种可能性"。

1963年,Shanks发明了能够生产类似运动护齿的透明保持器技术并研制了相关设备。1964年,Nahoum为"真空成型贴合牙齿外形的装置"申请了专利,而其他正畸医生(例如,Ponitz等)[3],仍面临着耐热或塑性等问题。

在那时,这些装置除了用于保持正畸治疗的结果,也可用于轻微牙列不齐的矫正。

20世纪80年代末,由高弹硅橡胶制作而成的弹性装置可用于一个或两个象限的牙齿矫正上[4]。根据临床需求,可以在固定矫治后使用系列树脂排牙模型制作该装置使牙齿移动。

1994年,Sheridan开发了"Essix"隐形矫治系统[5],采用带有热塑性凹槽的透明聚合物矫治器来移动牙齿,旨在解决轻微的前牙错殆问题。1997年,Sheridan和Schwartz共同为这个系统申请了专利,直到现在这一系统还在许多牙科诊所中应用(图1.3)。

图1.3 Sheridan和Schwartz的专利文件。

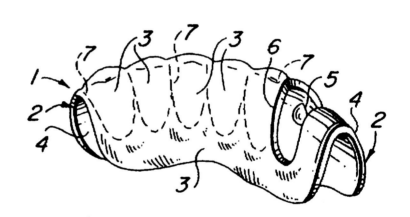

[3] Ponitz, R. Invisible retainers. *Am J Orthod*. 1971, 59(3): 266–272.
[4] Hinz R. Elasto-orthodontic system – a development of the positioner. *Prakt Kieferorthop*. 1991; 5(3): 179–188.
[5] Sheridan JJ, McMinn R, LeDoux W. Essix thermosealed appliances: various orthodontic uses. *J Clin Orthod*. 1995; 29(2): 108–113.

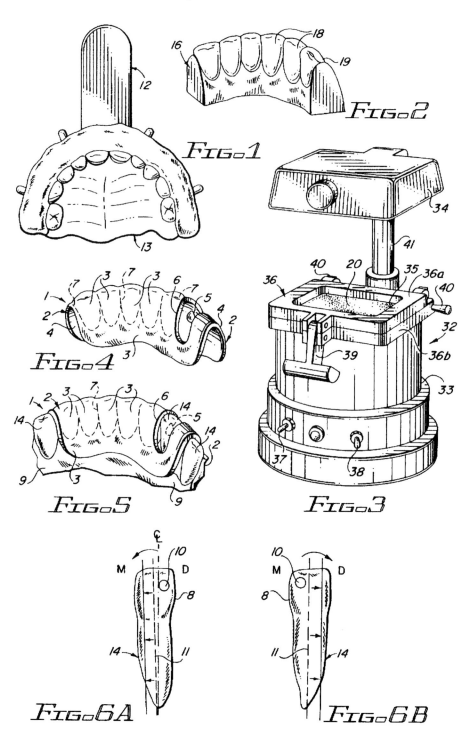

图1.3（续）

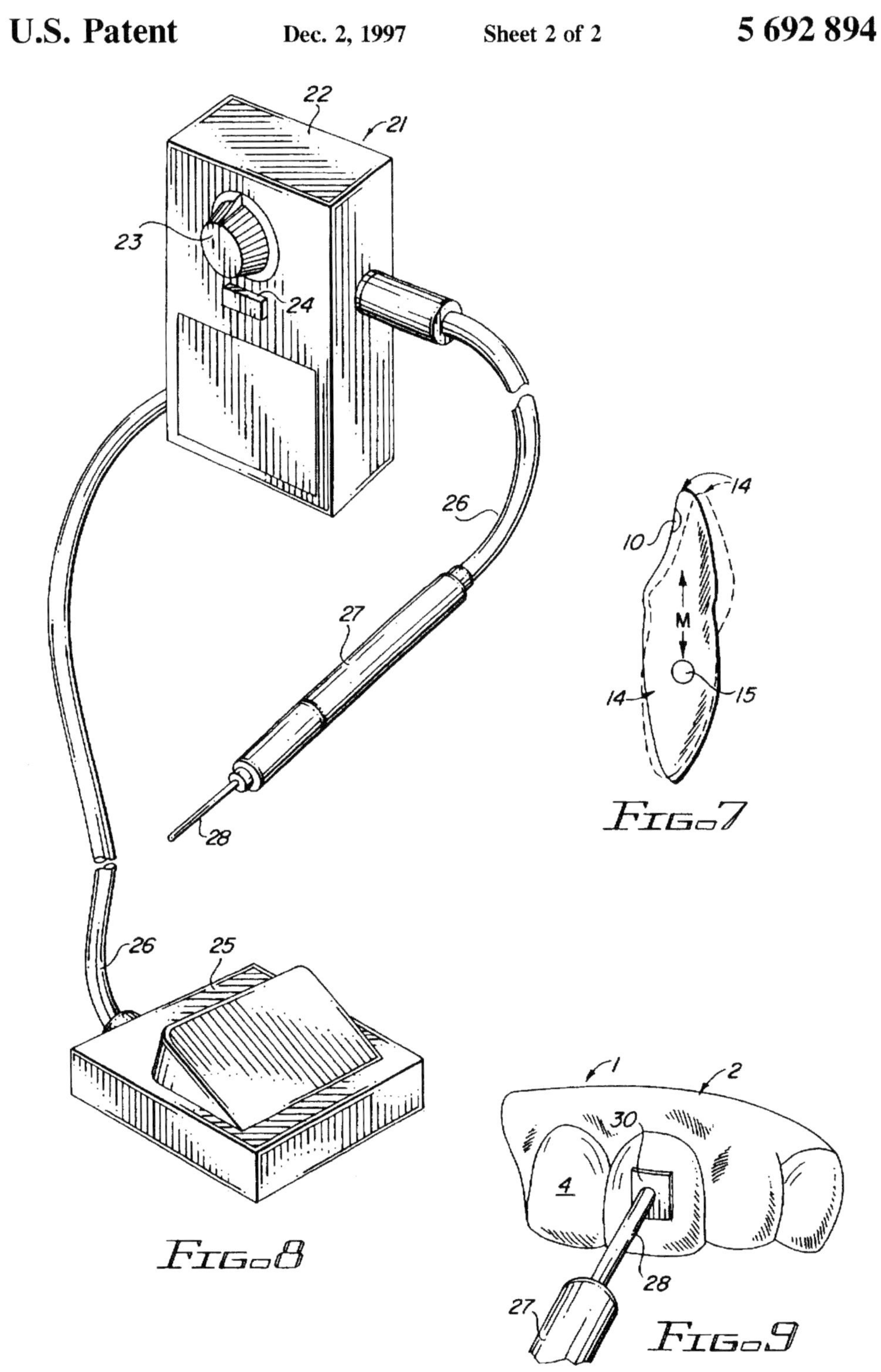

*FIG. 7*

*FIG. 8*

*FIG. 9*

## 1.2 隐形矫治技术的起源

在20世纪90年代末，两名美国斯坦福大学生，Zia Chishti和Kelsey Wirth创建了基于数字化的矫治系统，即隐适美（Invisalign）。

Zia Chishti是一名正畸患者，他发现透明保持器可以在整个正畸治疗过程中应用，在某种程度上它可能移动牙齿以避免使用金属托槽。这一理念使他们与同校的Apostolos Lerios和Brian Freyburger合作创办了这家公司，后两位负责这家新创立公司的计算机辅助设计部分。

随后，他们在校园实验室开发了软件，设计分步递进式保持器来排齐牙齿。1998年，他们获得了美国食品药品监督管理局（FDA）的批准销售他们的产品。由于创始人缺乏正畸相关经验，他们的产品受到了正畸界的抵制。

2000年，他们从风险投资公司筹集了1.4亿美元（1美元≈6.7元人民币），同年，他们发起了价值3100万美元的宣传活动。2001年该公司上市，在纳斯达克又筹集了1.28亿美元[6]。

在此期间，市场驱使超过70%的正畸医生接受该系统的培训[7]。由于仅向正畸医生提供隐形矫治服务被视为牙医领域的不公平竞争，同年，爱齐科技（Align Technology）开始同时向全科医生提供隐形矫治技术服务（图1.4）。

随后，爱齐科技将大部分收入花在了广告上，每年亏损约1800万美元[8]，导致联合创始人Kelsey Wirth和Zia Chishti在2003年从爱齐科技辞职（图1.5）。

在广告数量减少到原来的1/3后，该公司的患者从2002年的80000名增长到2004年的175000名，同时由于立体光刻技术、医学设计和市场的快速增长，该公司于2003年首次实现盈利（图1.6）。

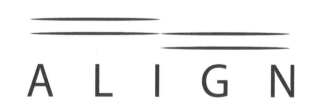

图1.4 爱齐科技商标。

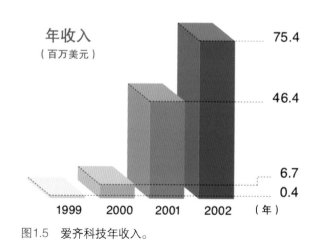

图1.5 爱齐科技年收入。

[6] Feder, BJ. 'Orthodontics Via Silicon Valley; A Start-Up Uses Computer Modeling And Venture Capital to Reach Patients'. The New York Times, 18 August 2000: p. 1.

[7] Bush, J. 'Stealth Braces'. YT Regional Newspapers (August 14, 2001). Retrieved January 9, 2013.

[8] Lau, G. 'It has a bracing impact on patients; Align Technology' May 3; 2004.

2004年，美国食品药品监督管理局（FDA）批准了隐适美的适应证扩充，并取消了仅应用于恒牙列的限制，使"隐适美青少年系列"的推出成为可能，这扩大了其临床应用范围以囊括更多复杂病例和治疗的年龄段。

2005年，哈佛牙学院首次要求正畸研究生在毕业前完成隐适美认证[9]。

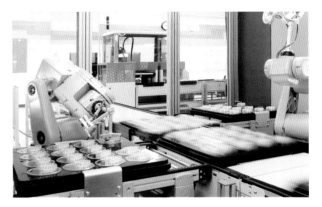

图1.6　爱齐科技的立体光刻技术荣获大奖。

## 1.3　爱齐科技的发展

爱齐科技宣称投入超过10亿美元进行产品研发，目前已获得了900多项专利授权，这使其在过去20年中成为隐形矫治市场的引领者。

这些进展归因于多年来众多临床和工程师团队参与创新，例如：

- 隐适美1.5：包括初始的SmartForce和附件，这些附件与矫治材料（那时为EX 30）的3D激活有助于产生反作用力实现所需的牙齿移动
- 隐适美G3：在移动量少的牙弓上采用被动矫治器以及在矫治器上激光制备精密切割及牵引钩，允许患者使用Ⅱ类和Ⅲ类牵引矫治矢状向不调
- 隐适美G4：在临床牙冠小、不能设计双附件的牙齿上使用控根、开𬌗优化附件和压力点（图1.7）
- SmartTrack：爱齐科技的专用矫治器材料，增强了贴合度和弹性
- 隐适美G5：主要用于垂直向错𬌗矫治，包括Spee曲线整平方案、被动附件或使后牙区脱离接触的精密咬合导板等（图1.8）

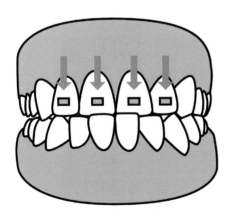

图1.7　前牙开𬌗的优化附件。

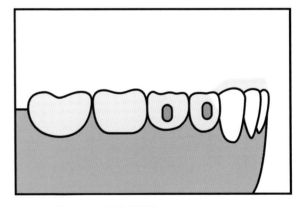

图1.8　前牙压低的被动附件。

[9] Antelman G. *International Directory of Company Histories*. St James Press. 2008; 94: pp. 15–18.

- 隐适美G6：拔除前磨牙的特定方案，以及为实现最佳效果而设计的专用附件
- 隐适美G7：用于改善治疗结束时的咬合功能（例如，特定的侧切牙附件）
- 7天更换：在内部临床研究后，每7天更换矫治器，而不是像以前每14天更换，有助于缩短治疗时间
- 下颌前导：这是进一步扩大治疗范围的特征之一，不仅包括正畸治疗，还包括功能矫治，用精密翼托替代传统的双𬌗垫矫治器前导下颌

　　了解上述内容加上本书即将介绍的隐形矫治器的其他知识，与辅助技术（例如，TAD、颌间牵引、牵引扣、手术等）相结合，正畸医生的隐形矫治病例的效果几乎能达到与固定矫治相同：任何错𬌗畸形现在都可以通过隐形矫治技术治疗。

---

## 1.4　隐形矫治的现状

　　自20世纪初以来，正畸领域得到了巨大的发展。从方丝弓矫治技术到最新的直丝弓矫治技术和自锁托槽，应有尽有。

　　在PubMed中搜索"正畸学"，结果超过了70000条，说明正畸与人们越来越息息相关，人们希望获得健康又美观的微笑（图1.9）。

　　从隐形矫治技术的发展历史可以看出，隐形矫治发表的论文数量远低于正畸其他领域，这可能由于它相对较新，在过去5～10年才有所发展的缘故。在同行评议的杂志上发表论文的较高要求，使人们很难充分了解隐形矫治在正畸行业中的发展。

　　虽然如此，但我们可以看到，在过去20年爱齐科技推动了隐形矫治的普及，发表的大多数论文都直接提到了"隐适美"技术，而其他品牌进入市场的时间相对较短（图1.10）。

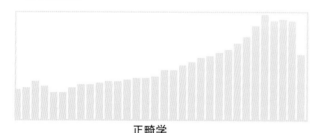

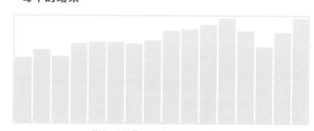

图1.9　PubMed中"正畸学"的搜索结果。

图1.10　1999—2019年PubMed中"隐适美"的搜索结果。

因此，本书中提到的患者全部使用爱齐科技的矫治器治疗；然而，隐形矫治的生物力学可以扩展到任何品牌。在未来，也许能够研发出一种隐形矫治器和辅助技术相结合的可靠产品来治疗任何错殆畸形。

我们始终致力于分析、研究和解释正畸领域内现有问题，并努力走在创新的前沿，始终领先一步为患者提供最佳的解决方案。目前，我们关注的是最具竞争力的隐形矫治品牌，但我们意识到，随着技术的进步，一切都可能很快发生变化。

## 1.5　隐形矫治的未来

与所有事情一样，隐形矫治的未来是不可预测的，但下列内容可能会是未来行业的趋势：

- 3D打印的椅旁隐形矫治器
- CBCT与设计软件相结合
- 不断增加的相关研究和隐形矫治公司
- 价格降低

明确的是，在2030年之前，全球正畸治疗，就像我们目前一样，都将使用隐形矫治器进行。

作为正畸医生，我们应该领先于这些变化，并与整个正畸行业分享我们的观点和临床经验，帮助改善每个人的微笑。

（黄一平　译）

# 2

## 隐形矫治的基本原理

隐形矫治是一种正畸技术，而不仅仅是一种产品。因此，需要遵循正畸力的施加、矫治器包裹性、支抗和生物力学的原则等。然而，隐形矫治移动牙齿的方式与固定矫治不同。为了理解这一点，我们需要了解隐形矫治器的原理。

### 2.1　力学

隐形矫治器通过施加推力来移动牙齿。当矫治器戴在牙齿上产生形变，其弹性将牙齿推动到位。

优化附件提供了一个主动、平坦的功能面，矫治器可以推动该表面产生有效的牙齿移动（图2.1）。

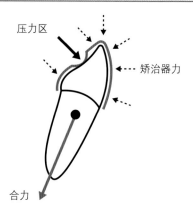

图2.1　力通过矫治器和附件传递于牙齿。

### 2.2　矫治器的包裹性

隐形矫治器将牙齿包裹在其中。牙齿被包裹得越多，贴合效果越好。临床牙冠长且表面积大的牙齿贴合度更好，故牙齿移动效果也更好。相比之下，临床牙冠短且表面积小的牙齿，矫治器包裹性差，从而使牙齿移动更难表达（图2.2～图2.4）。

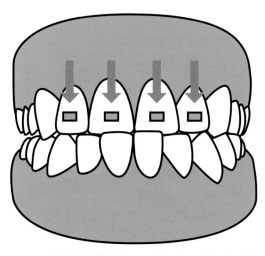

图2.2　优化附件提供了一个主动、平坦的功能面，矫治器推动该表面产生有效的牙齿移动。

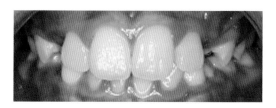

图2.3　矫治器与牙冠充分接触，施加所需的力。

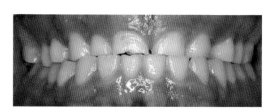

图2.4　临床牙冠短将减少牙齿移动的可预测性。

增加矫治器与临床牙冠短小的牙齿（例如，锥形侧切牙）包裹性的一种方法是在牙齿上放置附件（图2.5）。

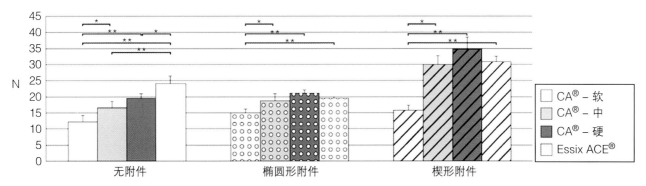

图2.5 不同矫治器材料的固位力定量分析。（左）从无附件的模型上去除每种矫治器材料的垂直分力（N）。（中）从椭圆形附件的模型上去除每种矫治器材料的垂直分力。（右）从楔形附件的模型上去除每种矫治器材料的垂直分力。每列代表一种矫治器材料的测试[1]。

隐形矫治器不同于固定矫治器的托槽，托槽只具有"接触点"，而不是完全的面接触。在治疗设计中应牢记这一点，以实现和固定矫治器相同的结果（图2.6）。

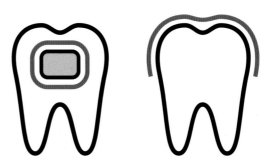

图2.6 固定托槽与牙面的接触面小且紧密，而隐形矫治器与牙面的接触面相对大且柔和。

## 2.3 支抗

隐形矫治提供了非常好的支抗控制，在治疗的不同阶段支抗牙可以不移动。例如，在不对称性扩弓中，一侧的牙齿可以用来扩张另一侧。再如，在上牙弓的序列远中移动中，治疗初始阶段只有第二磨牙远中移动，而其他牙齿不移动作为支抗牙将第二磨牙推向远中矫治矢状向不调（图2.7 ~ 图2.9）。

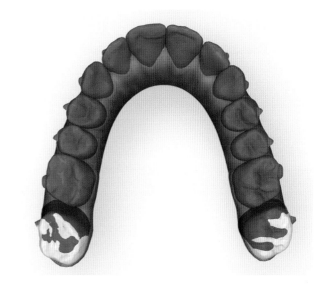

图2.7 第二磨牙移动时，其他牙齿作为支抗牙。

[1] Dasy H, Dasy A, Asatrian G, Rózsa N, Lee H-F, Kwak JH. Effects of variable attachment shapes and aligner material on aligner retention. Angle Orthodontist 2015; 85(6): 934–940.

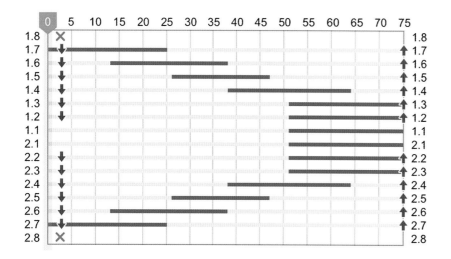

图2.8　V形移动模式。

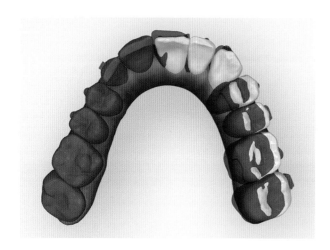

图2.9　第一象限牙齿作为支抗牙以水平向扩展第二象限。

在拔除第一前磨牙的G6矫治方案中，为了最大限度提供支抗，在治疗的初始阶段仅移动尖牙和后牙（如果需要前移磨牙建立中性关系，仅限2mm以内，否则G6矫治方案不适用），切牙不移动作为前部支抗，将尖牙远中移动到拔牙区关闭间隙。在佩戴一部分矫治器后，第二前磨牙和磨牙停止移动，作为后部支抗。尖牙移动到其移动总量的1/3时，切牙开始内收（图2.10和图2.11）。

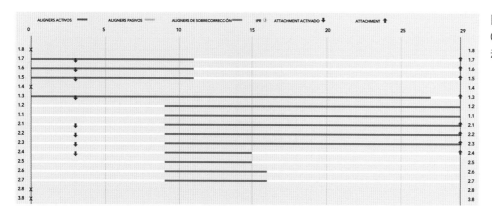

图2.10　拔除第一前磨牙的G6矫治方案的标准化牙齿移动顺序。

图2.11　在这个拔除14的G6矫治方案中，后牙和尖牙先移动；尖牙移动达到其移动总量的1/3时，切牙开始内收。

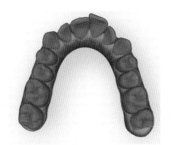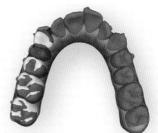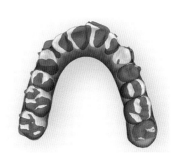

## 2.4　隐形矫治初学者病例的选择

隐形矫治是一种正畸技术，可用于所有固定矫治能够解决的错𬌗畸形。然而，为了建立对于此技术的信心，建议刚刚接触隐形矫治的医生循序渐进熟悉此技术，推荐治疗以下错𬌗畸形：

- 安氏Ⅰ类，轻、中度拥挤或间隙
- 安氏Ⅱ类，远中尖对尖，轻度拥挤
- 安氏Ⅲ类，浅覆𬌗/覆盖，不拔牙病例
- 深覆𬌗，可通过唇倾和前牙压低解除（无后牙伸长）
- 开𬌗，可通过舌倾和前牙伸长解除（无后牙压低）
- 减数下颌切牙病例

如果我们已经能够用固定矫治器舒适、安全、成功地治疗所有类型的错𬌗畸形，那为什么要改用隐形矫治器呢？

（黄一平　译）

# 3

# 为什么使用隐形矫治？

这一部分将阐述为什么我们从固定矫治改为隐形矫治来治疗患者，以及隐形矫治为我们的临床工作所带来的好处。

## 3.1 为什么我们开始在临床中开展隐形矫治？

原因是：

- 与众不同：我们希望与只提供固定矫治的医生有所不同。我们的目标是让患者更满意，带来更多积极反馈，使患者能够自发推荐更多新患者来诊
- 声誉：目前，特别是在西班牙，正畸领域最先进的治疗方法是隐形矫治，因此患者可能会认为，对隐形矫治没有信心的医生，可能不是一名好的正畸医生
- 临床效率：
  ○ 更少（和更短）的复诊
  ○ 降低急诊概率
  ○ 提前规划治疗方案，减少椅旁时间
  ○ 同样数量的患者所需的护理人员更少
  ○ 为新员工提供更简单的培训（与固定矫治相比）
  所有这些因素都是实现高效的工作流程的关键。
- 美观：患者不仅追求治疗结束时美观的外貌。如果在整个治疗过程中使用几近"隐形"的树脂矫治器达到治疗中的美观效果，就能实现正畸治疗的"两全其美"
- 先进的图像展示：与采用照片和石膏模型展示治疗计划相比，使用数字化工具，结合使用iTero（口内）扫描仪、治疗效果模拟器和ClinCheck的3D设计展示治疗计划更为简单
- 拥抱未来：这是我们真正的动力

## 3.2 我们的初衷

我们坚信在不久的将来，正畸治疗将全部采用隐形矫治。因此，我们的目标是为目前的患者提供大多数医生在几年后才能提供的治疗。如果技术进步让我们能够提供与固定矫治相媲美的治疗目标与结果，为什么还要等待呢？这将使我们成为引领者，进一步提升我们的门诊量。

*Aligner Techniques in Orthodontics*, First Edition. Susana Palma Moya and Javier Lozano Zafra.
© 2021 John Wiley & Sons Ltd. Published 2021 by John Wiley & Sons Ltd.
Companion website: www.wiley.com/go/lozano-zafra/aligner-techniques

10余年前第一批智能手机刚刚面世,但反观今日,智能手机似乎已经成为生活中不可或缺的组成部分。技术进步如此之快,我们经历着社会的根本变革。随着这一快速的变化,固定矫治将逐步退出历史舞台。技术的革命正在创造一套全新的规则,这些规则将彻底改变我们的工作方式:一切都可以数字化和个性化定制。我们坚信,未来将不会有患者使用固定矫治器进行正畸治疗,因此,"越早将所有患者转变为隐形矫治,我们就越早能找到正确提升门诊量的途径"。

（黄一平 译）

# 4

## 与患者沟通的技巧

提升门诊量的第一要素是患者口碑。为此，我们制订了一个患者沟通方案，向患者说明隐形矫治不仅仅是一种美观的治疗方式，更是一种生活方式。

### 4.1 隐形矫治代表着健康、满意和卓越的治疗结果

告知患者我们正在使用一种无托槽的新技术来排齐牙齿。宣传渠道（图4.1和图4.2）如下：

- 诊室内宣传
- 数字和纸质媒介
- 社会媒体

下列沟通方法可转变患者对正畸治疗的观念：

- 对父母强调：健康、舒适、保证治疗结果
- 对青少年沟通：在不改变生活方式的情况下改变微笑

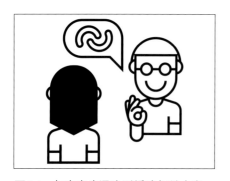

图4.1 与患者沟通隐形矫治相关内容。

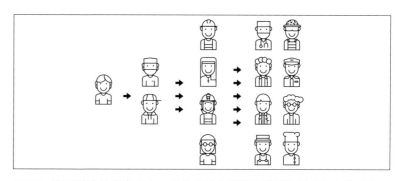

图4.2 隐形矫治的患者越多，老患者转介绍的隐形矫治新患者也将越多。

### 4.2 有效的患者沟通

诊室沟通至关重要，这也是与患者互动的最佳机会。我们建议在诊室配备隐形矫治咨询师（图4.3）。最好是一名牙科从业者：

- 解决患者对治疗的疑问
- 讲解整个治疗过程
- 从患者收到治疗计划和报价单直到治疗完成，为患者提供帮助

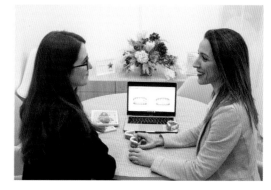

图4.3 咨询师是推动隐形矫治的关键因素。

（黄一平 译）

*Aligner Techniques in Orthodontics*, First Edition. Susana Palma Moya and Javier Lozano Zafra.
© 2021 John Wiley & Sons Ltd. Published 2021 by John Wiley & Sons Ltd.
Companion website: www.wiley.com/go/lozano-zafra/aligner-techniques

# 5

# 提升工作量的关键

以下4点是隐形矫治的主要驱动因素：

- <u>先进性</u>：这项技术比其他正畸技术都要先进——它是一项100%数字化和个性化定制技术
- <u>可预测性</u>：治疗期间可采取不同的支抗设计让牙齿移动更具有预测性
- <u>可能性</u>：拥有治疗包括替牙列错𬌗等各类错𬌗畸形的可能性
- <u>营利性</u>：占用更少的椅位时间和更少的员工治疗更多的患者

## 5.1 如何使用隐形矫治器获得最佳疗效

隐形矫治成功的关键在于（图5.1）：

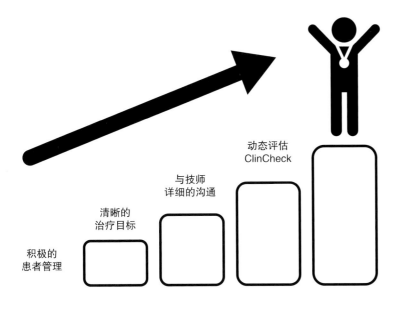

动态评估
ClinCheck

与技师
详细的沟通

清晰的
治疗目标

积极的
患者管理

图5.1 如果提前计划，我们将实现目标。

- **积极的患者管理**（在每次复诊时，向患者展示佩戴隐形矫治器获得的效果以鼓励他们）
- **各个维度上清晰的治疗目标**：水平向、矢状向和垂直向
- **与技师详细的沟通**：不仅要告知技师治疗目标，还要告知如何实现，以及治疗这一错𬌗畸形所需的牙齿移动分步
- **全面动态评估ClinCheck**：考虑分步、差动力支抗来实现可预测的牙齿移动，避免在牙齿移动评估（TMA）工具上出现显示为黑色的低可预测性牙齿移动

（黄一平　译）

*Aligner Techniques in Orthodontics*, First Edition. Susana Palma Moya and Javier Lozano Zafra.
© 2021 John Wiley & Sons Ltd. Published 2021 by John Wiley & Sons Ltd.
Companion website: www.wiley.com/go/lozano-zafra/aligner-techniques

# 6

## 患者选择

爱齐科技推出的隐适美病例选择工具，根据患者的错殆畸形情况，帮助医生选择不同的隐形治疗选项。这是在提交病历之前用于评估病例和治疗可预测性的工具（简单：绿色；中等：蓝色；困难：黑色）。在学习过程中，临床医生通常会"自动"进行评估，但我们认为这对初学者很有帮助（图6.1）。

隐形矫治的"大数据"使我们可以相对准确预测每次牙齿移动的结果。为了取得良好的治疗效果，临床医生需要了解如何使用辅助技术（这依赖经验），以及隐形矫治器或附件（这是该工具"分析"的内容）使牙齿移动成为可能。

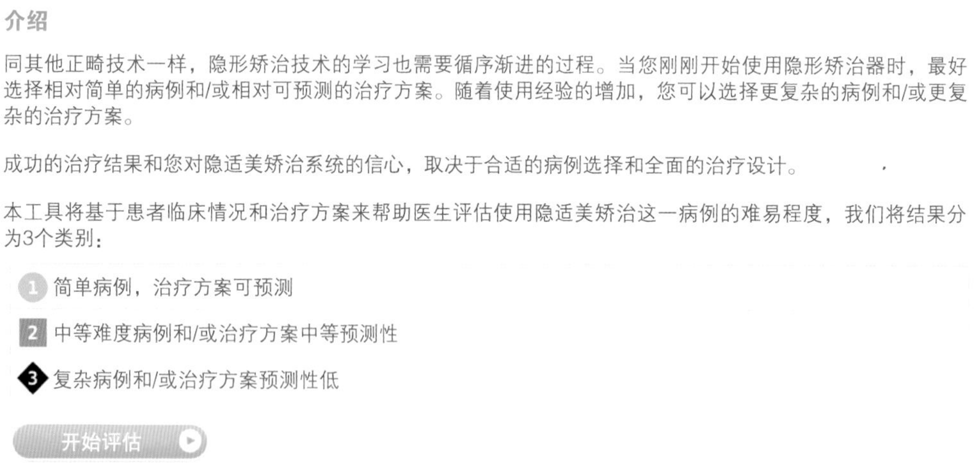

**介绍**

**图6.1　隐适美评估工具。**

同其他正畸技术一样，隐形矫治技术的学习也需要循序渐进的过程。当您刚刚开始使用隐形矫治器时，最好选择相对简单的病例和/或相对可预测的治疗方案。随着使用经验的增加，您可以选择更复杂的病例和/或更复杂的治疗方案。

成功的治疗结果和您对隐适美矫治系统的信心，取决于合适的病例选择和全面的治疗设计。

本工具将基于患者临床情况和治疗方案来帮助医生评估使用隐适美矫治这一病例的难易程度，我们将结果分为3个类别：

1 简单病例，治疗方案可预测

2 中等难度病例和/或治疗方案中等预测性

❸ 复杂病例和/或治疗方案预测性低

开始评估 ▶

（黄一平　译）

*Aligner Techniques in Orthodontics*, First Edition. Susana Palma Moya and Javier Lozano Zafra.
© 2021 John Wiley & Sons Ltd. Published 2021 by John Wiley & Sons Ltd.
Companion website: www.wiley.com/go/lozano-zafra/aligner-techniques

# 7

# 牙齿移动的预测性

根据可预测性高低（图7.1），将牙齿移动分为3类：

图7.1 发送病历前，使用隐适美评估工具判断治疗的可预测性。

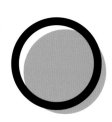 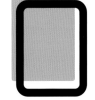 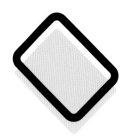

**高预测性的牙齿移动**

**主要进行牙冠的移动**

1. 前牙唇倾
2. 前牙舌倾
3. 牙冠倾斜
4. 通过改变转矩进行扩弓
   - 前牙压低2~4mm
   - 切牙旋转

**中等预测性的牙齿移动**

- 根转矩（唇侧或舌侧）
- 中线移动 < 2mm
- 第一磨牙旋转（第二磨牙旋转效果不好）
- 磨牙远中移动2~4mm
- 不对称拔牙

**低预测性的牙齿移动**

- 根近远中轴倾
- 整体移动（唇向或舌向）
- 整体移动扩弓（不改变磨牙转矩）
- 后牙压低
- 前牙伸长
- 后牙伸长（辅助使用牵引）
- 尖牙旋转，前磨牙旋转 > 45°
- 近中移动（最大1~2mm并考虑差动力支抗）

---

## 7.1 入门级病例

- Ⅰ类，间隙或拥挤 < 6mm

- 深覆𬌗 < 4mm

- 开𬌗 < 2.5mm

- Ⅱ类 < 4mm

- Ⅲ类 < 2mm（通过下磨牙冠远中倾斜推磨牙向远中）

- 中线偏斜 < 3mm

（黄一平 译）

*Aligner Techniques in Orthodontics*, First Edition. Susana Palma Moya and Javier Lozano Zafra.
© 2021 John Wiley & Sons Ltd. Published 2021 by John Wiley & Sons Ltd.
Companion website: www.wiley.com/go/lozano-zafra/aligner-techniques

## 8

# 隐适美的矫治类型

尽管爱齐科技的商业政策、治疗类型未来在世界不同地区都可能发生变化，目前根据患者的错殆情况提供的治疗选项如图8.1所示。

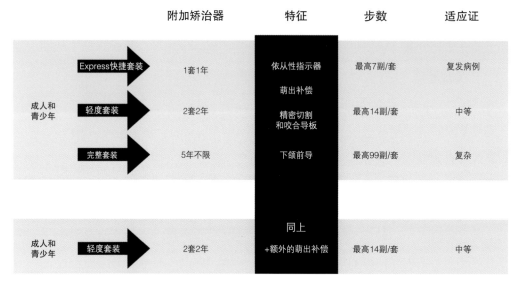

| | 附加矫治器 | 特征 | 步数 | 适应证 |
|---|---|---|---|---|
| 成人和青少年 Express快捷套装 | 1套1年 | 依从性指示器 | 最高7副/套 | 复发病例 |
| 轻度套装 | 2套2年 | 萌出补偿 精密切割和咬合导板 | 最高14副/套 | 中等 |
| 完整套装 | 5年不限 | 下颌前导 | 最高99副/套 | 复杂 |
| 成人和青少年 轻度套装 | 2套2年 | 同上 +额外的萌出补偿 | 最高14副/套 | 中等 |

图8.1 爱齐科技2021年的治疗选项。

（黄一平　译）

*Aligner Techniques in Orthodontics*, First Edition. Susana Palma Moya and Javier Lozano Zafra.
© 2021 John Wiley & Sons Ltd. Published 2021 by John Wiley & Sons Ltd.
Companion website: www.wiley.com/go/lozano-zafra/aligner-techniques

# 9

## 隐形矫治的重要技术内容

隐形矫治系统不仅仅是一系列隐形矫治器，还需要与其他辅助技术相结合，才能取得治疗的成功。隐适美技术具有五大重要内容，即：

- 隐形矫治器
- ClinCheck软件
- SmartForce的特点
- 辅助技术
- 技师

## 9.1　隐形矫治器

隐形矫治器由SmartTrack材料制成，这是一种为隐形矫治设计，已获批专利的树脂。附件模板由EX 15制成，Vivera保持器由EX 40制成。

SmartTrack技术的特点[1]：

- 柔软而持续的矫治力
- 相比于其他材料更具弹性，矫治力持续时间更长
- 更好地调整牙齿
- 更易于使用，更容易摘戴

每副隐形矫治器会产生：

- 0.25mm的线运动
- 2°角运动纠正扭转
- 1°转矩运动（根舌向转矩或根唇向转矩）

如果我们想降低移动速度，可以向技师提出请求，将隐形矫治器的默认参数更改为50%（上述移动的1/2）。

隐形矫治器每天佩戴22小时，根据移动量每7天、10天或14天更换。

## 9.2　ClinCheck软件

此软件由爱齐科技开发，专为临床医生设计。根据正畸医生处方表，ClinCheck提供3D虚拟的治疗计划。

---

[1] Bräscher AK, Zuran D, Feldmann RE Jr, Benrath J. Patient survey on Invisalign® treatment comparen the SmartTrack® material to the previous aligner material. *J Orofac Orthop*. 2016; 77(6): 432–438. Epub October 24, 2016.

*Aligner Techniques in Orthodontics*, First Edition. Susana Palma Moya and Javier Lozano Zafra.

医生可以向公司发送信息修改治疗计划，根据最终确定的治疗方案制作隐形矫治器，然后直接寄给医生开始治疗。

## 9.3　SmartForce的特点

附件是粘接在患者牙齿上的复合树脂突起，帮助实现ClinCheck上设计的牙齿移动。它们可以是"传统的"，具有标准化的形状和尺寸，也可以是优化的，基于每名患者和牙齿由软件确定形状与尺寸。在整个治疗过程中粘接于牙面，并在治疗结束时磨除。

2013年，爱齐科技开发了SmartForce功能，以提供最适矫治力，让牙齿按可预测方式移动。可以放置于：

- 牙齿上，作为优化附件
- 隐形矫治器上，作为压力点或转矩嵴

这一部分有关内容将在本书后面的章节介绍。

## 9.4　辅助技术

如前所述，隐形矫治需要结合其他辅助技术，就像我们在固定矫治中使用一样［例如，橡皮筋、牵引扣、链状圈、种植支抗（TAD）等］，使治疗更具可预测性和有效性。

我们将在"复诊监控常见问题的处理与保持"章节中讲解其中的一部分技术，但我们必须始终牢记，隐形矫治需要经验丰富的医生配合应用五大重要技术内容，才能获得良好的结果，这不仅仅是塑性和弹性的问题，而是基于机械、力学和详尽治疗计划的正畸治疗。

## 9.5　技师

ClinCheck软件允许医生设定咬合和牙齿位置，但如分步和拔牙等其他的方案更改仍需技师的协作。因此，技师对治疗结果非常重要，需要医生适应"技师语言"以获得隐形矫治的最佳效果。

（黄一平　译）

# 10

## 传统附件

传统附件是被动附件，能够增加矫治器与牙齿的贴合度，充当矫治器移动牙齿的"抓手"。我们可以向技师提出要求或使用3D软件的拖放功能来放置。

有3种类型的传统附件（图10.1～图10.3）：

- 椭圆形附件：用于牙齿过小时的固位或支抗（例如，锥形侧切牙或倾斜的下颌第二磨牙的舌面，图10.1）

- 矩形附件：垂直或水平的被动附件。默认放置在牙冠的中部，但可以移动到任何位置
  - 水平型：用于控根，特别是磨牙的根唇向转矩。也可增强牙冠短的牙齿固位，适用于下颌前导的生长发育期患者。在单侧后牙反𬌗的治疗中，在覆𬌗正常的一侧使用水平矩形附件提供支抗来矫正对侧后牙的反𬌗。这一部分将在第17章中进行详细介绍，水平矩形附件有助于控制牙根转矩，从而使牙齿产生"整体"移动，而非单纯牙冠移动（图10.2）
  - 垂直型：用于无法放置优化控根附件时的牙根控制（例如，放置在减数的下颌切牙的邻牙上）

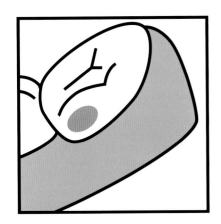

图10.1　椭圆形附件。

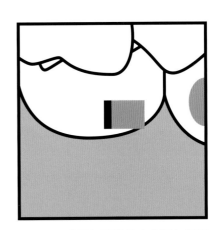

图10.2　水平矩形附件在水平向问题的处理上具有重要的临床作用。

图10.3　当没有合适的优化附件时选择传统附件。

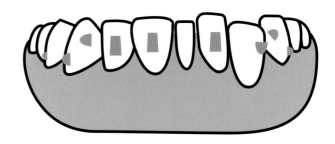

*Aligner Techniques in Orthodontics*, First Edition. Susana Palma Moya and Javier Lozano Zafra.
© 2021 John Wiley & Sons Ltd. Published 2021 by John Wiley & Sons Ltd.
Companion website: www.wiley.com/go/lozano-zafra/aligner-techniques

- 楔形附件：水平和垂直矩形附件都可以设计为楔形
  - 水平附件可以设计为斜向𬌗方楔形（Horizontal Attachment Bevelled to Occlusal, HBO）或斜向龈方楔形（Horizontal Attachment Bevelled to Gingival, HBG）帮助牙齿压低或伸长
    - 对于后牙的伸长移动，可以使用斜向龈方水平楔形附件（图10.4）
    - 对于压低移动，可以在邻牙上设计斜向𬌗方水平楔形附件
  - 垂直附件可以设计为斜向近中楔形（Vertical Attachment Bevelled to Mesial, VBM）或斜向远中楔形（Vertical Attachment Bevelled to Distal, VBD）：用于未能放置优化旋转附件时的牙齿旋转移动（例如，矫正第一磨牙扭转）。楔形面是附件的功能面，矫治器可通过向此面施加推力来实现所需的牙齿移动（图10.5）

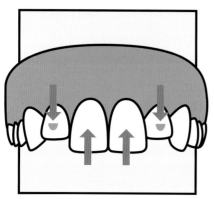

图10.4 伸长附件放置在压低牙齿的邻牙上以产生反向移动，从而产生力偶。这是生物力学应用于隐形矫治的一个很好例子。

（a）
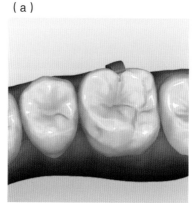

（b）
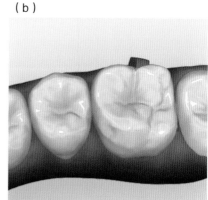

图10.5 斜向近中（a）或远中（b）垂直楔形附件。

- 以下传统附件和优化附件可能具有相似的作用（图10.6）：
  - 双控根附件：与传统垂直矩形附件
  - 优化旋转附件：与斜向近中或远中垂直楔形附件
  - 优化伸长附件：与斜向龈方水平楔形附件

| | 优化旋转附件 | 优化伸长附件 | 优化多平面附件 | 优化控根附件 | 支抗 | 优化伸长附件 | 优化多平面附件 |
|---|---|---|---|---|---|---|---|
| 优化附件 | | | | | | | |
| 传统附件 | | | 无 | | | | 无 |

图10.6 传统附件可能与优化附件实现相似的牙齿移动。

## 10.1 SmartForce的特点

### 10.1.1 优化附件

优化附件与传统附件的特征在以下方面有所区别：

- 旨在提供最适矫治力，实现更可预测的牙齿移动
- 根据每颗牙齿的宽度、长轴和外形打造
- 精确定位传递矫治力，同时消除殆干扰

所有这些特征直接由ClinCheck软件设定（图10.7），目前不允许临床医生修改，但在将来可能会允许医生做一定调整。

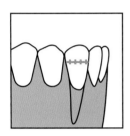 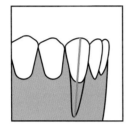 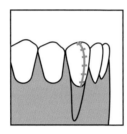 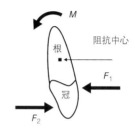

图10.7 已构建的强大生物力学系统得益于巨大的研发投入。

优化附件提供作用于牙齿的优化作用力。它们为实现牙齿理想移动提供了适宜的力。以下是优化附件的特点：

- 当软件检测到牙齿移动的特定阈值时自动放置。它们有特定的施力点、施力方向和大小。每个优化附件都是针对每颗特定的牙齿设计的
- 它们通过功能面与矫治器接触。功能面根据每颗牙齿独特的外形设计，因此结构各不相同。矫治器上的角度比附件上功能面的角度更锐，以便在功能面施力，促使牙齿按所需方向移动。因此，粘接于牙齿上的附件尺寸与矫治器上附件的空间大小并不相同
- 如果在治疗中需要再次粘接优化附件时，需要使用附件模板粘接（图10.8），而不是使用最后一副矫治器粘接

图10.8 附件使用复合树脂粘接。

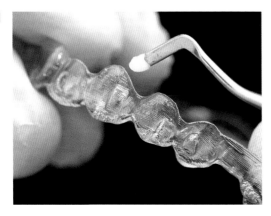 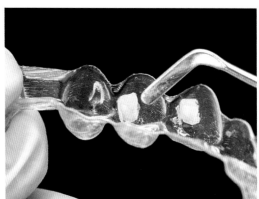

在以前，医生不能要求技师放置优化附件，但可以通过调整牙齿移动来激活软件放置优化附件。例如，某颗牙齿上需要优化伸长附件，我们可以要求该牙齿伸长 > 0.5mm，软件则会放置该附件。现在即使不发生特定的牙齿移动（或在激活阈值以下）也可以要求放置优化附件，这将有助于某些情况下的矫治（以下颌前磨牙为支抗，压低下颌前牙整平Spee曲线）。应当指出的是：

- 针对特定的牙齿和特定的移动而个性化设置
- 位置、形状或大小不能改变
- 不能在舌腭侧放置
- 与其他舌侧附件或SmartForce不兼容

　　当前可用的优化附件包括：

- 优化旋转附件（用于尖牙和前磨牙的旋转移动）
- 优化伸长附件（用于切牙、尖牙和前磨牙的伸长移动）
- 优化控根附件（用于切牙、尖牙和前磨牙的控根移动）
- 上颌侧切牙的优化附件：
  - 多平面附件（用于侧切牙的旋转和垂直向移动）
  - 优化支持附件（当邻近尖牙或中切牙压低时支持侧切牙）；深覆𬌗矫治
- 磨牙的优化附件：
  - 多平面附件（适用于磨牙的旋转 + 垂直向移动）
  - 优化伸长附件（用于磨牙的伸长移动）
- 优化支持附件：在混合牙列中为扩弓提供支抗

### 优化旋转附件

　　用于尖牙和前磨牙 > 5° 的旋转（图10.9）：

- 需要在旋转 > 5°时放置
- 可预测的旋转度数在30° ~ 45° 之间
- 如果需要更换为传统附件，则使用斜向近中或远中垂直楔形附件

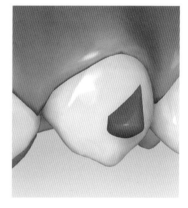

图10.9　放置在尖牙和前磨牙上。

### 优化伸长附件

　　用于切牙、尖牙和前磨牙的伸长移动，粘接在牙冠的中央（图10.10 ~ 图10.12）：

- 呈楔形，当伸长 > 0.5mm时放置
- 当放置在下颌前磨牙上为前牙压低提供支抗时具有不同的形状
- 在前牙压低时，优化附件也可以被激活以便在前磨牙上提供伸长力
- 当4颗上颌切牙的伸长 > 0.5mm时，4颗牙齿将作为一个矫治整体

　　我们将在后续章节中继续讲述这些附件更多细节，但请注意，前牙开𬌗患者必须设计此附件，否则矫治器无法伸长牙齿。

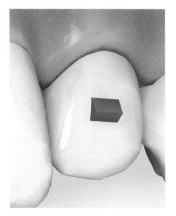

图10.10 放置在切牙上。

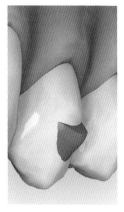

图10.11 放置在前磨牙上。

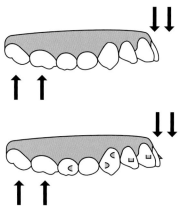

图10.12 前牙伸长附件产生后牙压低的反作用力，从而实现可预测的牙齿移动。

**优化控根附件（图10.13和图10.14）**

为上颌中切牙和下颌尖牙的控根移动设计，用于倾斜移动和整体移动：

- 它们有两个功能面，当牙齿阻抗中心的移动 > 0.75mm时放置
- 不适用于下颌切牙
- 有两种放置方式：
  - 在两颗中切牙上放置方向相反（例如，镜像）：用于关闭上中切牙间隙（11和21牙根近中倾斜关闭间隙）
  - 在两颗中切牙上彼此平行放置（两颗中切牙的放置方向相同）：在这种情况下，它们沿一个方向移动，用于调整上牙列中线
- 由软件自动放置：
  - 当上下尖牙和前磨牙的牙根中心移动 > 0.5mm
  - 上中切牙牙根中心移动 > 0.75mm时
  - 它们也可以放在侧切牙和前磨牙上，但有时由于临床牙冠较短不能放置"双附件"而呈半月形，并在矫治器的内侧面上设置一个压力点

图10.13 优化控根附件产生一对力偶来改善牙根倾斜。

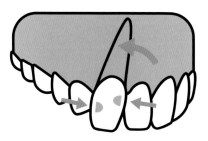
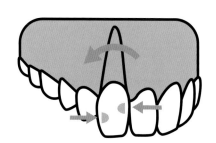

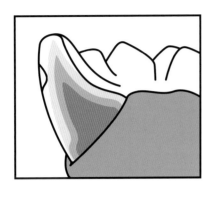
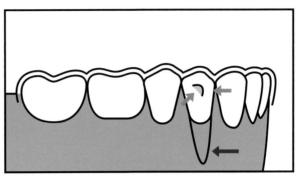

图10.14 当临床牙冠短时，压力点通常与附件同时应用。

### 侧切牙的优化附件

*多平面附件*

- 当侧切牙压低或伸长的同时需要旋转、转矩或倾斜移动时放置
- 一个功能面和一个压力点（图10.15）

*优化支持附件*

- 当相邻尖牙或中切牙需要1mm及以上的压低时，放置在侧切牙上，类似于前文所述后牙压低的情况，但其形态特征与侧切牙的临床牙冠相适合
- 这些附件的目的是防止中切牙和尖牙垂直向移动过程中侧切牙出现脱轨（图10.16）

### 磨牙的优化附件

由软件自动放置，用于固位，并辅助磨牙在不同维度上的移动（图10.17）。

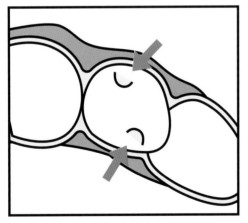

图10.15 附件和压力点组合是一个优秀的力系统。

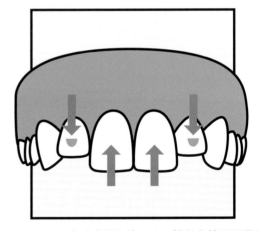

图10.16 有时附件设计是为了提供支持而不是移动牙齿。

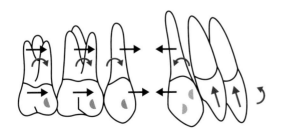

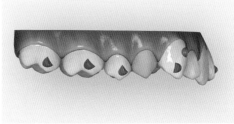

图10.17 磨牙附件改善牙根移动。

**磨牙多平面附件（图10.18和图10.19）**

- 优化多平面附件专为需要同时旋转和垂直向压低或伸长的磨牙设计
- 在伸长 + 旋转移动时，超过0.5mm的伸长且超过5°沿牙长轴的旋转需放置
- 在伸长/压低时，0.5mm内的相对移动且超过5°沿牙长轴的旋转需放置
- 在压低时，0.5mm内的压低且5°沿牙长轴的旋转需放置

**磨牙优化伸长附件（图10.20）**

有助于磨牙的伸长，适用于超过0.5mm的伸长且沿牙长轴旋转 < 5°。

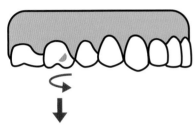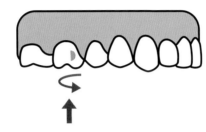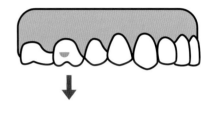

图10.18  近中颊向旋转同时伸长。　　图10.19  近中颊向旋转同时压低。　　图10.20  磨牙伸长。

## 10.2  优化支持附件

为可预测的扩弓提供支持（图10.21）。

图10.21  优化支持附件通常在FIRST治疗中使用。

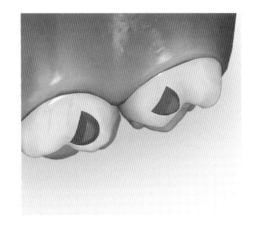

### 10.2.1  SmartForce

还有其他类型放置在矫治器上的SmartForce（而不是作为附件放在牙齿上）来实现所需的牙齿移动，这些附件是爱齐科技经过了10余年的研究而开发的。

**转矩嵴（Power Ridges）（图10.22和图10.23）**

只能单独放置，与附件不兼容，通常用来建立力偶。例如，提供切牙转矩：

- 颊侧

- ○ 可用于上下颌切牙
- ○ 产生根舌向转矩（LRT）
- ○ 激活阈值为3°的根舌向转矩
- ○ 1°/矫治器
- 颊侧 + 舌侧
  - ○ 用于上颌切牙
  - ○ 提供根舌向转矩和切牙内收
  - ○ 激活阈值为3°的根舌向转矩且前牙内收
  - ○ 1°/矫治器 + 0.25mm内收

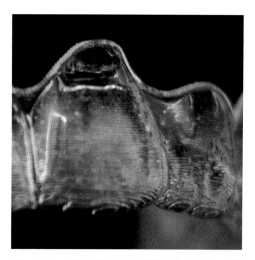

图10.22　转矩嵴是隐形矫治器上产生"推力"的树脂弯曲。

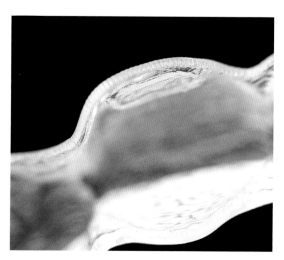

图10.23　施力于牙冠或牙根。

### 压力点（图10.24）

如前所述，压力点可以与附件一起放置。例如，帮助牙齿旋转或压低。

### 精密咬合导板（Precision Ramps）（图10.25）

通常是动态的，在每副矫治器上都有所变化以适应牙齿移动。这与只能在患者复诊时才能调整的固定矫治器不同。

精密咬合导板非常有效，与固定平导相比，精密咬合导板只使所需的牙齿脱离咬合，患者的颞下颌关节更舒适。更重要的是，当进食前取出矫治器，这些导板也就一并"消失"，从而能提高患者生活质量。

### 精密翼托（Precision Wings）（图10.26）

专为下颌前导开发的最新SmartForce。在预设的基础上帮助患者前移下颌骨，用于生长发育期下颌发育不足患者。

图10.24 压力点在牙齿上的作用。

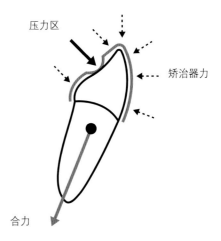

图10.25 与传统咬合导板相比，使用精密咬合导板患者更舒适。

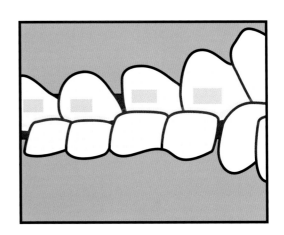

图10.26 生长发育期患者使用精密翼托的临床图片。

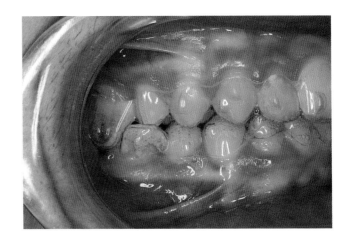

（黄一平 译）

# 11

## 临床设置偏好

软件和技师将根据医生的"临床设置偏好"使用ClinCheck软件进行设计。可以根据临床需求或针对特定患者进行修改。然而，明确每名患者的治疗预期非常重要，因为这将有助于在未来几年缩短治疗时间并产生准确的治疗结果。

软件将根据"临床设置偏好"自动运行创建ClinCheck治疗方案。每次医生提交新病历时，如果需要可以专门为该患者修改"临床设置偏好"（图11.1）。

图11.1 设置"临床设置偏好"。

> **6. 覆𬌗**　　　　　　　　　　　患者类型：青少年
> ○ 待方案发布后决定
> ○ 维持覆𬌗（可能需要邻面去釉）
> ◉ 矫正开𬌗
> 　　○ 只伸长前牙
> 　　　　▨ 上颌
> 　　　　▨ 下颌
> 　　○ 伸长前牙并压低后牙
> 　　　　▨ 上颌
> 　　　　▨ 下颌
> ○ 在特殊说明中详细说明其他情况（例如，手术模拟）

（黄一平　译）

*Aligner Techniques in Orthodontics*, First Edition. Susana Palma Moya and Javier Lozano Zafra.
© 2021 John Wiley & Sons Ltd. Published 2021 by John Wiley & Sons Ltd.
Companion website: www.wiley.com/go/lozano-zafra/aligner-techniques

# 12

# 附件粘接和邻面去釉

## 12.1  附件粘接规范

以下为爱齐科技制订的附件粘接规范（图12.1和图12.2）。

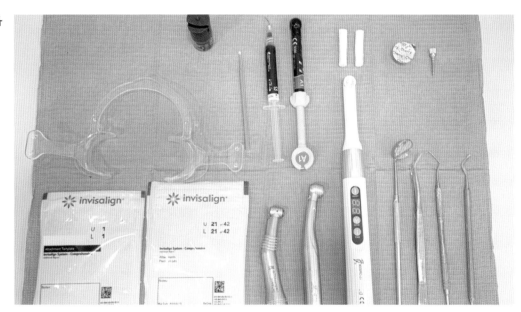

图12.1  复诊前准备好所需材料和设备。

- 检查附件模板
- 使用开口器撑开颊部并酸蚀牙面：酸蚀30秒，仔细冲洗干净，吹干直至牙面变白
- 在牙齿表面涂布粘接剂，并按照厂商说明进行固化
- 在附件模板中填入树脂。使用推荐的复合树脂，防止附件损坏或脱落。SmartForce仅适配某些复合树脂，如果使用与测试产品不同的树脂品牌，可能会出现附件外形或表面变形的情况（请参阅隐适美医生网站推荐的复合树脂品牌）
- 将模板放入口内，施加压力并固化附件
- 去除模板，磨除多余的树脂
- 戴入第一副矫治器，检查贴合程度。附件的主动功能面必须与矫治器接触

  在对颌牙弓中重复相同的过程。

  向患者演示如何摘戴第一副矫治器。

*Aligner Techniques in Orthodontics*, First Edition. Susana Palma Moya and Javier Lozano Zafra.
© 2021 John Wiley & Sons Ltd. Published 2021 by John Wiley & Sons Ltd.
Companion website: www.wiley.com/go/lozano-zafra/aligner-techniques

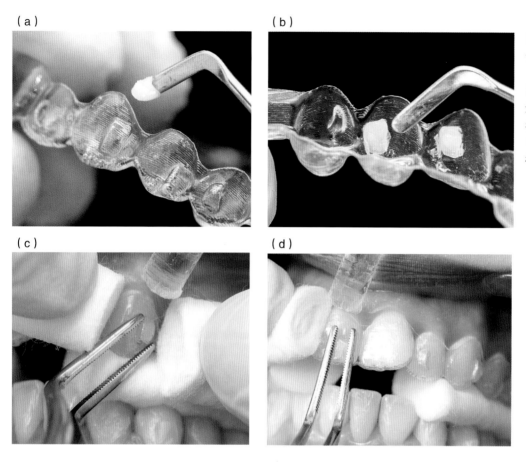

图12.2 （a）将复合树脂填入模板。（b）确保没有多余的树脂。（c）粘接过程最好由两名操作者进行。（d）从远中向近中照射，避免树脂意外固化。

由于既往爱齐科技已对复合树脂进行过大量测试并基于此进行优化，强烈建议遵循对于复合树脂的要求，使用其他品牌将无法保证最理想的效果[1]。

## 12.2　邻面去釉规范

邻面去釉（IPR）是用于隐形矫治减径操作的术语。这是一种以减少牙齿邻面釉质为特征的临床操作（图12.3～图12.6）。

在正畸治疗中，IPR所创造的间隙用于排齐拥挤的牙列[2]、安氏Ⅱ/Ⅲ类前牙深覆盖/反覆盖的掩饰治疗[3]，以及进行牙齿改形、提升美观性[4]。

不规范的IPR将导致釉质缺损或划痕，增加菌斑黏附及牙齿对龋病的易感性。因此，开发一种良好的

[1] Barreda GJ, Dzierewianko EA, Muñoz KA, Piccoli GI. Surface wear of resin composites used for Invisalign® attachments. *Acta Odontol Latinoam.* 2017; 30(2): 90–95.
[2] Betteridge MA. The effects of interdental stripping on the labial segments. *Br J Orthod.* 1981; 8: 193–197.
[3] Vanarsdall RL, Jr. Periodontal-orthodontic relationships. In: Graber TM, Vanarsdall RL JR, eds. *Orthodontics: Current Principles and Techniques.* 2000: pp. 801–38.
[4] Zachrisson BU. Zachrisson on excellence finishing. Part I. *J Clin Orthod* 1986; 20: 460–482.

IPR技术十分重要。需要强调的是，Craig和Sheridan[5]以及Sheridan和Ledoux[6]两个临床团队的研究结论显示，后牙进行IPR不会导致龋齿和牙周病的发病率增加，因此可以认为IPR是一种安全、简便的方法。

任何IPR都应根据行业标准进行，常用的技术如下：

- 手工砂条
  - 特别适用于IPR < 0.2mm，主要用于前牙
  - 从最薄的一条开始
  - 使用排龈技术保护患者的牙龈
- 低速金刚砂圆盘
  - 首先使用砂条松解邻接点
  - 使用楔子使两颗牙齿脱离接触
  - 使用口镜保护患者的软组织
- 高速车针
  - 用于IPR 0.5mm
  - 使用楔子使两颗牙齿脱离接触
  - 小心颈部区域，避免悬突
  - 喷水减少碎屑堵塞和过热
- 振动技术
  - 单面/双面圆盘，配合手机使用
  - 从最薄的圆盘开始
  - 喷水

**推荐的IPR方法**

前牙IPR：

- < 0.4mm：振动技术
- > 0.4mm：金刚砂圆盘 + 振动技术

后牙IPR：

- < 0.4mm：振动技术
- > 0.4mm：金刚砂车针 + 振动技术

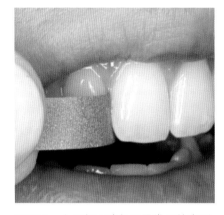

图12.3 金属邻面砂条是最常用的类型。

（a）

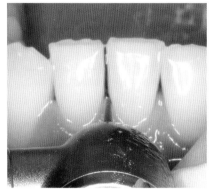

（b）

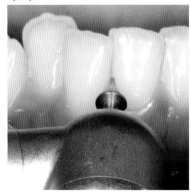

图12.4 （a和b）0.5mm IPR建议使用高速车针，使用两种邻面车针进行边缘修整。

[5] Craig G, Sheridan JJ. Susceptibility to caries and periodontal disease after posterior air-rotor stripping. *J Clin Orthod*. 1990; 24: 84–5.
[6] Sheridan JJ, Ledoux PM. Air rotor stripping and proximal sealants: an SEM evaluation. *J Clin Orthod*. 1989; 23: 790–4.

**推荐的IPR步骤**

- 检查牙齿之间的间隙，确定是否需要IPR

- 检查临床情况是否与ClinCheck相同

- IPR < 0.4mm时，使用湿润的棉球保护软组织。使用0.15mm金属砂条（双面）松解接触点。在接触点松解后，使用振动手机，依次从薄到厚进行IPR，直到获得所需的间隙

- 如果IPR > 0.4mm，则需要动力系统：
  - 后牙使用高速车针
  - 前牙使用金刚砂圆盘，始终需要保护软组织

- 用测量尺测量，不要用力插入测量尺。由于牙周组织的弹性趋向关闭这个间隙，故需在3分钟后再次检查

- 抛光和检查：用抛光条抛光，涂布氟化物预防敏感和龋坏，在患者病历中记录完成实际的IPR量

    在临床病历模板中应记录：

- 在哪个治疗阶段以及哪些牙齿间进行IPR

- 何时开始使用牵引

- 如果需要使用辅助技术，何时开始

- 治疗期间是否新粘或磨除任何附件

- 注意潜在的问题牙齿（患者的主诉问题和ClinCheck中的黑色标识的牙齿移动）

- 正在使用的矫治器编号以及下一次的复诊

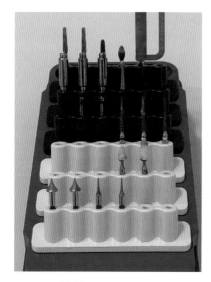

图12.5　推荐的邻面去釉和附件磨除车针套装。

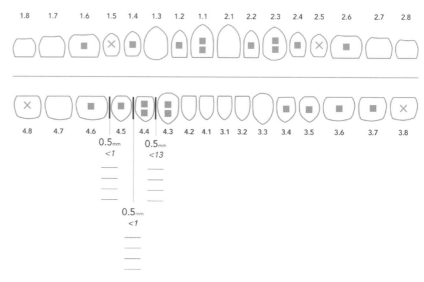

图12.6　邻面去釉设计和操作必须慎重。

（黄一平　译）

# 13

# 数字化流程

包括隐形矫治在内的任何正畸技术，所需的正畸资料包括研究模型、口内像和口外像以及曲面体层片和头颅侧位片。

其他诊断资料还包括3D锥形束计算机断层扫描（CBCT）、根尖片以及其他需要的诊断资料。

隐形矫治的主要优点之一是全程数字化，追踪每一颗牙齿移动，并且可以随着时间推移观测。

## 13.1 正畸资料

### 13.1.1 面殆像

**面像（图13.1）**

在相机上使用以下参数拍摄口外像：

- 手动模式
- F5.6
- 1/125
- ISO 100
- 闪光1/4（强烈建议使用环形闪光）

建议使用纯白色背景，避免图像失真。

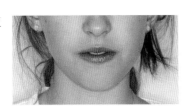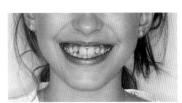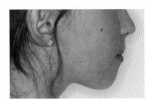

图13.1 正面像、正面笑像和侧面像。

**口内像（图13.2~图13.4）**

侧殆像必须精确到90°：发送任何其他角度的侧殆像，则无法确认技师设置的初始咬合是否是患者的真实情况。

请注意，系统会根据照片设置牙齿位置，因此质量差的图片可能会导致设置"错误"的初始咬合。如果没有在初始阶段"纠错"，则会导致治疗计划"出错"以及后续一系列的"差错"。

覆盖像也很重要。通过正殆像可以检查上下牙列中线。

殆面像必须与咬合标记点一并提交，协助技师设置初始咬合。

（a）
（b）

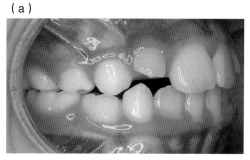
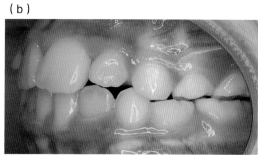

图13.2 右侧（a）、左侧（b）90°殆像。

（a）
（b）

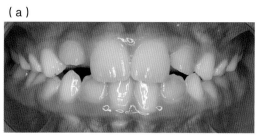
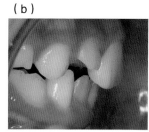

图13.3 正殆像（a）、覆盖像（b）有助于制订良好的治疗计划。

（a）
（b）

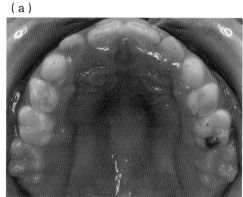
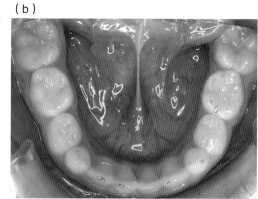

图13.4 上颌殆面像（a）、下颌殆面像（b）上的蓝色或红色咬合标记点有助于设置初始咬合。

### 13.1.2 印模：硅橡胶印模与口内扫描

**聚乙烯硅氧烷（PVS）印模（图13.5～图13.7）**

Flexitime或Aquasil Ultra是推荐的PVS印模材料。混合PVS印模材料时不要使用乳胶手套（可能会干扰PVS的性能），并遵守厂商关于产品工作时间的说明。

仔细选择托盘大小，如果不确定，则选择较大的托盘，并检查托盘是否能包含第三磨牙。

印模制取包括两步：第一步采用重体材料，第二步采用轻体材料。

制取印模步骤：

- 用乙烯基手套（不要使用乳胶手套）混合PVS材料
- 在托盘后部放置少量PVS材料
- 放入托盘，轻轻按压磨牙区，轻柔移动

- 立即取下托盘，并对PVS材料塑形，为PVS轻体腾出空间
- 在托盘上打上轻体
- 将托盘放入口内，上颌托盘必须从后向前放入，下颌需要从前向后放入。慢慢放置以便空气溢出
- 充分固化前保持托盘不动

合格的PVS印模重体部分应不可见，所有牙齿应清晰可见，包括第二磨牙的远中和1~2mm的牙龈。

由于爱齐科技在研究方面的投入和科技的进步，数字化细节处理应运而生（不能用于舌侧矫治印模的修整）。尽管如此，良好的数字化模型仍需要依靠良好的印模获得。

可从IDS网站免费订购专用的PVS印模包装盒，将印模和患者处方表放置盒中寄送给爱齐公司。包装盒内提供了寄送的相关说明。

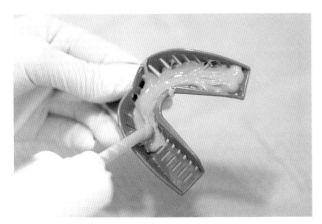

图13.5　PVS印模材料放置。

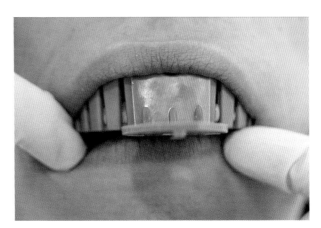

图13.6　将带有PVS材料的托盘放入患者口内。

图13.7　上颌（a）、下颌（b）印模。来源：爱齐科技数据库。

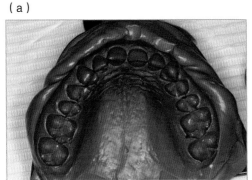 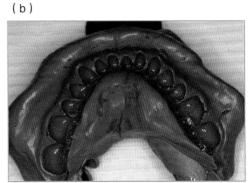

### iTero扫描（图13.8）

iTero Element 2口内扫描仪的设计更适合临床应用。iTero Element旨在向全科医生和正畸医生提供快速、可靠、直观和出色的可视化功能，包括：

- 第二代处理器加快了扫描处理过程，缩短了启动时间（可以在60秒内完成完整的牙弓扫描）
- 不间断扫描：耐用的可充电电池，无须插电或重启，可在诊室间轻松移动
- 出色的彩色成像：增强的彩色图像可以更全面显示患者的口腔健康状况
- 高清的视觉效果：纤薄的21.5英寸（1英寸≈2.54厘米）显示器，16∶9宽屏显示和高清的图像细节
- 人体工程学设计：中心安装支架，使扫描更符合人体工程学设计
- 更智能的扫描体验：使用触摸屏就像在智能手机上操作一样直观，可在扫描时切换区段或在屏幕上旋转模型

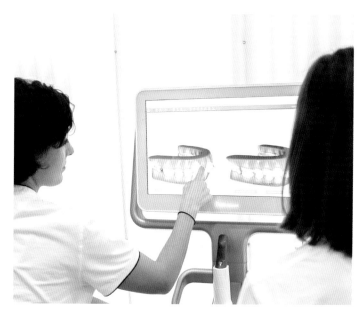

图13.8 iTero扫描具有许多优势，效果模拟器是其中之一。

### X线片（图13.9）

推荐至少提交头颅侧位片和曲面体层片。

图13.9 头颅侧位片和曲面体层片。

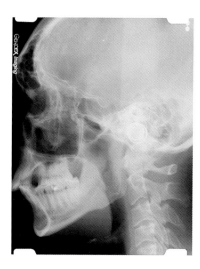
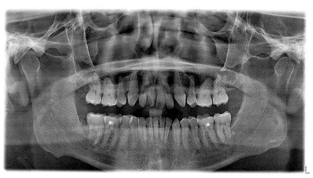

## 13.2　创建新患者病历

创建新病历时需要上传面部和口内像以及X线片，填写患者基本信息（姓名、出生日期），在隐适美医生网站上创建个人资料。

### 提交处方表

- 创建病历
- 上传资料
- 完善处方表
- 资料包括：照片和iTero扫描或PVS印模

### 处方表

从现在起后续步骤将完全数字化，如果使用iTero扫描而不是PVS印模，整个过程可以100%数字化。

创建新患者后，根据患者档案选择可用的治疗类型，例如：

- 成人（≥20岁）
- 青少年（13~19岁）
- 生长发育期（6~12岁）

接下来，选择一种产品类型：

- 矫治器，用于主动治疗
- 保持器，用于保持阶段
- Vivera保持器仅能在治疗结束时选择，治疗开始时选择矫治器，有以下几个治疗选项：
  - 完整套装，用于复杂错𬌗畸形
  - 轻度套装，用于简单病例的治疗
  - Express快捷套装，用于复发或极简单病例的治疗

最后，需要根据患者的错𬌗情况逐步填写处方表。在每一章节的开头，我们将介绍如何在每个维度填写处方表。

（黄一平　译）

## 14

# ClinCheck软件

正畸医生在上传患者资料、做好错𬌗诊断、制订治疗计划并填写处方表之后，就需要与技师进行沟通。

应用这些数据，软件（图14.1）能够模拟一系列的牙齿移动，达到最终的咬合状态。正畸医生需要仔细审查，确保理想的牙齿移动序列，以达到最佳的正畸治疗目标。

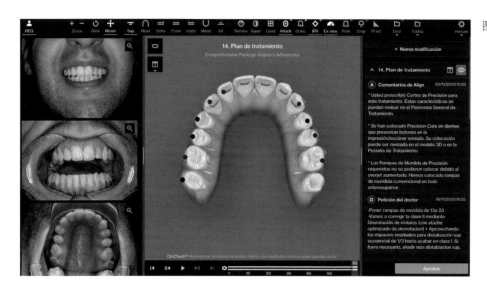

图14.1 ClinCheck软件界面。

---

## 14.1 10步实现完美的ClinCheck方案审查

1. 审阅初始咬合关系

2. 审阅技师留言

3. 审阅最终咬合关系

4. 审阅矫治步骤

5. 动态评估ClinCheck方案

　i. 同步移动

　ii. 序列移动

　iii. 交互移动

6. 审阅重叠工具

7. 审阅牙齿移动评估（TMA）量表

8. 审阅附件设计

*Aligner Techniques in Orthodontics*, First Edition. Susana Palma Moya and Javier Lozano Zafra.
© 2021 John Wiley & Sons Ltd. Published 2021 by John Wiley & Sons Ltd.
Companion website: www.wiley.com/go/lozano-zafra/aligner-techniques

9. 审阅邻面去釉

10. 审阅精密切割设计

### 14.1.1 审阅初始咬合关系

使用口内像确认虚拟模型的初始咬合设置正确。需要注意的是，如果采用硅橡胶印模，可以同期取咬合记录，辅助确认咬合关系（图14.2）。

- 如果患者正中殆（CO）与正中关系（CR）存在不调，那么所有的资料都应该在正中关系位上获取。对于这样的病例，建议增加带有咬合纸印记的面殆像，以辅助技师确定初始咬合
- 如果ClinCheck中的初始咬合关系与患者实际情况不同，需要求技师重新设置初始阶段的咬合，有时候需要提供新的照片
- 从所有的视图角度检查初始咬合：正面视图、侧方颊面视图，以及前牙覆盖视图。检查是否存在殆平面的倾斜，因为软件中咬合的倾斜角度需要与实际情况保持一致（因为这个原因，必须要上传患者的微笑像与口内正面像）
- 确认存在牙龈退缩切牙的初始位置（要求技师不要对其进行唇倾或在早期进行邻面去釉，避免往复移动）。另外，确认软件中正确暴露了牙龈退缩牙齿的釉牙骨质界或外形高点；向技师确认矫治器覆盖范围不超过牙龈退缩牙齿的釉牙骨质界或外形高点
- 对于治疗前存在种植体的患者，需要确认种植体在方案中没有移动，并要求技师将对应牙位的矫治器边缘向殆方移动3mm，以避免对矫治器形成过多的固位作用

图14.2 在开始设计治疗方案前，在同样的视角下，确认ClinCheck中咬合关系与照片一致。

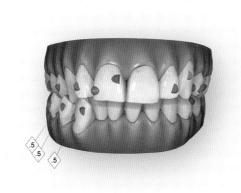
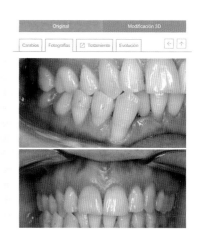

### 14.1.2 审阅技师留言

技师留言是技师与临床医生沟通的途径，这些留言可能包括：

- 印模或口内扫描的问题：例如，由于软组织的问题，最远端的牙齿可能无法完全被矫治器覆盖。这时，临床医生确定是否需要重新制取印模或口内扫描，或者手术去除多余的软组织，以更好地记录远

端牙齿（图14.3）

- 确认矫正错𬌗的进一步方案。例如，如果医生要求矫正Ⅱ类错𬌗，而不提示如何矫正（例如，通过上牙列远中移动、下牙列近中移动、下颌前导或下后牙段邻面去釉），技师可能会进一步询问如何达到目标位置。因此，为了实现最佳的治疗效果，由临床医生提供矫正错𬌗的具体方式尤其重要
- 关于附件及精密切割位置的留言

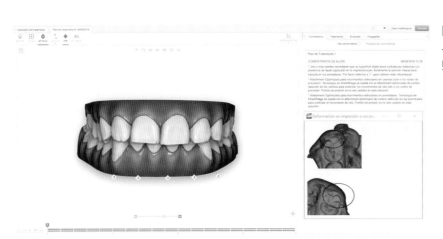

图14.3　印模的变形可能影响矫治器与牙齿的贴合，因此需要特别注意技师相关的留言。

### 14.1.3　审阅最终咬合关系

医生应当检查最终咬合是否实现了治疗目标。应该对照曲面体层片确认所有治疗前的牙根倾斜在最后都得到了矫正。

必须评估的内容还包括（图14.4～图14.10）：

- 正面视图：检查中线，切牙的倾斜度，排列的美观，覆𬌗，弓形以及颊廊
- 覆盖视图：检查前牙覆盖与前牙咬合接触。确认双侧尖牙覆盖一致
- 侧方颊面视图：检查切牙转矩，切牙间角度，双侧尖牙与磨牙关系，颊侧的尖窝关系
- 上下牙列视图：牙弓的对称性，弓形，排列，边缘嵴与中央窝的连续性
- 后方视图：舌侧的尖窝关系，后牙的颊舌向转矩

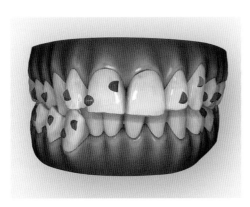

图14.4　正面视图。

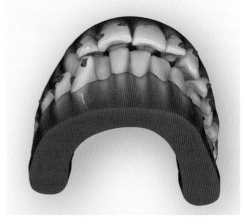

图14.5　覆盖视图。

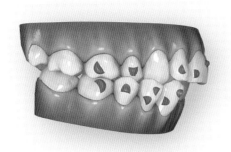

图14.6　右侧颊面视图。

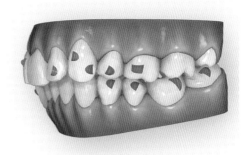

图14.7　左侧颊面视图。

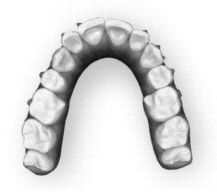

图14.8　上牙列视图。

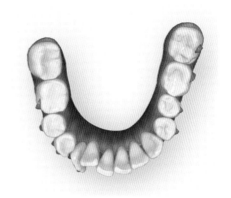

图14.9　下牙列视图。

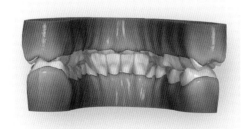

图14.10　后方视图。

### 14.1.4　审阅矫治步骤

软件界面底部进度条提示了主动矫治与被动矫治的步数。不同的颜色代表了矫治器的不同性质：

- 蓝色表示主动矫治
- 淡蓝色表示被动矫治
- 棕色表示过矫治

如果错𬌗的矫治需要使用弹性牵引，必须确保有足够数量的矫治器用于牵引（见第20章）。

如果错殆的矫治需要下颌前导（Mandibular Advancement，MA），一定要确保最后阶段有25～30步用于前移下颌（图14.11）。

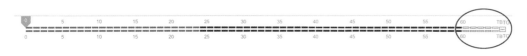

图14.11 下颌前导。

### 14.1.5 动态评估ClinCheck方案

这是非常重要的一步：点击播放键，仔细地检查每一颗牙齿从初始位置到终末位置的移动。这对于实现可预测的治疗结果尤其重要（图14.12）。

牙齿移动分步图会显示每一步正在移动的牙齿，也可以用于评估哪些牙齿对治疗时长的影响最大。

一旦确定了对治疗时长影响最大的牙齿，为了进一步缩短治疗时间，可以选择在早期对其进行邻面去釉、早期限制某些牙齿移动、在治疗后期再进行某些牙齿移动或者使用一些辅助技术。

应该从正面、左右侧颊面、上下牙列视图分别观察牙齿移动的动画。

作为临床医生，在牙齿移动分步图中不仅要评估单颗牙齿的移动，也要评估不同牙齿移动的先后顺序。

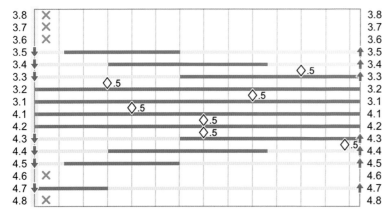

图14.12 牙齿移动分步图能帮助我们理解治疗计划的整体结构。

### 审阅殆面视图（图14.13和图14.14）

当开始检查殆面视图时：

- 决定是否要采用对称或不对称的扩弓
- 倾斜：根据牙周组织与切牙的初始位置确定前牙倾斜的前后向界限
- 不要移动没有移动间隙的牙齿。特别注意偏舌向的侧切牙与第二前磨牙：首先，创造足够的近远中间隙，然后将牙齿移动到目标位置。由于牙齿的移动需要间隙，那么在间隙不足时，矫治器中设计的牙

齿移动无法完全实现，目标牙齿与邻牙就会互相倾斜。因此一定要在有间隙的情况下才能移动偏舌侧的牙齿

- 支抗附件，需要考虑什么样的附件能够帮助矫正错𬌗。例如，下颌尖牙与前磨牙上的支抗附件能够帮助压低切牙，从而整平Spee曲线
- 差异化支抗设计：细致的力学分析

图14.13　检查𬌗面视图。

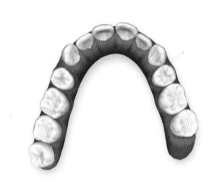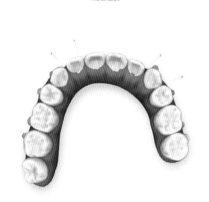

图14.14　分析力的方向大小：在牙列整体远中移动过程中，就需要计划使用额外的支抗（例如，在上颌结节增加微螺钉支抗）。

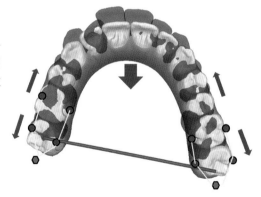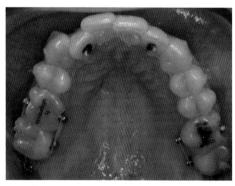

### 同步移动

在ClinCheck软件中设计几种不同的牙齿移动同时进行，可能会有脱轨的风险。但是，有证据表明某些牙齿移动同时进行仍有较好的可预测性：

- 扩弓＋切牙内收：可以要求扩弓与缩短牙弓长度同时进行，并且这两种牙齿移动能够相互促进
- 扩弓＋扭转牙的矫正（包括尖牙、前磨牙与磨牙）
- 安氏Ⅱ类切牙的移动（压低、内收与根舌向转矩）

### 序列移动

有些牙齿移动不能同时进行，否则会引起脱轨。在ClinCheck中一定要完整地检查牙齿的移动步骤，一定要警惕那些可能会引起治疗过程中矫治器脱轨问题的牙齿移动（图14.15和图14.16）。

- 整体扩弓与唇倾同时进行：如果通过牙齿的整体移动而非倾斜移动实现扩弓，唇倾与扩弓一定不能同时进行。应该先扩弓，再唇倾

- 扩弓与远中移动：同时在两个方向上移动牙齿非常困难。例如，存在后牙反𬌗时，远中移动后牙时很难同时矫正反𬌗。这种情况下，应该先使用交互牵引矫正反𬌗，上颌扩弓后，再开始远中移动

- 不对称性扩弓：如果牙弓两侧牙齿的转矩不同，转矩正常侧的牙齿应该等对侧牙齿转矩正常后再移动。也就是说，牙齿转矩正常侧一开始用作支抗，防止了后部磨牙的颊倾（终末咬合时牙冠颊向倾斜）

- 安氏Ⅱ分类亚类：使用安氏Ⅰ类侧作为支抗移动对侧；一旦双侧牙齿都达到了Ⅰ类关系，就可以开始同步移动两侧牙齿

- 上颌侧切牙的扭转与伸长：尽管矫正侧切牙扭转所用的多平面附件能够同时施加垂直向的作用力，还是推荐先使用多平面附件矫正扭转，再将其改为水平龈向附件以伸长侧切牙。需要上颌切牙伸长时，只要有可能，应该充分利用上颌切牙内收时的伸长效应，从而达到更好的治疗效果

- 伴上颌切牙舌倾的深覆𬌗矫正：应该先矫正上颌切牙的冠舌向转矩，再进行压低。首先施加冠唇向转矩，然后进行压低以矫正深覆𬌗，最终进行内收和施加根舌向转矩

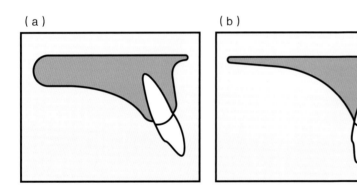

图14.15　转矩正常的前牙（a）可以通过单纯的压低解决深覆𬌗，而舌倾的上颌切牙（b）需要在压低前先矫正冠舌向转矩。

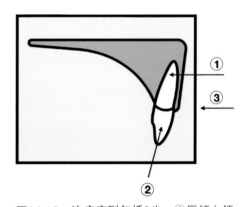

图14.16　治疗序列包括3步：①唇倾上颌切牙或舌向调整牙根。②压低。③内收。

### 切牙的扭转 + 倾斜移动

这种情况下牙齿位置应该在前后向移动过程中矫正，可以对这些牙齿进行往复移动。

如果不按照一定的时空顺序，用矫治器在不同维度上同步移动同一颗牙齿非常困难。例如，对于近中向内扭转1.1°、冠远中倾斜的牙齿，可以要求技师进行以下操作（图14.17）：

- 首先，近中向外唇倾扭转1.1°

- 然后，在侧切牙与中切牙间进行邻面去釉，提供内收的间隙

- 最后，进行压低与内收，牙冠增加10°的近中倾斜与远中向内的扭转

对双侧上颌中切牙进行不同程度压低时，需要特别小心，要在ClinCheck中逐步确认牙齿在治疗中期的位置。为了保持中切牙切缘在整个治疗过程中的一致，两颗上颌中切牙应该同步移动，在整颗牙齿移动的过程中，两颗中切牙的切缘应该保持水平一致（图14.18）。

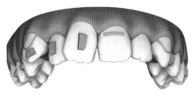
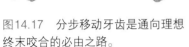

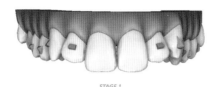

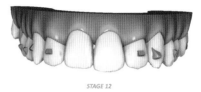

图14.17　分步移动牙齿是通向理想终末咬合的必由之路。

图14.18　逐步检查前牙位置能预防影响美观的情况出现。

### 尖牙的扭转 + 倾斜移动

如切牙一样，如果对尖牙同步进行这两种移动，可能会导致矫治器脱轨。为了实现预想的效果，建议按照以下方式分步移动（图14.19）：

- 首先，将尖牙远中向外扭转同时增加尖牙冠颊向转矩
- 然后，在侧切牙与尖牙间进行0.3mm的邻面去釉，以供近中向内的扭转
- 最后，将尖牙近中向内扭转，同时增加10°的轴倾使牙根向近中、冠向远中移动

图14.19　尖牙与前磨牙的扭转需要分步移动。

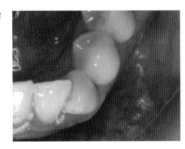
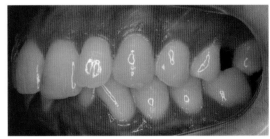

### 交互移动

这是一种为了增加矫治效率，可以同时进行的牙齿移动方式。软件系统并不会自动采用这种移动方式，而依靠医生的偏好自行选择。我们也将这种移动称为拮抗移动。

### 上尖牙伸长与上侧切牙压低

临床经常看到大量患者的异位尖牙低位萌出，而侧切牙舌倾伸长，形成前牙区局部反𬌗（图14.20）。

### 牙弓后段的缩窄与切牙唇倾

对于矫正前牙反𬌗非常有效。这一现象又称作"珍珠项链效应"：将珍珠项链放在桌上，如果缩窄项链后部，项链的前部就会向前突出。这也正是使用矫治器缩窄前磨牙与磨牙区时，前牙所发生的变化（图14.21和图14.22）。

这些牙齿移动同时进行是较容易实现的，并且有助于矫正开𬌗。

同样，如果扩展前磨牙与磨牙区（扩展珍珠项链的后部），切牙会自然地移动到一个更加靠后的位置。如果要求技师安排这些牙齿移动同步进行，扩弓效果更好（图14.23）。

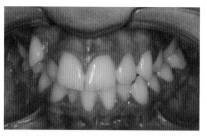
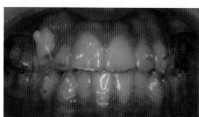
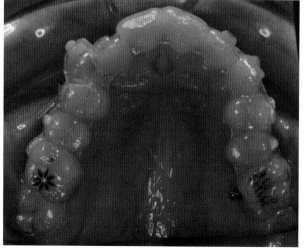

图14.20 要求技师在尖牙伸长同时压低侧切牙。但是需要开展足够的间隙以实现牙齿的垂直向移动。

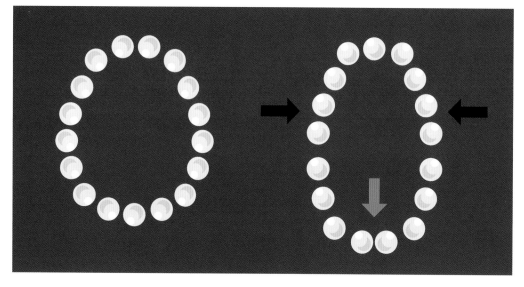

图14.21 恰当运用"珍珠项链效应"可以有效地缩短正畸治疗时长。

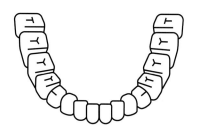
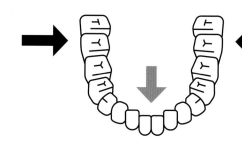

图14.22 缩窄牙弓与增加牙弓长度（唇倾切牙）同时进行。

图14.23 扩弓将导致牙弓长度缩短和前牙内收。

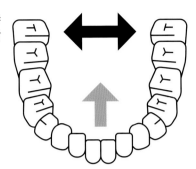 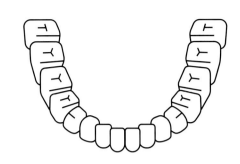

### 邻面去釉辅助的磨牙近中移动与切牙回收同时进行

比起远中移动磨牙和前磨牙，隐形矫治器更难以控制其近中移动。因此，为了更加高效地近中移动磨牙，可以利用切牙内收时的支抗丢失现象。通过同时进行两种移动，获得更好的后牙前移效果。在同步移动前，可以通过切牙牙根接触骨密质获得额外的支抗，以近中移动后牙。

### 上下牙列中线的调整与前后向移动

在前牙唇倾或内收前牙的同时，调整上下牙列中线，常常效果不佳。

### 同时伸长前磨牙和压低切牙（在生长发育期水平生长型患者）

为了整平Spee曲线，这两种牙齿移动应该同时进行。如果在ClinCheck中设计了先压低切牙，再伸长前磨牙，后者常难以实现（图14.24）。

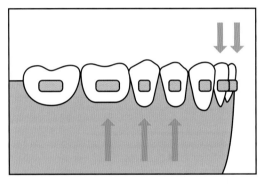

图14.24 前牙压低和后牙伸长同时进行能够得到更好的效果。

## 14.1.6 审阅重叠工具

使用重叠工具（图14.25），可以对比每一颗牙齿治疗前与治疗后的位置。这样可以检查：

- 上下颌切牙唇倾或内收的总量
- 牙弓的扩展宽度
- 治疗过程中每一颗牙齿是否有往复移动
- 磨牙远中移动或近中移动的距离
- 切牙压低或伸长的量

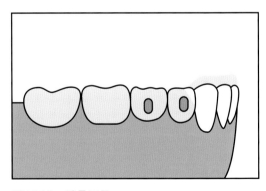

图14.25 重叠工具。

## 14.1.7 审阅牙齿移动评估（TMA）量表

为了可视化每一颗牙齿移动的难度，软件会根据牙齿移动难度对其进行分类（图14.26和图14.27）：

- 简单（无色）
- 中度（蓝色点）
- 困难（黑色点：意味着正畸医生应该使用辅助技术，提高牙齿移动的可预测性）

点击TMA工具，这些颜色将会提示我们牙齿压低、伸长、扭转以及牙根移动的难度。

如果一些牙齿的移动属于困难，正畸医生可以通过减少移动量、增加附件或其他辅助措施来提高牙齿移动的效果。

在ClinCheck中，临床医生应该尽量将牙齿的移动方式均控制在简单或中度，使整体的治疗效果更容易实现。

因此，正畸医生在设计ClinCheck计划时应该以更简单的牙齿移动方式为目标。例如，上颌第二磨牙的伸长和下颌第二磨牙的压低，对于隐形矫治器而言都是困难级别的牙齿移动；如果上颌第二磨牙伸长了，但是下颌第二磨牙没有压低，这会导致后牙的早接触及颊侧开𬌗。为了使整个治疗方案更加可行，可以通过减少上颌第二磨牙伸长和下颌第二磨牙压低的量来降低牙齿移动的难度。

正畸医生也可以运用牵引扣 + 弹力链、片段弓、Ⅱ类或者Ⅲ类颌间牵引、种植支抗等辅助技术，使难度较大的牙齿移动更容易实现。例如，对于上颌磨牙颊向萌出的患者，可以在矫治器𬌗面用树脂𬌗垫，以解除咬合关系，这时再使用弹性牵引能够很好地矫正正锁𬌗。

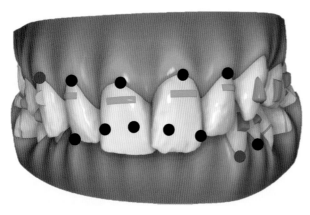

图14.26 黑色点提示复杂牙齿移动。

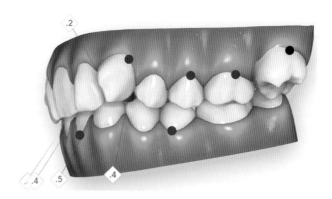

图14.27 蓝色点提示中等难度的牙齿移动。

### 14.1.8 审阅附件设计

当牙齿进行压低、扭转和牙冠倾斜等移动时，软件能够自动设计所需要的附件（图14.28）。但还是需要检查磨牙以及下颌切牙在移动过程中是否需要其他附件。

软件不会自动设计附件的情况包括：

● 需要大量扩弓的病例，在前磨牙或磨牙上设计斜向龈方水平楔形附件或者斜向𬌗方水平楔形

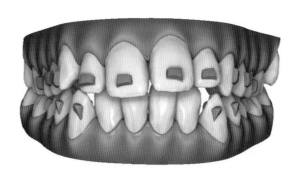

图14.28 附件。

附件，以保持牙根的颊向转矩，防止牙冠在扩弓后颊倾

- 对牙冠较短的牙齿，使用矩形附件可以增加矢状向移动中矫治器对牙齿的控制
- 支抗附件（例如，深覆𬌗的病例需要在前磨牙上增加支抗附件）

### 14.1.9　审阅邻面去釉

邻面去釉的量、位置、时机都需要仔细检查（图14.29和图14.30）。

- 量：对于青少年患者，先要确定是否要进行邻面去釉。对于有"黑三角"的年龄较大者，特别是有牙周问题的人，可以根据正畸医生自己的标准，设计更多的去釉量，以减少牙根的移动与"黑三角"。邻面去釉对于上下牙前突的患者更加有利，而不利于深覆𬌗的矫正。对于深覆𬌗的矫正，可以通过唇倾切牙后，再进行相对压低实现
- 位置：软件会根据牙齿拥挤的程度与上下牙量不调的程度计算去釉量。所需要的邻面去釉量会设计在牙齿的邻接区域。例如，如果在32与33之间设计了0.4mm的去釉量，正畸医生可以对每颗牙齿进行0.2mm的去釉或者根据牙齿的外形分配去釉量（釉质较厚的牙齿可以承担更多的去釉量）。例如33去釉0.4mm，32不去釉
- 时机：软件首先会自动排齐牙齿，由医生评估可用于邻面去釉的区域，然后利用去釉产生的间隙内收牙齿

如果存在过度的往复移动或牙周条件不允许切牙唇倾，可以要求技师：

- 在治疗的早期进行邻面去釉
- 重新设计牙齿的移动步骤，进行后牙区的邻面去釉，避免往复移动
- 后牙区域的去釉可以提供间隙，用于牙齿逐个远中移动，以避免切牙唇倾

图14.29　白框显示了各个位点的邻面去釉量，在实施去釉的步骤，白框会变成黄色。

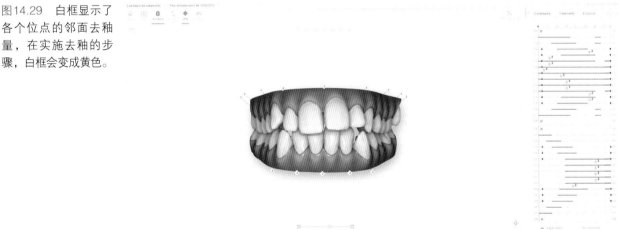

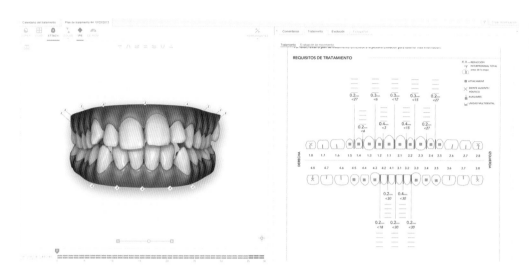

图14.30 治疗概览标注了邻面去釉的具体情况。

## 14.1.10 审阅精密切割设计

我们并不推荐在最初的处方表上就设计好精密切割。而应该先让软件根据牙齿的移动需要，自动设计最适合的附件（因为如果优化附件与精密切割的位置存在冲突，软件在需要的牙齿上可能就不会放置附件）。

第二次在ClinCheck软件界面中检查时，可以通过拖拽的方式增加精密切割（例如，牵引钩或开窗，图14.31～图14.36）。这步很重要，添加精密切割后才能决定是否需要优化附件。

精密切割或开窗让患者可以使用颌间牵引作为支抗以矫正安氏Ⅱ类或Ⅲ类关系。开窗也可以用于颌间牵引伸长牙齿。

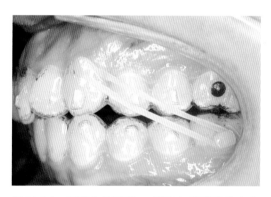

图14.31 开窗与牵引钩：开窗与牵引钩的生物力学差异在后续将详细阐述。

**精密切割−牵引钩**

默认情况下，牵引钩将被放置在：

- 安氏Ⅱ类：上颌两侧尖牙
- 安氏Ⅲ类：下颌两侧尖牙

牵引钩的默认位置能够在"临床设置偏好"#14中修改。牵引钩位置可以设计在尖牙、前磨牙或磨牙的颊面。如果牵引钩和附件的设计存在冲突，系统会根据医生的"临床设置偏好"，首先考虑是否保留优化附件。

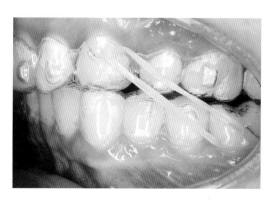

图14.32 上下牙弓的牵引钩会影响前牙的转矩。

#### 精密切割–开窗

默认情况下，开窗将会设计在：

- 安氏Ⅱ类：下颌第一磨牙
- 安氏Ⅲ类：上颌第一磨牙

开窗的设计能够在"临床设置偏好"#14中修改。开窗能够设计在尖牙、前磨牙和磨牙的颊侧或腭侧表面。默认情况下，如果开窗和附件的设计存在冲突时，系统会根据医生的"临床设置偏好"，首先考虑是否保留优化附件。

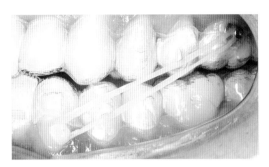

图14.33　开窗后，可以粘接树脂或金属牵引扣。

#### 精密切割和优化附件的兼容性

- 放置了改良后优化控根附件的尖牙可以同时设计精密切割，以便弹性牵引
- 使用扭转、伸长、控根、深覆𬌗、回收和支抗等优化附件时，仍然有足够的空间用于设计精密切割
- 空间不足时，精密切割与优化附件无法同时使用。医生在系统中设置的"临床设置偏好"会帮助软件处理这些矛盾
- 无论何时精密切割与优化附件冲突时，系统默认会优先考虑优化附件，而不是精密切割

在患者的处方表中，可以直接在软件界面中拖拽来更加方便地设计治疗方案。

后文将讨论一些具体的病例，在这些病例中，医生可能会根据切牙的转矩（牵引钩比牵引扣更容易影响切牙转矩）改变默认的精密切割及牵引钩的位置。牵引扣也可以帮助矫正扭转的尖牙和磨牙。

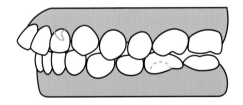

图14.34　上颌牵引钩会影响上颌前牙转矩。

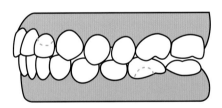

图14.35　上颌开窗可用于粘接牵引扣，这时使用弹性牵引，对前牙的转矩影响更小。

安氏Ⅱ类1分类患者使用上颌尖牙牵引钩和下颌磨牙颊侧开窗

安氏Ⅱ类2分类患者使用上颌尖牙颊侧开窗和下颌磨牙颊侧开窗

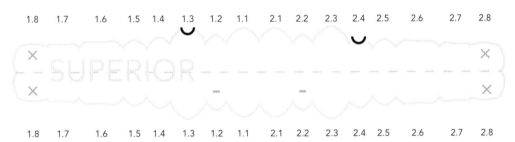

图14.36　治疗概览包括了牵引钩和开窗。

## 14.2 与技师沟通

- 矫治说明应尽量具体：例如，如果您想将11与21的切缘排齐到同一个水平，务必明确您想要伸长或压低哪一颗牙齿，或者同步移动两颗牙齿（例如，伸长11至双侧上颌切牙切缘平齐）：
  - 尽可能用定量的方式表述需要的牙齿移动：例如，"在治疗结束的时候，过矫治11，伸长0.2mm"
  - 明确牙齿移动方向：例如，23远中向腭侧旋转0.3mm
- 明确视角：确保技师面对虚拟模型排牙时与医生保持一致的视角。例如，在正面视图中，请调整下牙列中线与上牙列中线一致。治疗中对3-3进行邻面去釉。医生也可以使用截屏工具，技师能够使用同一视角
- 提出问题，并给出解决方案：例如，为了获得不对称性扩弓的支抗，在右侧后牙反𬌗解除前，不要移动上颌左侧牙齿
- 使用参照点：例如，使用23的转矩作为参照，给13施加冠颊向转矩，至两侧尖牙转矩一致
- 使用带序号的清单列出所有要求：这能帮助技师核对他们需要完成的所有工作，以及帮助医生确认是否所有的要求都得到了实现。例如：

  上颌：
  - 近中向颊侧旋转5°
  - 11伸长0.5mm以达到与21切缘平齐

  下颌：
  - 唇倾下颌切牙，使其直立于基骨
  - 过矫治42，近中向唇侧旋转0.5mm

  如果技师未能实现医生的要求，医生需要检查所提的要求是否清晰、准确。

（刘　浩　译）

# 15

## 治疗监控与复诊流程

本章将介绍患者复诊中需要注意的10个步骤，以帮助您和您的团队实现对治疗进程的完美追踪。

### 15.1 追踪治疗进程

**1. 确认患者配合度。**

- 询问患者每天佩戴矫治器时长是否达到要求
- 如果患者配合不佳，要与患者沟通，并在矫治器的佩戴方案上达成一致。例如，如果患者每天佩戴时长不能达到22小时，那么更换矫治器的时间应该从7天延长到10～14天

**2. 口腔健康。**

如果患者口腔卫生差，就应该加强口腔卫生宣教。必要时，在继续正畸治疗前应当转诊到牙周科进行牙周治疗。

**3. 牙齿位置。**

- 检查患者最近一副矫治器在口内的情况：任何牙位的不贴合都应该在进一步治疗前解决
- 检查附件与牙套相应位置的贴合程度：附件的施力部分应该与矫治器紧密接触。必要时可以对附件染色，以便更好地检查
- 检查牙齿的实际位置与ClinCheck中的位置：比较ClinCheck中现阶段牙齿位置与口内的实际情况，注意要使用解剖结构作为参照

例如，在矫治安氏Ⅱ类关系时，检查上颌尖牙的位置是否和ClinCheck上的一致，应当使用下牙弓的解剖学结构作为参照物。在矫治严重扭转的前磨牙及尖牙时，检查口内的情况与ClinCheck是否一致。

**4. 牙齿邻面接触。**

- 去除牙石后，用牙线检查牙齿邻接是否过于紧密，特别是拥挤的区域
- 如果存在过于紧密的接触，即使矫治方案中没有涉及，也需要使用去釉砂条松解

方案中没有涉及邻面去釉，但是也需要对紧密接触的牙齿邻接进行松解的情况还包括：

- 在需要进行绝对压低的切牙之间
- 在大量扩弓的前磨牙与磨牙之间
- 扭转的尖牙

**5. 确认当前进度所需要的处理。**

- 进行计划中现阶段矫治器所需要的所有邻面去釉，包括计划交付患者的矫治器
- 确认交付患者的矫治器是否需要新增或去除附件
- 确认当前阶段患者是否需要弹力牵引，如果需要，粘接牵引扣供牵引使用

*Aligner Techniques in Orthodontics*, First Edition. Susana Palma Moya and Javier Lozano Zafra.
© 2021 John Wiley & Sons Ltd. Published 2021 by John Wiley & Sons Ltd.
Companion website: www.wiley.com/go/lozano-zafra/aligner-techniques

**6. 在患者口中检查下一副矫治器。**

- 检查新矫治器是否贴合，要求患者自己尝试摘戴，确认患者自行摘戴方式正确
- 需要特别关注那些移动困难的牙齿，这些情况需要在临床模板中记录。移动困难的牙齿，或者因为移动方式困难而被软件用黑点标注的牙齿是每名患者需要关注的主要问题
- 如果当前牙齿与矫治器的贴合存在问题，那就需要使用辅助技术

**7. 填充假牙空泡。**

- 如果患者有任何缺失牙，这些间隙部位可以使用正畸蜡或流动树脂填充
- 这样做主要取决于您的"临床设置偏好"，并没有特殊建议

**8. 标注日期。**在每一副矫治器的外包装上标注其应该更换的日期。

**9. 拍照记录患者牙齿的变化。**

**10. 向患者展示治疗进展。**应该向患者展示他们的治疗进展，以及佩戴每一副矫治器应该获得的结果。必要时解释使用弹性牵引的原因。

---

## 15.2 隐形矫治患者的复诊流程

1. 矫治器#1：没有附件（佩戴21天），交给患者欢迎套装与佩戴说明。
2. 矫治器#2：粘接附件（使用附件模板），如果需要，在这一步进行拔牙。
3. 矫治器#3：开始邻面去釉（按照临床参考的要求）。
4. 矫治器#4：开始常规复诊流程，下文将详细说明（我们建议您制作一个检查清单，罗列所有的步骤，这样所有员工都能够按照流程来安排患者的复诊）。

---

## 15.3 常规复诊流程

1. 检查患者口中最近一副矫治器的贴合度。
2. 试戴新的矫治器（检查适合度），要求患者自行摘戴，确认患者摘戴正确。
3. 检查牙齿的排列（先在ClinCheck中检查，再在口内检查）。
4. 检查附件（存在疑问时用铅笔标记），确认牙齿切缘与矫治器之间没有空隙，检查是否有附件缺失。
5. 如果有假牙空泡，用正畸蜡填充。
6. 检查存在移动困难的牙齿。
7. 用ClinCheck检查患者新收到的一系列矫治器要实现的效果（对需要压低或扭转的牙齿，松解其邻接点）。
8. 去除牙石，松解拥挤区域的紧密连接（使用无蜡牙线检查），如果计划需要，进行邻面去釉。
9. 检查ClinCheck是否有新增或去除任何附件。
10. 在外包装上标注每一副矫治器应该更换的日期。
11. 必要时拍照记录。

（刘　浩　译）

# 16

# 复诊监控常见问题的处理与保持

好的隐形正畸治疗源自好的ClinCheck计划，因此深刻理解ClinCheck系统非常重要。

即便如此，任何治疗计划在实施过程中都需要不断地修改，正如过去使用托槽，我们常常利用辅弓技术、重新定位托槽、使用推簧、使用辅助控根装置等。因此，可预见的是，使用隐形矫治器也会面临相似的困境：这些问题的解决既能够通过追加附加矫治器，也可以参考本章节的处理技巧。

## 16.1  辅助技术

矫治器不贴合问题的可能原因包括：不恰当的治疗计划、患者自身的生物学特点或者患者配合不好。出现矫治器贴合不佳时，就需要使用辅助技术（图16.1和图16.2）：

- 如果不贴合 < 1mm：这意味着存在蓝色或黑色级别的牙齿移动，或者患者配合度欠佳，这时需要嘱咐患者每副矫治器佩戴时间延长到10～14天
- 如果不贴合在1～2mm：使用隐形矫治专用细调钳（前牙扭转以及唇舌倾移动）或者辅助技术（后牙扭转、伸长、牙根轴倾调节）
- 如果不贴合 > 2mm：重新口内扫描

为了实现成功的正畸治疗，我们需要知道如何发现与解决矫治器存在的问题。隐形矫治器常常会遇到如下的问题。

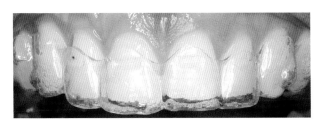

图16.1  牙齿与矫治器不贴合。

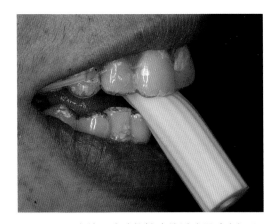

图16.2  配合使用咬胶能够改善矫治器贴合问题。

*Aligner Techniques in Orthodontics*, First Edition. Susana Palma Moya and Javier Lozano Zafra.
Companion website: www.wiley.com/go/lozano-zafra/aligner-techniques

### 16.1.1 扭转牙脱轨

当矫治器与牙齿切缘之间，或者矫治器与附件的主动部分之间存在间隙时，矫治器上的牙齿位置与患者口内的牙齿位置存在不一致，口内的牙齿比ClinCheck上的牙齿更加扭转，即为扭转牙脱轨。

如果患者依从性不佳，在牙齿完全移动到位之前佩戴了下一副矫治器，就会出现这种不贴合的情况。可以退回到先前的矫治器，重新移动牙齿。医生需要检查哪一副矫治器的贴合效果最好，要求患者从这一副矫治器开始重新佩戴。

另外一个可能造成脱轨的原因是在间隙不足时进行了牙齿移动，或者临床医生没有进行足量的邻面去釉。为了矫正切牙的扭转，可以使用隐形矫治专用细调钳（图16.3）。

在这里，我们需要强调的是，要向技师确认对于任何扭转或舌侧倾斜的牙齿，排齐前应该开展足够的间隙来松解与邻牙的接触区。特别需要小心的是，扭转的第二前磨牙和舌倾的侧切牙，因为在软件中默认步骤是开展间隙与排齐牙齿同时进行，这种做法的可预测性较差。为了增强可预测性，我们建议，在将牙齿排齐之前，要先创造间隙。

对于存在扭转和倾斜的尖牙，如果同时矫正扭转和倾斜问题，就容易出现脱轨。为了解决这一问题，可以使用连接有弹力链的牵引扣，在尖牙的近远中进行邻面去釉，保持在同一副矫治器不要更换，直到尖牙上的附件与矫治器上的相应位置贴合（图16.4）。

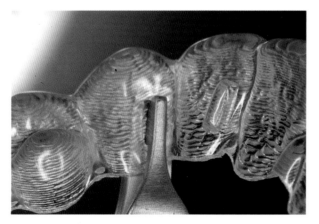

图16.3　隐形矫治专用细调钳在病例结束阶段很有帮助。

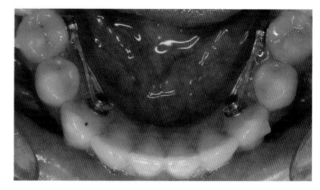

图16.4　辅助技术使用牵引扣与弹力链使脱轨的下颌尖牙重新贴合。

### 16.1.2 牙齿垂直向移动脱轨

治疗中牙齿压低的一个常见原因就是间隙不足。如果存在牙齿不齐的情况，即使受到了移动所需要的力，也无法达到最终的位置，反而会被压低。

为了防止牙齿的压低，每次复诊时应该用牙线检查邻接点，如果发现牙齿邻接过紧，需要进行少量的邻面去釉来确认牙齿有足够的间隙移动。

治疗中也可能会遇到牙齿伸长移动困难的问题，下面提供了一个很好的解决办法。

**利用辅助技术伸长侧切牙**

有一个常见的方法可用于伸长治疗中被压低的侧切牙（图16.5）。

- 修剪矫治器上对应牙位的颊舌侧边缘
- 确保粘接的牵引扣与修剪后的矫治器边缘之间存在足够的间隙：4.5盎司，3/16' 的皮圈从颊侧跨越矫治器殆方到舌侧能够用于伸长牙齿

对于异位尖牙，在软件中要先将其删除（图16.6），以避免脱轨问题。然后在间隙开展足够后，使用弹性牵引引导异位尖牙向预定位置移动。医生可以通过处方表要求技师在侧切牙远中放置假牙空泡，以便尖牙就位。

- 开展尖牙间隙后，使用弹性牵引将尖牙伸长到假牙空泡
- 在尖牙的颊侧与腭侧同时使用牵引扣来伸长牙齿
- 需要修剪假牙空泡边缘，避免干扰牙齿萌出
- 一旦尖牙已经萌出，需要进行新的扫描，将新位置的尖牙也纳入矫治

图16.5　使用牵引扣与弹性牵引伸长被压低的侧切牙，颊侧观与腭侧观。

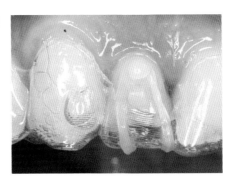
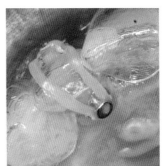

图16.6　矫治器不覆盖异位尖牙。

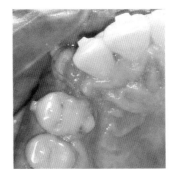
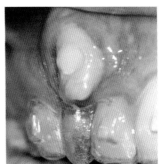

### 16.1.3　牙根倾斜的处理

这是拔牙病例治疗的一个关键问题。在拔牙病例或先天缺牙患者的治疗过程中，关闭间隙和重建咬合均需要正确处理牙根的倾斜度。

**直立磨牙牙根**

图16.7中所示的患者在先前的正畸治疗中出现了严重的下颌磨牙倾斜。用磨牙近中的种植支抗与片段弓辅助矫治器直立磨牙牙根。

图16.8中所示的患者第二前磨牙牙根远中倾斜。将第二前磨牙上粘接的Power Arm与尖牙上的Power Arm用拉簧进行交互牵引。

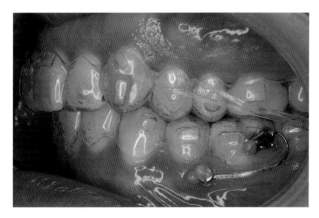

图16.7 直立磨牙牙根。

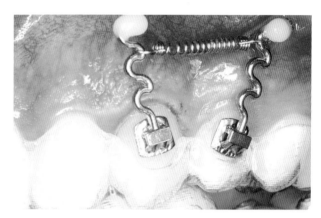

图16.8 这名患者第二前磨牙牙根远中倾斜，用拉簧连接第二前磨牙与尖牙上粘接的Power Arm。

### 16.1.4 近中移动后牙

图16.9中所示的患者近中移动47与48，关闭46缺牙间隙。

图16.10中所示的患者46缺失，治疗目标是近中移动第二磨牙和第三磨牙，以避免种植体修复。在缺牙侧磨牙区使用片段弓及种植支抗近中移动第二磨牙。

为防止磨牙近中移动时倾斜，磨牙上的牵引钩应该与微螺钉尽量在同样的高度。

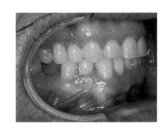
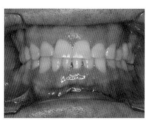
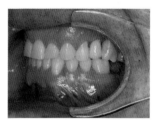

图16.9 近中移动47与48，关闭46缺牙间隙。

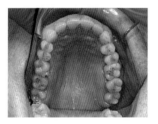
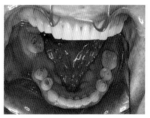

图16.10 46缺失的患者。

### 16.1.5　磨牙缺失间隙的开展

图16.11所示患者缺失36与46，因此决定重新开展间隙，近中移动下牙列辅助矫正牙性Ⅱ类关系。下颌第三磨牙被用作防止磨牙远中倾斜的支抗，而在第二磨牙与第二前磨牙之间使用Locatelli支抗（图16.12）。

由于下颌第三磨牙的存在，下颌第二磨牙并不会远中倾斜。并且随着下牙弓的扩弓，第二前磨牙也会同时近中移动。

图16.11　患者缺失36与46。

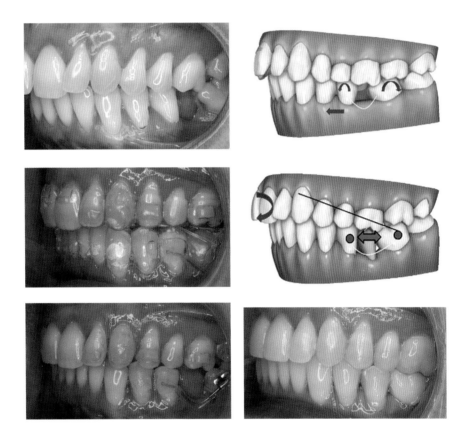

图16.12　Locatelli帮助开展间隙。

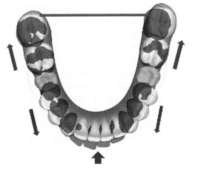 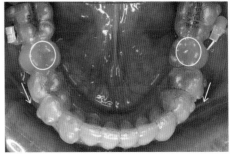

### 16.1.6　获得超过4mm的前牙压低

如果前牙的压低量超过4mm，就需要在侧切牙与尖牙牙根间植入种植支抗，辅助前牙压低。在这个位置植入微螺钉仅需要使用2颗而不是4颗微螺钉，就可以实现切牙的压低。医生需要在上颌4颗切牙的龈缘粘接美观牵引扣，使用轻力皮圈（2盎司）压低切牙。

注意：

- 如图16.13所示，4颗切牙每天佩戴弹力牵引至少12小时。另外12小时只在两颗中切牙上佩戴弹力牵引，防止侧切牙的压低超过中切牙

- 患者应当被告知牙齿压低移动后，可能需要牙龈切除手术。每6个月拍摄一次X线片，防止严重的牙根吸收

- 矫治器应该仅在颊侧修剪，以容纳美观牵引扣。也可以在ClinCheck中使用精密切割

有些医生更喜欢使用4颗微螺钉，在颊侧侧切牙与尖牙之间植入2颗微螺钉，腭侧植入2颗微螺钉。将牵引皮筋从1颗颊侧微螺钉殆方跨越矫治器连接到腭侧微螺钉。

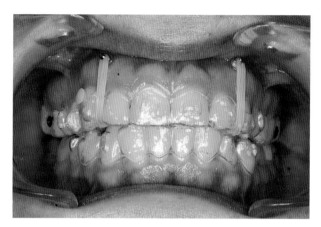

图16.13　严重深覆𬌗患者，种植支抗辅助压低前牙。

### 16.1.7　第一磨牙的近中颊尖压低的处理

第一磨牙牙冠的近中倾斜常常发生在矫治器缩短牙弓所需的间隙不足时。这种间隙不足可能是由以下原因引起的：

- <u>支抗丢失</u>：在拔牙病例或者磨牙远中移动的病例中，尝试内收上颌切牙时，为了关闭间隙，矫治器会变短，由于牙弓长度大于矫治器长度，矫治器可能会出现弯曲。如果出现这种情况，上颌切牙会伸长，上颌第一磨牙的近中牙尖会压低。这种情况又称为"过山车效应"
    - 为了预防"过山车效应"，在关闭拔牙间隙前，需要内置足够的切牙转矩，同时在内收切牙时增强后牙支抗
    - 对于前磨牙拔除的病例，推荐充分使用分步技术关闭拔牙间隙

- <u>关闭间隙或切牙内收时邻面去釉不足</u>：为了避免出现这种情况，在需要的阶段确保按照方案进行了足量的邻面去釉

如果出现了第一磨牙近中倾斜的问题，可以从上颌第二前磨牙远中剪除矫治器，在下颌磨牙矫治器上修剪边缘，以供在牙面上粘接牵引扣。然后，在上颌第一磨牙与下颌第一磨牙间行垂直牵引（1/8' ~ 3/16'，4.5盎司）（图16.14）。

图16.14　通过辅助使用牵引扣与弹性牵引实现后牙伸长。

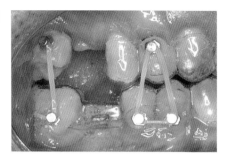
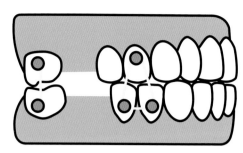

### 16.1.8　超过45°扭转前磨牙的处理

　　为了缩短矫治时间，可以要求技师在矫治的后期再矫正前磨牙的扭转。在后期矫正扭转，可以大量减少主动加力的矫治器数量（图16.15和图16.16）。

- 这样的矫正模式下，软件并不会将扭转的前磨牙当作引导牙，因此并不会减慢其他牙齿的移动
- 为了矫正前磨牙的扭转，ClinCheck中前磨牙开始移动时，需要在前磨牙舌侧粘接牵引扣，并在舌侧放置弹力链矫正扭转

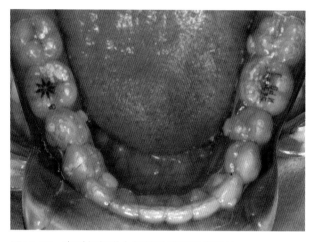

图16.15　牵引扣与弹力链辅助矫正牙齿扭转。

图16.16　隐形矫治前后的微笑像。上颌扩弓，增加外展，使用牵引扣与弹力链矫正了15、25扭转。

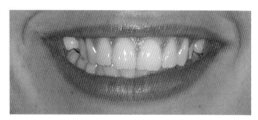
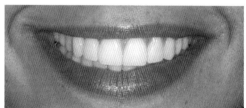

### 16.1.9　解决后牙开𬌗

　　治疗中可能因为很多原因出现后牙开𬌗：

- 关闭间隙过程中产生的"过山车效应"
- 前牙区的早接触，可能引起这个问题的原因包括：前牙覆盖不足时扩弓，以及扩弓时的前牙内收效应，以及前牙内收时出现的前牙舌倾。前牙出现早接触时，会出现后牙开𬌗

　　为了防止后牙开𬌗，在需要进行大量扩弓时，前牙要有足够的覆盖；在关闭拔牙间隙时，前牙要有足够的正转矩。

　　为了解决后牙开𬌗的问题：

- 如果后牙开𬌗间隙≤1mm，去除尖牙远中的矫治器，只佩戴前牙段矫治器，一般几周时间后牙就能建𬌗

- 如果后牙开𬌗间隙 > 1mm，去除尖牙远中的矫治器，后牙粘接牵引扣，进行后牙的垂直牵引可解决后牙的开𬌗问题
- 下牙列Spee曲线未完全整平，在上颌开窗粘接牵引扣，剪除下颌尖牙远中矫治器。使用垂直牵引，伸长下牙能够帮助其Spee曲线的整平
- 另一个可用的方法是，进行重启，给上颌切牙增加额外的冠唇向转矩，下牙列3-3进行邻面去釉，压低并内收下颌切牙。采用这个方法，在软件中可以发现，前牙获得一定的覆盖后，可以通过咬合跳跃的方式关闭后牙开𬌗间隙
- 不要要求技师伸长磨牙与前磨牙来关闭后牙的开𬌗间隙，因为隐形矫治中，伸长移动是最难实现的

### 16.1.10　矫正尖牙扭转与矢状向不调

- 如果治疗前上颌尖牙近中向内扭转，在尖牙颊侧的矫治器上设计精密切割（图16.17）
- 如果治疗前上颌尖牙近中向外扭转，牵引扣粘接在上尖牙舌侧，可以通过与下颌磨牙进行颌间牵引，在矫正上尖牙扭转的同时，还能够改善Ⅱ类关系（图16.18）

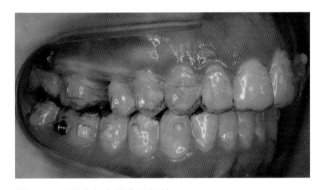

图16.17　近中向内的尖牙扭转。

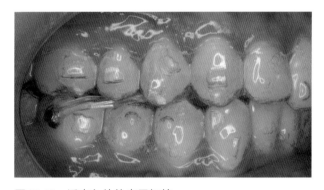

图16.18　近中向外的尖牙扭转。

## 16.2　精调技术

可以在最后几副矫治器中使用隐形矫治专用细调钳制作精调塑性曲（图16.19）。临床医生应该在进行到最后3副矫治器时，考虑是否进行过矫正。

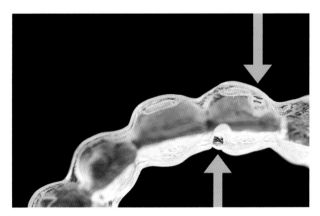

图16.19　精调塑性曲。

### 16.2.1 过矫正

过矫正指在ClinCheck中确定最终咬合时，使用3D控制或者通过书面要求技师对个别牙齿位置在最后3副矫治器上进行过矫正。

为了过矫正𬌗面观呈圆形的牙齿（例如，下颌尖牙）的扭转，可以根据患者最终的牙齿位置，来确定是否需要交付患者最后3副过矫正的矫治器。

### 16.2.2 过矫治

过矫治是指在ClinCheck中试排牙时，由于矫治器中内置的牙齿移动数据无法完全表达，将最终咬合设置在预期咬合的过矫治状态。

- 垂直向深覆𬌗和开𬌗的过矫治
  - 对于深覆𬌗病例，前牙压低到0mm的覆𬌗，并伸长后牙创造后牙治疗后的强接触点（软件中的红色接触点）
  - 对于开𬌗病例，需要设计前牙伸长到比正常覆𬌗多2mm的深覆𬌗状态
- 水平向扩弓的过矫治：扩弓时设计上颌后牙根颊向转矩，上颌扩弓至上颌后牙舌尖接触到下后牙颊尖。这一点对于生长发育期的Ⅲ类患者尤其重要
- 拔牙病例牙根的过矫治：拔牙位点的邻牙牙根应该过矫治到牙根向拔牙位置倾斜，即在ClinCheck设计结束位时牙根最终向拔牙区倾斜
- 上颌切牙牙根舌向转矩的过矫治：对于深覆𬌗与上颌切牙舌倾的安氏Ⅱ类拔牙患者，由于在治疗中使用的Ⅱ类牵引会导致上颌切牙的舌倾。因此上颌切牙实际的最终转矩会与ClinCheck的虚拟最终转矩不同

#### 虚拟C-chain

在以下情况下不要使用C-chain：

- 没有邻间隙需要关闭时
- 没有足够的覆盖（如果尝试用C-chain关闭上颌间隙，而没有足够的覆盖，会造成前牙早接触和后牙开𬌗）

## 16.3 保持

保持是正畸治疗中，在主动矫治牙齿移动到位后维持牙齿位置的一个阶段。组织学研究发现，在正畸牙齿移动结束后7个月时，仍然可以发现牙槽嵴上牙周纤维处于拉伸及异位状态。这也提示了正畸保持所需的时间至少7个月。从现在的观点来看，最佳的保持方案应该是终生保持（图16.20）。

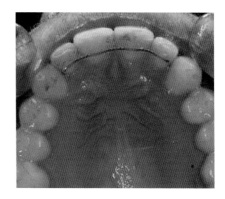

图16.20 上颌2-2间的固定保持丝。

固定保持器的优点：

- 比可摘保持器效果更好

- 对患者的配合度要求最少

- 可以将固定保持器粘接与去除矫治器安排在同一次复诊

固定保持器的缺点：

- 具有一定的技术敏感性

- 不利于良好的口腔卫生维持

- 损坏或脱落时，必须重新复诊

- 如果保持丝损坏，可能会对牙齿施力，造成不利的牙齿移动

- 通常只能保持前牙段

可摘保持器的优点：

- 美观、有效

- Vivera保持器有利于在同一次复诊实现去除矫治器与佩戴保持器（图16.21）

- 保持器与牙齿适配性好

- 比固定保持器更利于口腔卫生

可摘保持器的缺点：

- 需要更好的患者配合度

- 更高的制作成本

- 患者可能遗失

- 保持器美观性随时间下降

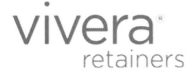

图16.21　Vivera保持器由爱齐公司生产。

（刘　浩　译）

# 17

# 牙弓长度不调

　　牙弓长度不调可导致牙列中拥挤或间隙的出现。在牙列拥挤的病例中，前牙区拥挤的发生比例较高。临床医生需要采取有效的方法来缓解牙列拥挤（例如，扩弓、唇倾前牙、序列远中移动、拔牙或邻面去釉等）。具体采用的方法由患者的拥挤程度、面型和年龄决定。

　　本章将介绍通过邻面去釉（IPR）解决以前牙段为主的牙列拥挤。邻面去釉是一种安全的临床操作，包括去除目标牙邻面釉质、重建牙齿解剖外形及保护邻牙。对于轻度或中度拥挤（4~8mm）的患者是除拔牙外的一个非常好的选择（图17.1）。

图17.1　为了避免间隙不足而导致的牙齿压低，邻面去釉的量必须充分。

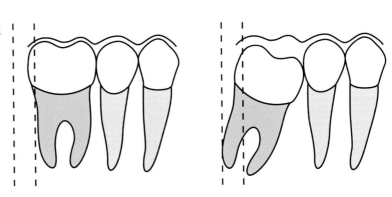

　　除拥挤外，成人邻面去釉还有其他一些适应证，如Bolton比不调、牙齿形态和美学异常（例如，过大牙）、恢复牙龈轮廓及消除"黑三角"（图17.2）。

　　另一个临床观点是，通过邻面去釉建立适当的邻接关系后，牙槽骨或牙骨质吸收的风险降低（图17.3）。

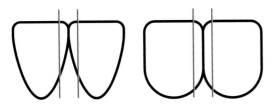

图17.2　邻面去釉能够改善牙齿的形态和大小，减小不美观的"黑三角"。

图17.3　拥挤病例中邻面去釉可能改善邻接关系，从而减少牙槽骨或牙骨质吸收，因此适用于牙周病患者。

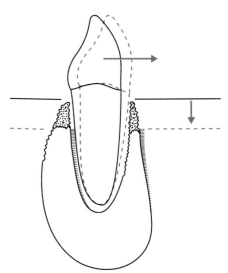

*Aligner Techniques in Orthodontics*, First Edition. Susana Palma Moya and Javier Lozano Zafra.
© 2021 John Wiley & Sons Ltd. Published 2021 by John Wiley & Sons Ltd.
Companion website: www.wiley.com/go/lozano-zafra/aligner-techniques

对于牙弓间隙，我们应考虑牙齿形态或大小是否正常。在某些情况下，我们可能在对颌牙的邻面进行去釉，以补偿Bolton比不调，或选择进行修复治疗（例如，陶瓷或树脂贴面，以重建理想的牙齿大小）。

牙弓间隙也可以与牙齿大小以外的其他临床情况相关，在隐形矫治时需要采用特定的临床方法来获得最佳的临床和美学效果（图17.4）。

我们在临床病例中发现，在关闭间隙时进行牙根腭向转矩（PRT）控制是非常重要的。因此在牙冠内收时，牙根同步移动，"整体"内收关闭间隙（图17.5）。

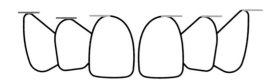

C

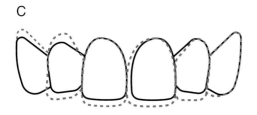

图17.4　牙弓间隙的病例常与牙齿大小异常相关，需要美学设计，本内容将在第25章中阐述。

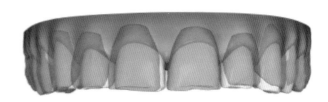

图17.5　根腭向转矩在ClinCheck Pro软件中可见。重叠部分中的蓝色区域表示治疗前牙根所处的位置。

## 17.1　牙弓间隙

### 17.1.1　牙弓间隙，病例1（图17.6～图17.17）

**诊断**

45岁男性，面部对称，均角，安氏Ⅰ类，14、25、37、46缺失，44位点可见种植体。患者上下牙弓均有间隙，上牙弓间隙较大，上颌切牙切缘有磨损。上颌侧切牙过小导致Bolton比不调。16因46缺失而轻微伸长。

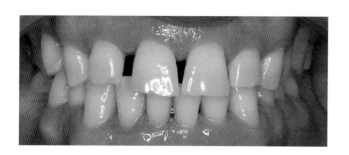

图17.6　伴牙弓间隙的安氏Ⅰ类。

### 治疗计划

- 分配上下牙弓间隙以供缺失牙种植
- 调整上下牙列中线
- 压低轻微伸长的16，并在上颌侧切牙远中预留0.5mm间隙以供后期修复

### 对技师的要求

- 增加前牙覆盖以关闭上牙列间隙（在处方表的特殊说明中备注）
- 下牙弓设计邻面去釉，并将上牙间隙保留在上颌侧切牙的远中，采用树脂贴面修复侧切牙以纠正Bolton比不调
- 在上牙弓中，需要较强的后牙支抗，实现上颌切牙的内收、压低和根腭向移动
- 第三磨牙不设计移动，利用后牙支抗内收上下颌前牙

### 治疗总结

- 总治疗时长为20个月
- 患者第一套矫治器总共34副，每10天更换一副。佩戴结束后申请了一套附加矫治器。上下牙弓间隙成功关闭
- 维持了安氏Ⅰ类咬合
- 16被压低，与𬌗平面平齐
- 患者在治疗中未使用颌间牵引
- 治疗后曲面体层片显示牙根平行度较好，种植体已植入缺牙区
- 患者等待接受14冠修复、46种植修复及12、22的贴面修复

图17.7　治疗前面像和口内像。

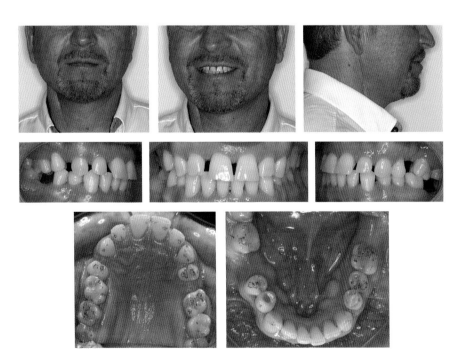

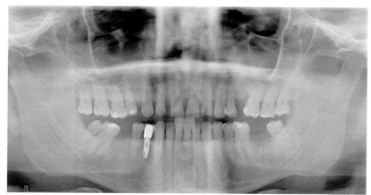

图17.8 治疗前曲面体层片、头颅侧位片及头影测量分析。

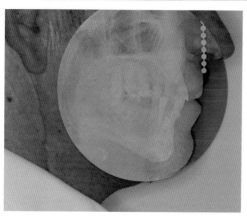

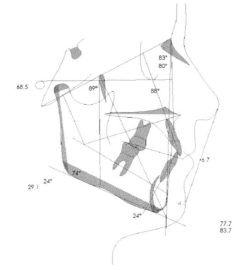

**上颌:**
- 扩弓,不要设计磨牙移动,利用其作为支抗内收上颌前牙
- 扩大14、25种植间隙

**下颌:**
- 不要设计磨牙移动以获得后牙支抗

➡ 
- 上颌第一前磨牙和第一磨牙斜向龈方水平楔形支抗附件
- 尖牙上设计优化附件
- 种植修复14、25、37和46

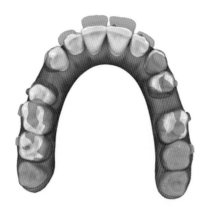

图17.9 上颌治疗前后ClinCheck重叠视图及对CAD设计师的要求。

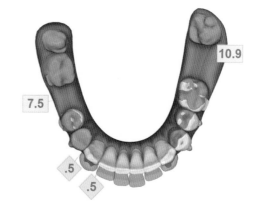

图17.10 下颌治疗前后ClinCheck重叠视图及对CAD设计师的要求。

下牙列邻面去釉增加前牙覆盖以关闭上牙散隙

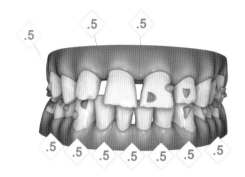

图17.11 ClinCheck正面视图。

- 后牙区设计大量支抗附件
- 下颌切牙同时设计邻面去釉 + 根舌向转矩（下中切牙角度最终减小1°）

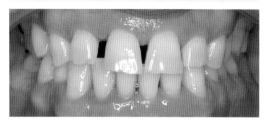

图17.12 正殆像。

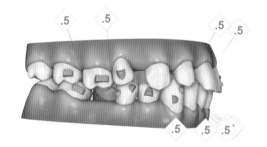

图17.13 治疗初始位置ClinCheck右侧视图。

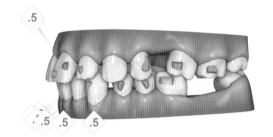

图17.14 治疗初始位置ClinCheck左侧视图。

图17.15 治疗后口内像。

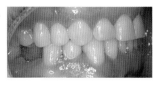
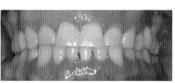
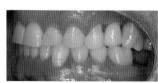
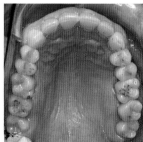
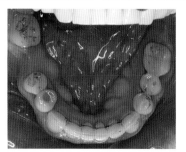

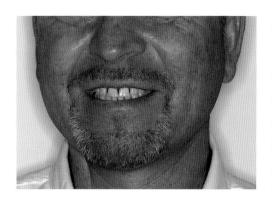
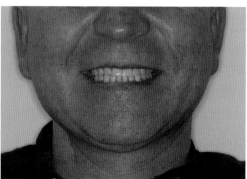

图17.16 治疗前、治疗后微笑像。

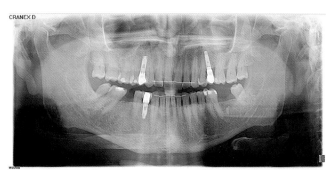
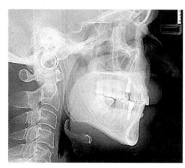

图17.17 治疗后曲面体层片和头颅侧位片。

### 17.1.2 联合系带修整术矫治牙弓间隙（图17.18～图17.26）

#### 诊断

20岁女性，面部对称，安氏Ⅰ类，露龈笑。患者上颌前牙有较大散隙。上颌前牙临床牙冠较短。

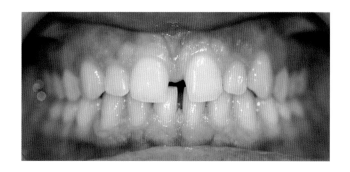

图17.18 伴牙弓间隙的安氏Ⅰ类错𬌗畸形。

#### 治疗计划

- 关闭间隙，通过加额外根舌向转矩维持上颌前牙转矩
- 在治疗初期进行系带切除术，以增加临床牙冠长度；然而患者拒绝，推迟到治疗结束再行系带切除防止间隙复发

#### ClinCheck 1：对技师的要求（图17.19～图17.22）

- 通过前牙内收关闭上下牙弓间隙

- 采用深覆𬌗矫治序列，在上下颌切牙远中的邻牙上设计优化伸长附件或斜向龈方楔形附件，压低上下颌切牙，解决深覆𬌗和露龈笑问题
- 在上中切牙压低的同时伸长上颌侧切牙，产生相向运动，整平龈缘
- 为了矫治上牙弓间隙，在ClinCheck Pro增加上下颌切牙10°的根舌/腭向转矩

图17.19 治疗前口内像。

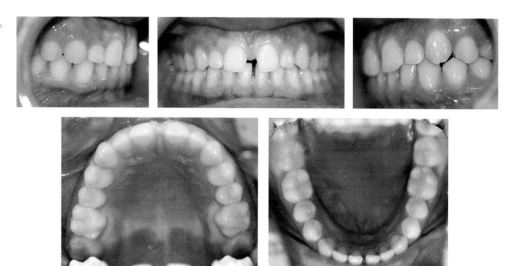

图17.20 治疗前微笑像及曲面体层片。

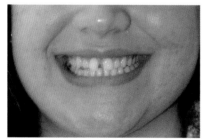 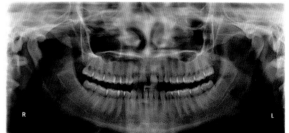

图17.21 治疗前、治疗后 ClinCheck重叠视图。

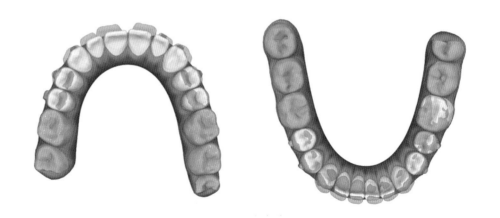

图17.22 精调前口内像。

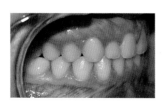 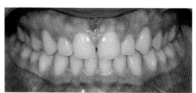 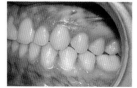

### ClinCheck 2：对技师的要求（图17.23 ~ 图17.26）

- 设计牙列间隙过矫治
- 在上颌切牙唇侧添加水平附件确保间隙关闭
- 在上中切牙腭侧添加水平附件以获得更多固位
- 患者决定停止下牙列治疗并粘接固定保持丝，因此下牙列没有制作附加矫治器

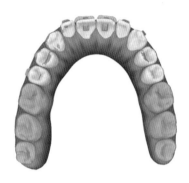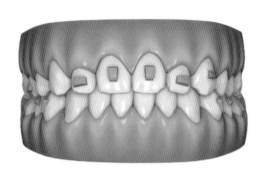

图17.23　精调时ClinCheck视图。

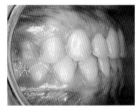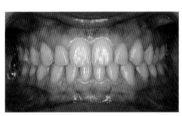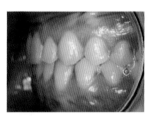

图17.24　治疗后口内像。

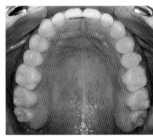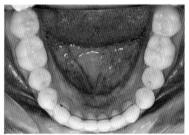

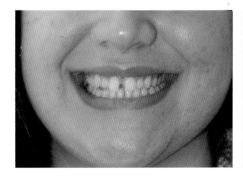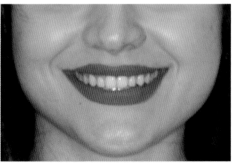

图17.25　治疗前、治疗后微笑像。

图17.26 治疗后曲面体层片和头颅侧位片。

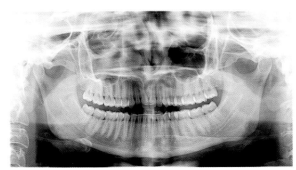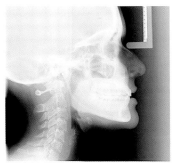

## 17.2 牙列拥挤

### 17.2.1 牙列拥挤，病例1（图17.27～图17.37）

#### 诊断

12岁男性，骨性Ⅲ类高角，上牙弓狭窄，13、23间隙不足。患者面部基本对称，轻度唇闭合不全，上牙列中线右偏。13、23异位萌出，上下侧切牙反殆。

图17.27 伴上牙弓狭窄和侧切牙反殆的骨性Ⅲ类错殆畸形。

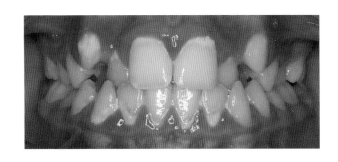

#### 治疗计划

- 口腔卫生宣教
- 治疗设计中不纳入上颌尖牙，13、23位置为虚拟拔牙后的假牙空泡
- 利用颌间牵引伸长尖牙
- 一旦间隙足够，13、23伸长的同时上颌侧切牙压低
- 为了在矫治结束后获得中性关系，治疗中适时采用了Ⅲ类牵引

#### 对技师的要求

- 在上颌侧切牙上设计水平龈向楔形附件，以在牙齿前倾时获得根唇向转矩
- 为了在治疗结束时获得前牙区的正覆盖及避免早接触，下颌前牙设计邻面去釉及内收
- 在扭转的25上设计斜向远中垂直楔形附件以缩短疗程；不要将25作为引导牙，在最后8副矫治器上以较快速度纠正扭转（通过在25和26上粘接牵引扣并用弹性链矫治25扭转）
- 在磨牙上设计斜向龈方水平楔形附件，在扩弓时控制后牙的转矩

#### 治疗总结

- 总治疗时长为19个月

- 患者通过21副隐形矫治器完成牙弓宽度及异位萌出尖牙间隙的扩展
- 在第21副隐形矫治器之后，患者再次进行口内扫描制作附加矫治器将13、23纳入矫治
- 精调阶段要求患者在夜间于上颌第一磨牙和下颌尖牙间进行Ⅲ类牵引

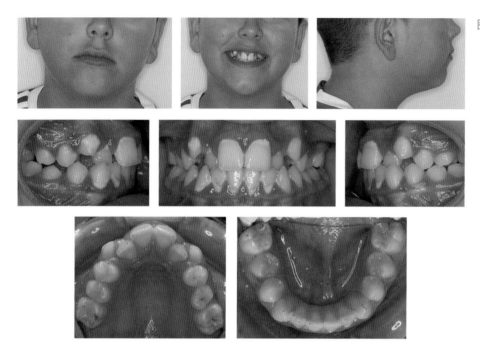

图17.28　治疗前面像和口内像。

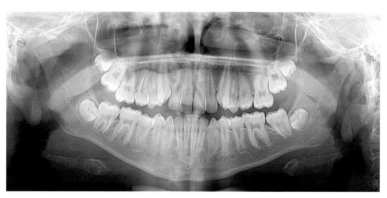

图17.29　治疗前曲面体层片、头颅侧位片及头影测量分析。

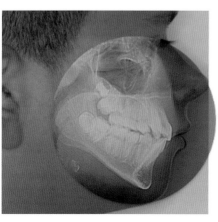
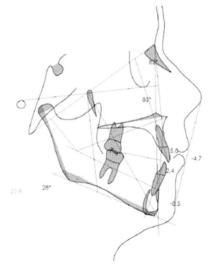

图17.30 在ClinCheck软件中的多个界面都可以看到中线位置设计的邻面去釉。

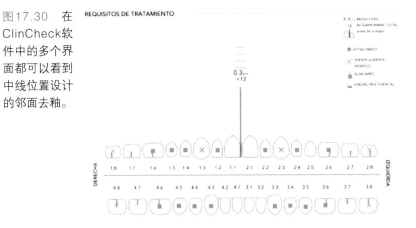
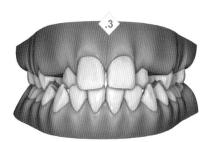

上颌：
- 扩弓 + 16/26近中颊向去扭转
- 上颌侧切牙唇倾 + 根唇向转矩
- 在12/22上设计斜向龈方水平楔形附件实现唇倾时的转矩控制

下颌：
- 扩弓 + 下颌前牙根舌向转矩 + 邻面去釉
- 扩弓时旋转33/43（铰链旋转）；模拟拔除13/23并设置假牙空泡

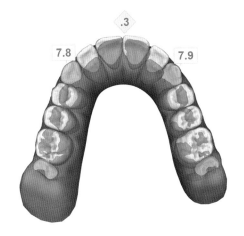

图17.31 上颌治疗前后ClinCheck重叠视图及对CAD设计师的要求。

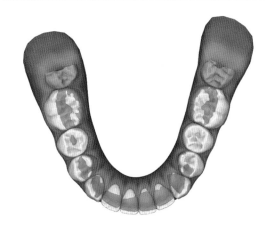

图17.32 下颌治疗前后ClinCheck重叠视图及对CAD设计师的要求。

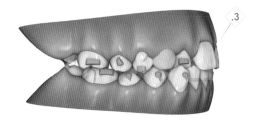

图17.33 治疗初始位置ClinCheck右侧视图。

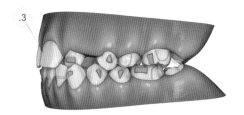

图17.34 治疗初始位置ClinCheck左侧视图。

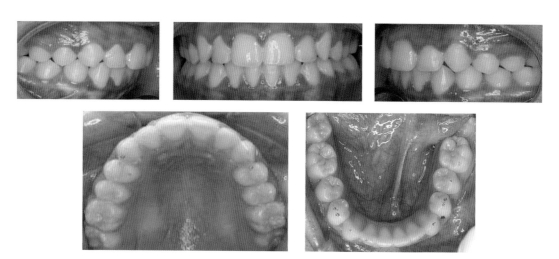

图17.35 治疗后口内像。

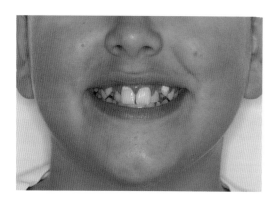

图17.36 治疗前微笑像。

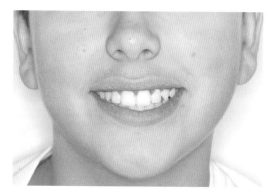

图17.37 治疗后微笑像。

## 17.2.2 牙列拥挤,病例2(图17.38~图17.50)

**诊断**

46岁女性,骨性Ⅲ类均角,前牙拥挤,22反𬌗;该患者缺失46及一颗下颌切牙。侧貌突,鼻唇角较钝,后牙露龈笑。

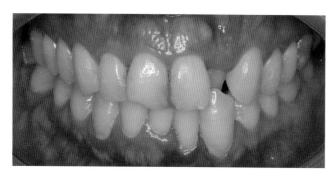

图17.38 采用隐适美轻度套装矫治伴上颌拥挤和前牙反𬌗的骨性Ⅲ类均角患者。

### 治疗计划

- 维持中性关系，在第一套隐形矫治器不设计磨牙移动
- 上颌前牙唇倾并增加冠唇向转矩，为22开展间隙
- 矫治22反𬴩及下牙列拥挤
- 在轻度套装中不设计直立47

### 对技师的要求

- 不设计磨牙移动以便为矫治侧切牙反𬴩提供足够支抗
- 在22唇向移动过程中，在22上设计斜向龈方水平楔形附件提供根唇向转矩
- 下颌磨牙作为支抗牙不设计移动，前牙设计邻面去釉并内收，增加治疗后的前牙覆盖

### 治疗总结

- 总治疗时长为14个月
- 患者第一套隐形矫治器总共14副，每14天更换一副
- 第一套隐形矫治器佩戴结束后侧切牙反𬴩问题得到了解决
- 附加矫治器总共14副，要求技师开展上牙弓。利用切牙作为支抗来压低后牙，减少后牙牙龈暴露量
- 前牙反𬴩被完全纠正
- 建立了较好的前牙切导关系，扩弓后极大改善了微笑，减少了后牙牙龈的暴露量

图17.39  治疗前面像和口内像。

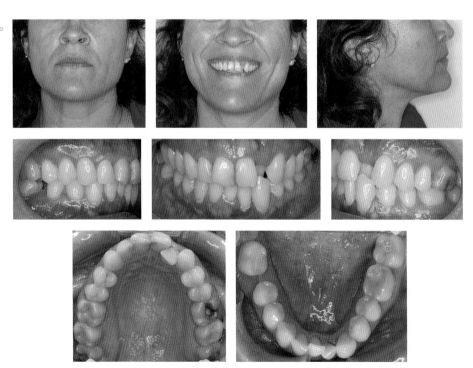

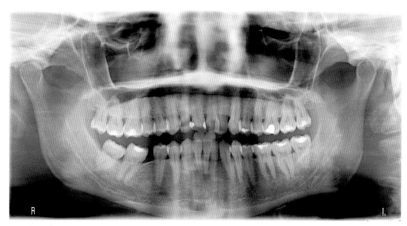

图17.40 治疗前曲面体层片、头颅侧位片及头影测量分析。

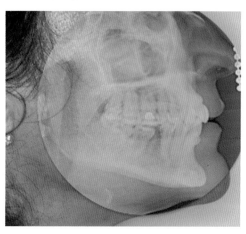

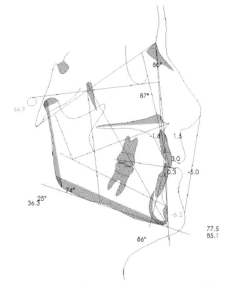

- 不要设计磨牙移动以获得支抗
- 上颌切牙唇倾，开展22间隙
- 设计23伸长＋22压低的相向运动

- 22设计4mm斜向龈方水平楔形附件（要求技师先移动侧切牙牙根，再移动牙冠）
- 上颌第一前磨牙和第一磨牙支抗附件，3mm水平龈向楔形附件

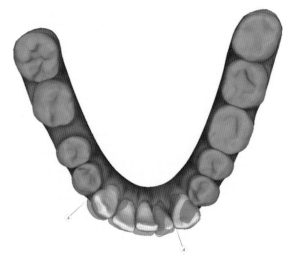

图17.41 上颌治疗前后ClinCheck重叠视图及对CAD设计师的要求。

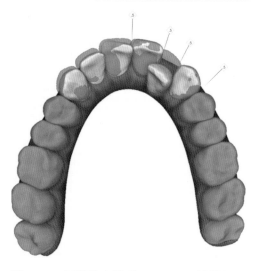

图17.42 下颌治疗前后ClinCheck重叠视图及对CAD设计师的要求。

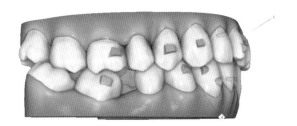

图17.43　治疗初始位置ClinCheck右侧视图。

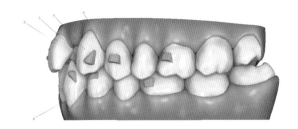

图17.44　治疗初始位置ClinCheck左侧视图。

图17.45　在ClinCheck软件中的多个界面都可以看到设计的邻面去釉。

- 采用唇倾＋邻面去釉的方法解除拥挤
- 将上牙列中线对正于31的正中（仅有3颗下颌切牙）

- 22设计4mm斜向龈方水平楔形附件
- 21先唇向移动排齐，再内收，在23上加冠唇向转矩，为22开展间隙

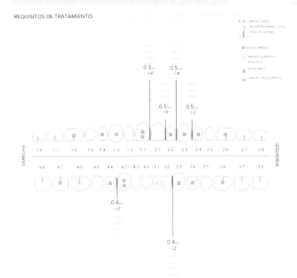

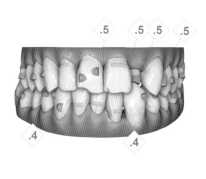

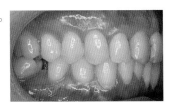
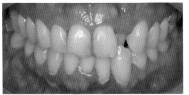
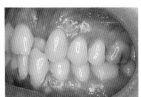

图17.46　治疗前口内像。

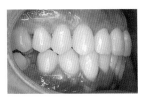
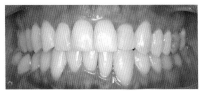
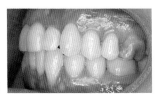

图17.47　治疗后口内像。

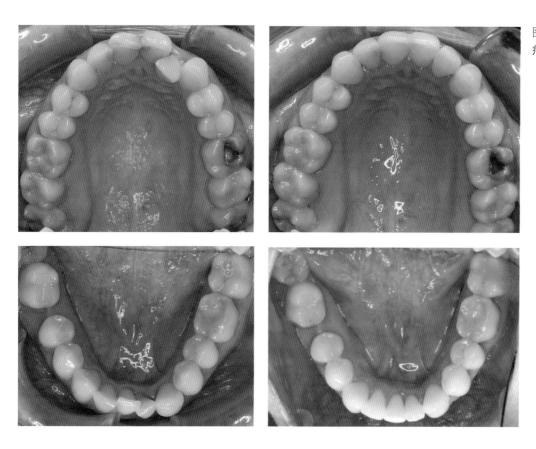

图17.48 治疗前、治疗后上下殆面像。

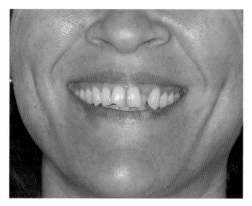 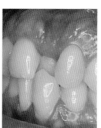

图17.49 治疗前微笑像及覆盖像。

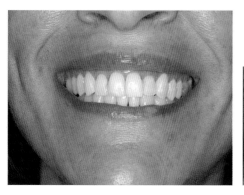 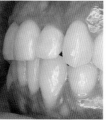

图17.50 治疗后微笑像及覆盖像。

### 17.2.3 牙列拥挤，病例3（图17.51～图17.61）

**诊断**

43岁女性，骨性Ⅲ类高角，前牙拥挤，22反𬌗。患者侧貌突，鼻唇角较钝，上牙列中线左偏，33牙龈退缩。

图17.51　上下牙列拥挤伴22反𬌗。

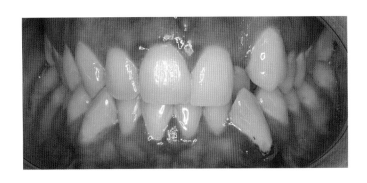

**治疗计划**

- 通过扩弓、唇倾及邻面去釉开展22间隙
- 矫治22反𬌗及下牙列拥挤
- 前牙唇倾的同时矫正上牙列中线，防止上颌前牙向右倾斜

**对技师的要求**

- 磨牙不设计移动以获得足够支抗矫治22反𬌗
- 在22上设计斜向龈方水平楔形附件，在牙齿唇倾过程中为侧切牙提供根唇向转矩
- 为了矫治下尖牙扭转，待侧切牙与尖牙间产生了0.2mm间隙后，再进行尖牙近中向内的旋转

**治疗总结**

- 总治疗时长为18个月
- 患者总共佩戴47副隐形矫治器，每7天更换一副
- 第一套隐形矫治器佩戴完成后，侧切牙反𬌗被纠正
- 在精调的过程中，患者佩戴颌间牵引来调整咬合
- 22反𬌗彻底被纠正
- 建立了良好的前牙切导关系，扩弓后微笑得到了显著的改善，33、43治疗后的牙周情况得到改善

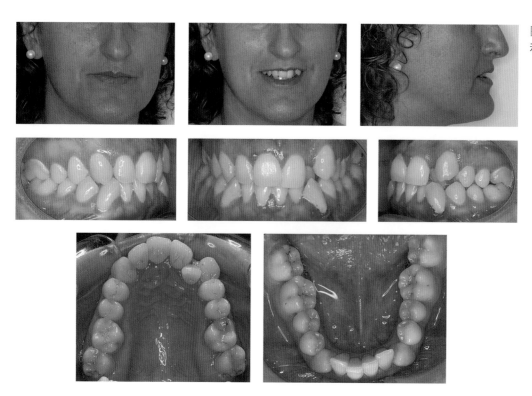

图17.52 治疗前面像和口内像。

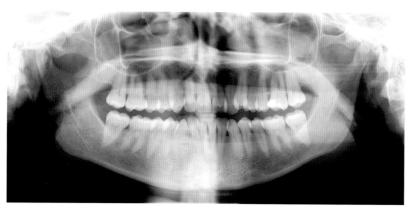

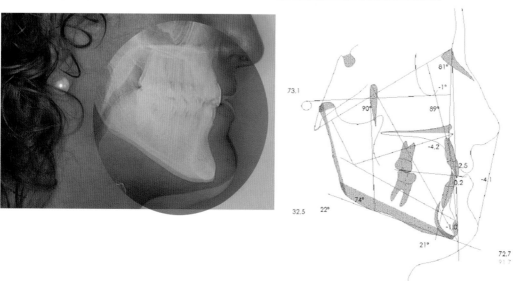

图17.53 治疗前曲面体层片、头颅侧位片及头影测量分析。

图17.54 上下颌治疗前后ClinCheck重叠视图及对CAD设计师的要求。

**上颌：对称性扩弓 + 在上颌切牙唇倾的同时将上牙列中线右移使之居中**

**下颌：扩弓 + 下颌切牙唇倾 + 邻面去釉**

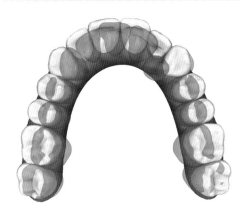
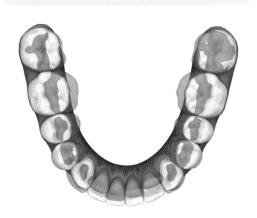

图17.55 治疗初始位置ClinCheck侧方视图及对CAD设计师的要求。

- 上下颌对称性扩弓（3mm斜向龈方水平楔形附件控制扩弓时后牙转矩）
- 在上颌切牙唇倾的同时将上牙列中线右移使之居中
- 在侧切牙上设计3mm斜向龈方水平楔形附件，在唇倾过程中提供根唇向转矩控制

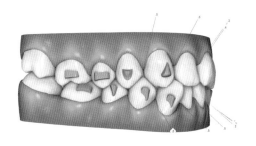
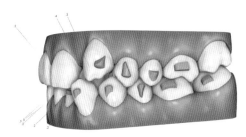

图17.56 切牙邻接关系改善后进行邻面去釉。

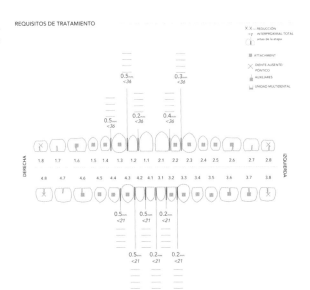
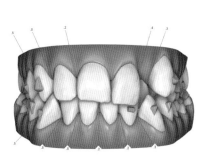

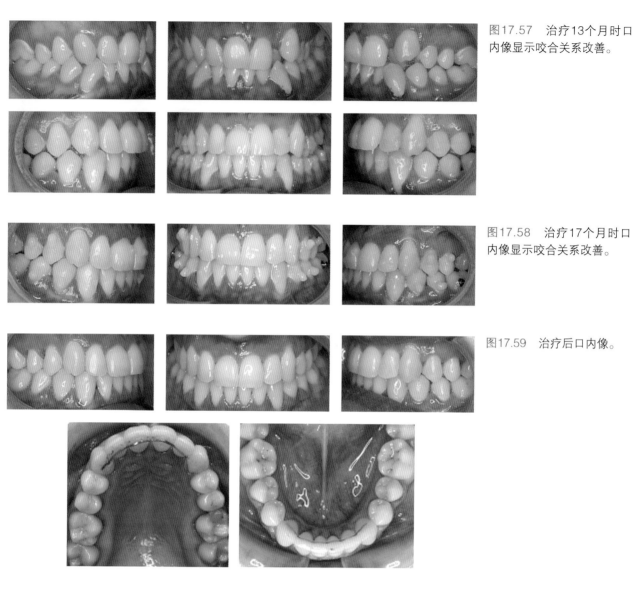

图17.57 治疗13个月时口内像显示咬合关系改善。

图17.58 治疗17个月时口内像显示咬合关系改善。

图17.59 治疗后口内像。

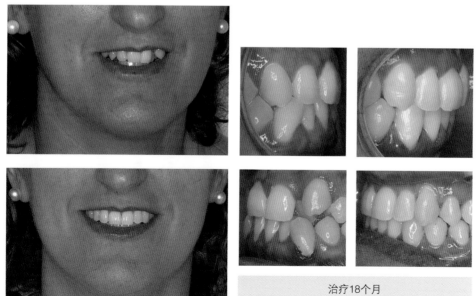

图17.60 治疗前、治疗后微笑像及覆盖像。

治疗18个月

图17.61 治疗后曲面体层片和头颅侧位片。

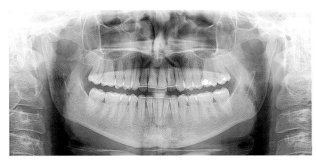
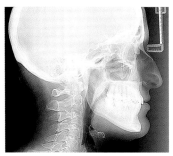

**上颌前牙拥挤伴上颌侧切牙反𬌗的治疗要点**

- 根据错𬌗诊断选择不同的间隙获取方法：
  - 扩弓
  - 唇倾前牙
  - 远中移动磨牙
  - 第一磨牙近中向外旋转
  - 尖牙唇向转矩控制
- 设计对称的卵圆形弓形
- 侧切牙设计4mm斜向龈方水平楔形附件

**下牙列拥挤的治疗要点**

- 在多数下牙列拥挤的病例中，下尖牙常常需要设计附件，若技师没有设计优化附件，则需要在设计软件上添加传统垂直附件
- 松解接触点
- 在扩弓的同时纠正尖牙扭转（铰链旋转）
- 在保证牙齿健康的前提下设计邻面去釉
- 尖牙扭转和倾斜的问题：先解决尖牙扭转以利于解除拥挤，再调整牙根倾斜角度

## 17.2.4 牙列拥挤，病例4（图17.62～图17.72）

### 诊断

49岁男性，面部骨骼基本对称，安氏Ⅰ类错𬌗，露齿量适宜，后段牙弓较窄。患者上下牙列拥挤，薄龈生物型，36缺失，前磨牙区反𬌗。

### 治疗计划

- 利用后牙作为支抗排齐前牙
- 初始扫描未纳入37，支抗不足问题将在后期治疗中解决
- 采用反𬌗治疗方案，不需要使用交互牵引

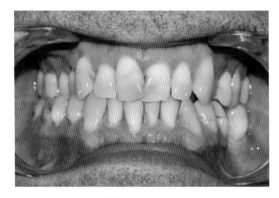

图17.62 安氏Ⅰ类伴随牙列拥挤。

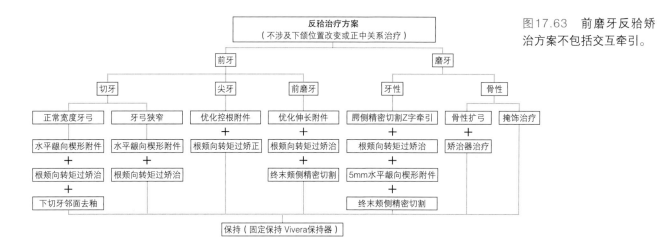

图17.63 前磨牙反𬌗矫治方案不包括交互牵引。

### ClinCheck 1：对技师的要求（图17.64～图17.68）

- 为了避免牙龈退缩，在前磨牙上加10°根腭向转矩，同时加冠颊向正转矩
- 设计下颌前牙邻面去釉以避免牙弓长度过度增加或前牙唇倾
- 由于患者拒绝治疗后对切缘进行树脂修复，21龈缘位置参考11
- 第一象限设置伸长附件，第二象限设计旋转附件
- 43分步移动以避免牙龈退缩：先远中向外移动，再近中外展

### 治疗总结

- 采用隐适美轻度套装，矫治时间14个月
- 牙齿排列整齐，龈缘高度保持稳定
- 中性关系得以维持
- 由于患者磨牙的水平向位置适当，可作为支抗矫治前磨牙反𬌗，患者治疗中未使用交互牵引

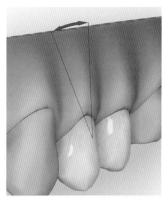
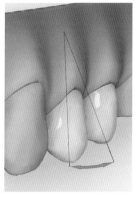

图17.64 通过ClinCheck Pro选择多个前磨牙，加额外的根腭向转矩，随后加冠颊向转矩来解决反𬌗。

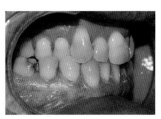
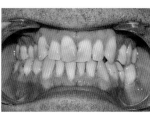
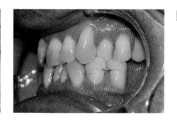

图17.65 治疗前口内像。

图17.66 治疗前曲面体层片和头影测量分析。

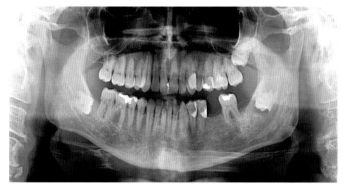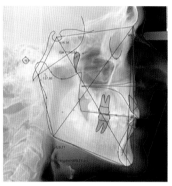

图17.67 治疗前，在ClinCheck中采用邻面去釉来避免牙弓过度扩展及"黑三角"。

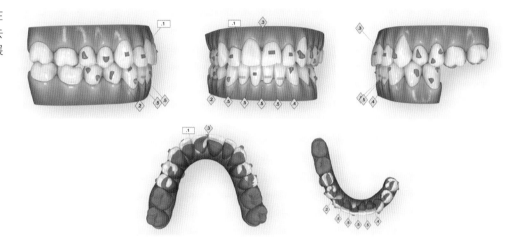

图17.68 精调前口内像。

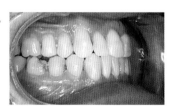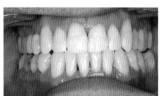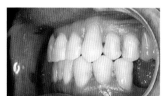

### ClinCheck 2：对技师的要求（图17.69 ~ 图17.72）

- 在前磨牙设计优化伸长附件以关闭后牙开𬌗
- 下牙弓前段关闭间隙
- 下前磨牙向远中旋转以改善咬合
- 上中切牙邻面去釉以减少"黑三角"，21设计优化伸长附件，通过伸长使21龈缘与11平齐

图17.69 精调时ClinCheck视图（附加矫治器中纳入37以增强支抗）。

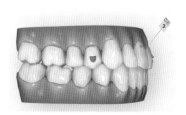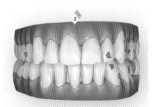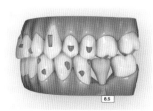

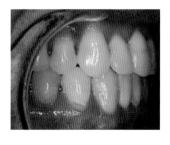
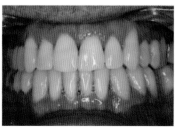
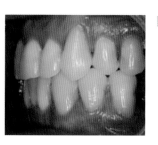

图17.70　治疗后口内像。

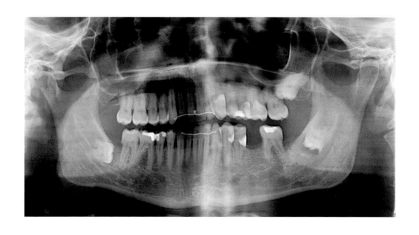

图17.71　治疗后曲面体层片。

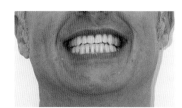
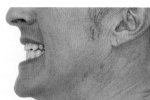
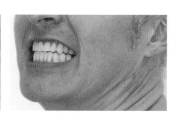

图17.72　治疗后面像。

（张云帆　译）

# 18

# 生长发育期患者

在切牙与第一恒磨牙萌出后，医生应决定混合牙列期是否需要进行颌骨矫形或正畸治疗。在大多数情况下治疗由颌骨矫形的需求决定，而非牙列的矫治。基于此，Ⅰ期治疗常在此时期进行。

医生必须了解生长发育模式以制订矫治方案，这是因为颌骨的生长影响着正畸的治疗。鉴于此，我们必须依靠混合牙列及生长发育的知识来判断早期矫治是否对患者有利（图18.1）。

因此，正畸医生应该根据患者的临床检查和社会心理因素进行正确的诊断，并通过早期矫治阻断某些特定生长发育问题的进展，其他情况的治疗应等待全部恒牙萌出后进行（图18.2）。

综上所述，当拥挤严重时，必须扩宽尖牙间宽度（男孩6～8岁，女孩6～9岁），促进牙弓发育，防止恒牙列严重拥挤。形成宽度为35～39mm的牙弓可避免拔牙，使口颌系统更加协调（图18.3）[1]。

在判断早期矫治时机是否恰当时，医生应关注生长发育高峰，参考Baccetti[2]等建立的临床判断标准（图18.4）。

图18.1 仔细评估生长发育期患者的骨骼生长型。

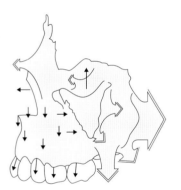

图18.2 上牙列灵长间隙为3mm，然而恒牙与乳牙的牙冠宽度差值为7.6mm，故存在牙列拥挤的趋势。

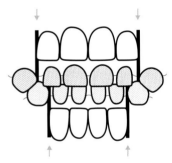

图18.3 替牙期严重拥挤将导致后期拔牙矫治或增加治疗难度，因此应早期矫治。

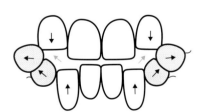

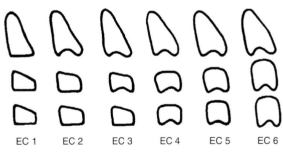

EC 1   EC 2   EC 3   EC 4   EC 5   EC 6

图18.4 打开骨缝或前方牵引应在EC 1期时进行，而导下颌向前应在EC 3/4期进行。

[1] Howe RP, McNamara Jr JA, O'Connor KA. An examination of dental crowding and its relationship to tooth size and arch dimension. *Am J Orthod*. 1983;83:363–373.

[2] Baccetti T, Franchi L, McNamara Jr JA. The Cervical Vertebral Maturation (CVM) method for the assessment of optimal treatment timing in dentofacial orthopedics. *Semin Orthod*. 2005;11:119–129.

*Aligner Techniques in Orthodontics*, First Edition. Susana Palma Moya and Javier Lozano Zafra.
© 2021 John Wiley & Sons Ltd. Published 2021 by John Wiley & Sons Ltd.
Companion website: www.wiley.com/go/lozano-zafra/aligner-techniques

单独使用隐形矫治器无法打开骨缝，因此必须考虑配合使用含有螺旋扩大器的Twin-Block等功能矫治器，我们将在本章后面部分学习。对于伴前牙反𬌗的Ⅲ类患者，腭中缝的开展通常是必需的（图18.5）。

a

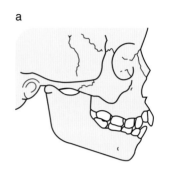

b

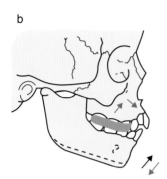

c

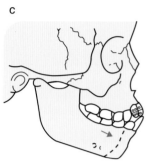

图18.5 （a~c）前牙反𬌗应早期处理。

不论是骨性畸形还是单纯牙性畸形，安氏Ⅱ类前牙覆盖＞6mm的患者也应采取早期治疗，可降低前牙外伤的发生率。由于隐形矫治器的发展，带有精密翼托的隐形矫治器可以很好地矫治这类患者，避免了使用Klammt或Twin-Block等传统功能矫治器舒适性不佳的问题（图18.6）。

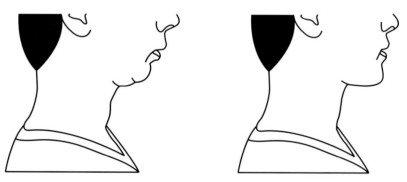

图18.6 骨性Ⅱ类覆盖＞6mm的患者可以提早开始治疗。

隐形矫治器在以下方面优势明显：

- 相较于复杂的传统正畸治疗（功能矫治器、托槽、弓丝等），隐形矫治器结构单一，佩戴舒适简便，易于患者理解
- 便于口腔卫生维护
- 利用ClinCheck模型和iTero扫描对生长发育进行数字化控制
- 矫治器丢失或损坏易于替换
- 便于进行体育运动及其他活动

鉴于此，我们极力建议采用隐形矫治治疗生长发育期的患者，这将使患者在治疗过程中更加愉悦，同时改善治疗结果。

在早期矫治中，虽然简单的矫治装置如Schwartz扩弓器可以快速地解决一些基本的问题，但良好的隐形矫治管理能够在面临更多治疗目标时得到较好的治疗结果，了解这一点对正畸医生是非常重要的（图18.7）。

图18.7 相比于隐形矫治器，简单的矫治装置可以实现的治疗目标较少。

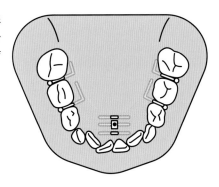

|  | Schwartz扩弓器 | 唇挡 | 隐形矫治器 |
|---|---|---|---|
| 下牙弓扩展 | 是 | 是 | 是 |
| 直立磨牙 | — | 是 | 是 |
| 排齐 | — | — | 是 |
| 下颌前移 | — | — | 是 |

## 18.1 FIRST治疗（早期矫治）

### 18.1.1 上颌骨狭窄（图18.8 ~ 图18.22）

**诊断**

8岁男性，骨性Ⅰ类均角，55缺失，16近中异位萌出。患者上颌骨狭窄，深覆𬌗，上下牙列拥挤。

图18.8 上颌骨狭窄伴前、后牙段拥挤。

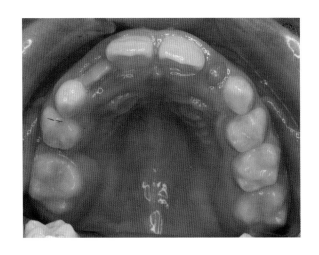

**治疗计划**

- Hyrax扩弓器进行上颌基骨水平向开展，远中移动16，开展15间隙
- 使用Hyrax扩弓器8个月后，患者未接受过任何其他治疗，直至中切牙完全萌出（10岁）
- 该病例采用了隐适美FIRST治疗，矫治上下牙列拥挤及上颌切牙萌出后产生的前牙深覆𬌗

**对技师的要求**

- 上颌需要进行骨性扩弓开展13、23间隙以及为排齐上颌切牙提供间隙
- 15萌出后进一步远中移动16
- 下颌通过扩弓及唇倾解决牙列拥挤
- 压低下颌切牙以矫治前牙深覆𬌗
- 本病例不需邻面去釉

### 治疗总结

- 患者佩戴Hyrax扩弓器8个月，观察近1年后开始进行隐形矫治，矫治器每7天更换一副。33、43在Ⅰ期隐形治疗过程中萌出
- 上下尖牙萌出后，设计附加矫治器将其纳入治疗

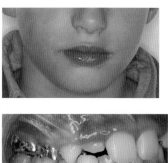
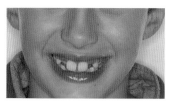
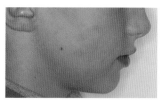
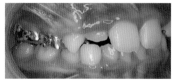
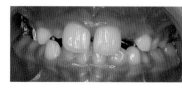
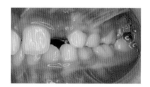
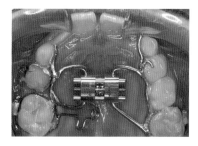
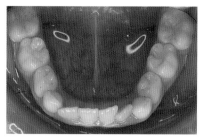

图18.9　隐适美FIRST治疗前佩戴Hyrax扩弓器的面像和口内像。

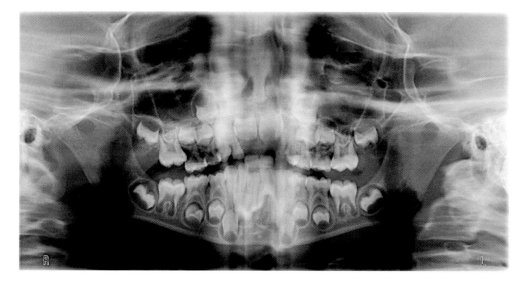

图18.10　佩戴Hyrax扩弓器前的曲面体层片。

图18.11 隐适美FIRST治疗前、佩戴Hyrax扩弓器治疗后（患者10岁）面像和口内像。

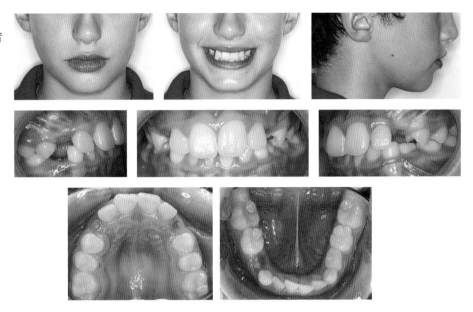

图18.12 隐适美FIRST治疗前曲面体层片。

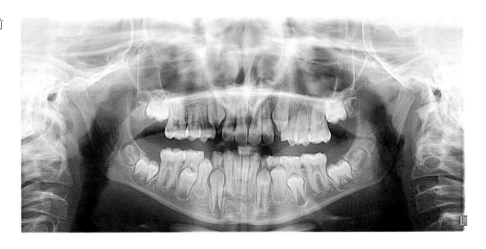

**上颌：**上颌序列远中移动及扩弓以开展13、23间隙

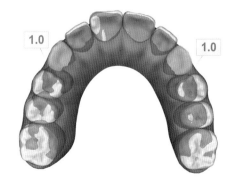

图18.13 上颌治疗前后ClinCheck重叠视图及对CAD设计师的要求。

- **下颌：**扩弓及唇倾下牙
- **支抗附件：**上颌第一前磨牙和第一磨牙设计水平附件，尖牙上设计优化附件

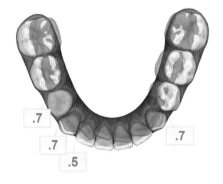

图18.14 下颌治疗前后ClinCheck重叠视图及对CAD设计师的要求。

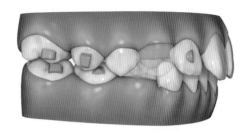

图18.15 治疗初始位置ClinCheck右侧视图。

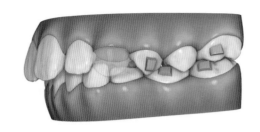

图18.16 治疗初始位置ClinCheck左侧视图。

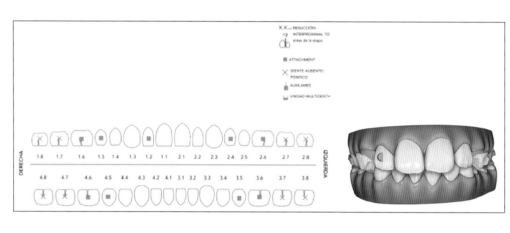

图18.17 在ClinCheck软件多个界面中可见附件设计。

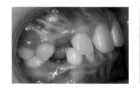
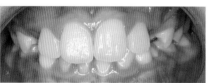
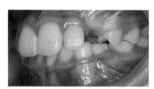

图18.18 隐适美FIRST治疗前口内像。

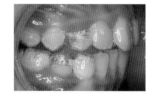
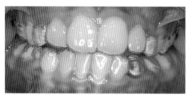
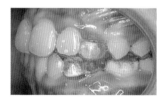

图18.19 隐适美FIRST治疗中口内像。

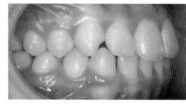
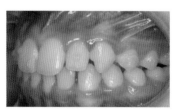

图18.20 重启前咬合。

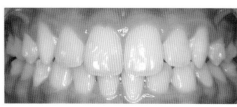

图18.21　治疗前、治疗后上下牙合面像。

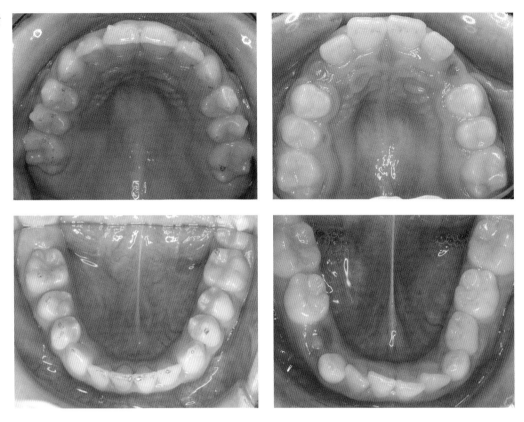

图18.22　治疗前、治疗后微笑像。

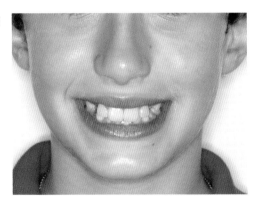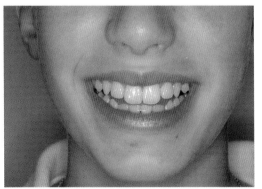

## 18.1.2　严重拥挤的FIRST治疗（图18.23～图18.35）

### 诊断

7岁男性，低角伴严重拥挤，下颌切牙左侧倾斜，阻碍32萌出，面部基本协调，露龈笑。

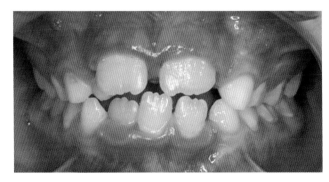

图18.23　严重拥挤妨碍上下颌侧切牙的正常萌出。

### 治疗计划

- 开展下颌侧切牙间隙，直立下颌切牙以调整中线
- 开展上颌侧切牙间隙
- 左侧磨牙建立 I 类关系
- 改善前牙覆盖
- 调整中线
- 解决前牙反𬌗（上颌侧切牙在治疗中腭侧萌出）

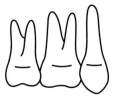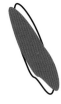

图18.24　利用隐形矫治器的生物力学机制，远中移动第二象限后牙，使前牙唇倾及近中移动。

### ClinCheck 1：对技师的要求（图18.24~图18.28）

- 在开展侧切牙间隙的同时调整中线
- 序列远中移动第二象限后牙，不设计使用 II 类牵引，以此唇倾上颌切牙增加前牙覆盖
- 上下颌扩弓，纠正后牙舌倾，建立较宽大的牙弓

### 治疗总结

- I 期治疗时长为18个月
- II 期治疗将在恒牙萌出后进行
- 左侧磨牙达到了 I 类关系
- 中线正中，恒牙萌出的方向得到了改善
- 由于下颌切牙的直立，33萌出道得到了改善
- 远中移动26后，24、25的位置得到了改善
- 微笑得到了改善
- 获得排齐牙列的间隙
- 牙弓水平向发育

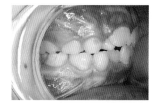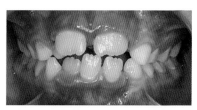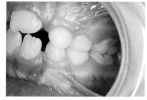

图18.25　治疗前口内像。

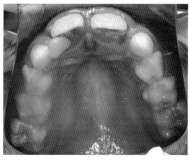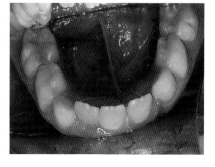

图18.26 治疗前曲面体层片显示当前牙列侧切牙及第二象限间隙不足的情况。

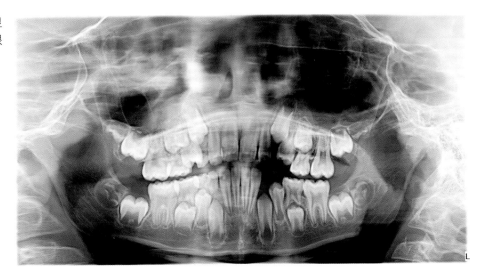

图18.27 治疗前面像。

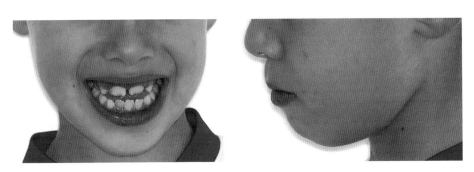

图18.28 治疗前ClinCheck视图。

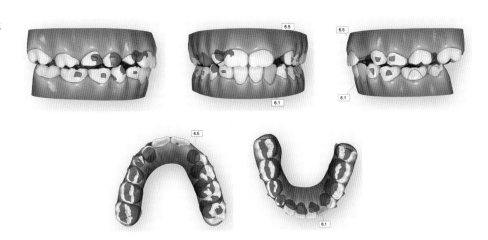

## ClinCheck 2：与技师的沟通（图18.29～图18.31）

佩戴7副隐形矫治器后，在复诊时，发现下颌侧切牙在舌侧萌出，所以患者再次接受口内扫描，将侧切牙切缘纳入矫治器中，使牙齿移动到理想位置。

治疗目标保持不变，相较于其他矫治装置而言，对于该患者，隐形矫治器具有较大的优势，因为没有其他额外的改变，患者适应性较好。因此我们设计了适合目前情况的一套新的隐形矫治器。

（a）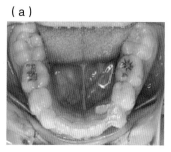 （b）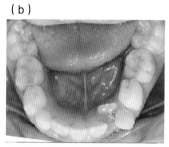 （c）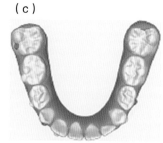

图18.29 重启阶段：（a）32萌出，隐形矫治器无法就位。（b）73动度增加。（c）患者再次口内扫描制作附加矫治器。

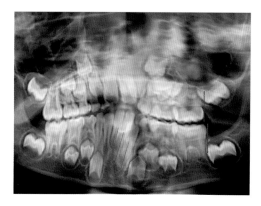 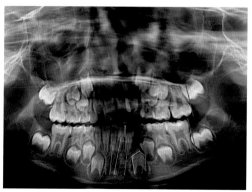

图18.30 重启阶段：曲面体层片显示第二象限、第三象限的磨牙矢状关系及下颌切牙倾斜得到了改善，33间隙得到了开展。

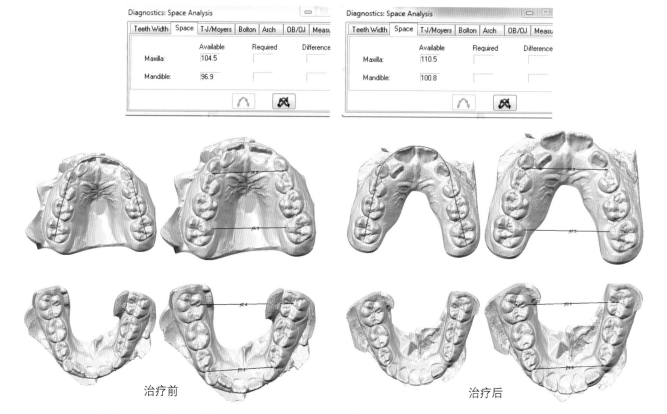

治疗前　　　　　　　　　　　　　治疗后

图18.31 重启阶段：牙弓间隙及宽度通过牙列远中移动、唇倾及扩弓实现了增加。

#### ClinCheck 3：与技师的沟通（图18.32 ~ 图18.35）

上颌侧切牙萌出后反𬌗，需要重新口内扫描制作附加矫治器。除改变这两颗牙齿的移动之外，总体治疗目标不变。技师需要设计：

- 伸长附件
- 额外的根唇向转矩以实现整体移动，将根尖移动至理想的位置

图18.32　重启阶段：（a）12、22已萌出，但临床牙冠未完全暴露。（b）在临床牙冠进一步萌出后患者再次进行了口内扫描。（c）再次进行ClinCheck设计。

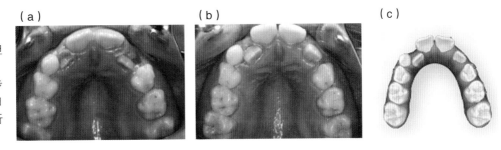

图18.33　治疗后口内像显示牙弓间隙增加。

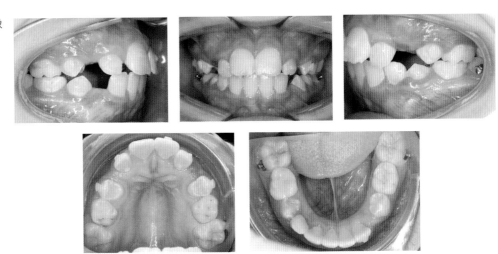

图18.34　治疗后微笑像显示牙弓发育得到了改善。

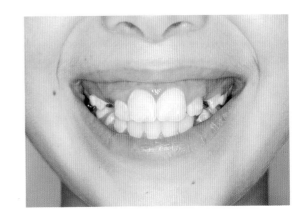

（a）

（b）

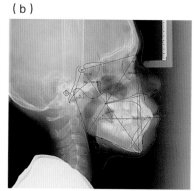

图18.35 （a）曲面体层片显示恒牙列间隙得到了显著的增加。（b）头颅侧位片显示由于隐形矫治的力学机制，切牙发生了唇倾。

## 18.2 青少年患者

### 18.2.1 采用隐适美轻度套装矫治安氏Ⅱ类患者（图18.36～图18.51）

**诊断**

8岁男性，上下颌基骨狭窄，伴过大牙及牙列严重拥挤，采用Hyrax和下颌D-gainer进行了12个月的Ⅰ期治疗以开展下颌尖牙及上颌切牙间隙。

- 患者15岁再次就诊，此时已为恒牙列。表现为双侧磨牙不完全Ⅱ类关系，上下牙弓狭窄。16、26扭转，前牙深覆𬌗及下牙列轻度拥挤

- 由于患者处于生长发育期，牙弓狭窄并伴上颌第一磨牙扭转，我们决定不采用常规隐适美青少年套装，采用隐适美成人轻度套装来矫治Ⅱ类关系

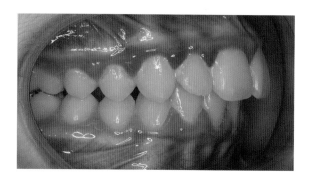

图18.36 采用轻度套装治疗Ⅱ类错𬌗生长发育期患者。

**治疗计划**

- 通过扩弓同时内收上颌切牙来纠正错𬌗畸形
- 下颌切牙需直立，以创造前牙覆盖矫治Ⅱ类错𬌗关系

**对技师的要求**

- 上颌扩弓并利用间隙远中移动上牙列
- 下颌扩弓并利用间隙近中移动下牙列
- 不需要设计上牙弓整体远中移动或下牙弓整体近移，仅利用扩弓间隙实现上牙列远中移动及下牙列近中移动

尽管当时轻度套装不能设计精密切割和咬合跳跃，我们仍希望技师能够模拟Ⅱ类牵引的牙齿移动，使上下牙弓最终达到协调的中性关系（注：现在可以在隐适美成人轻度套装中设计精密切割）。

**治疗总结**

- 总治疗时长为16个月
- 正如我们所了解的，使用牵引矫治Ⅱ类关系需14副以上的隐形矫治器。故要求患者在Ⅰ期治疗时矫治器每21天更换一副，从而有足够的时间引导下牙弓至Ⅰ类关系
- 第一套隐形矫治器佩戴完毕后，尖牙关系达到中性，设计附加矫治器，每14天更换一副
- 全天进行牵引是治疗成功的必要条件
- 患者依从性高，最终获得了双侧Ⅰ类关系，中线正，通过压低下颌切牙纠正前牙深覆𬌗。由于扩弓，微笑也得到了改善

**8岁时Ⅰ期治疗资料**

图18.37 采用Hyrax和D-gainer进行Ⅰ期治疗前面像和口内像。

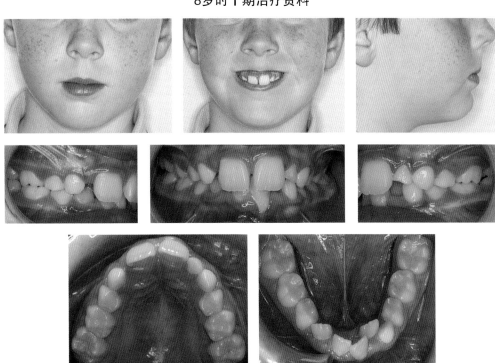

图18.38 采用Hyrax和D-gainer进行Ⅰ期治疗前曲面体层片和头颅侧位片。

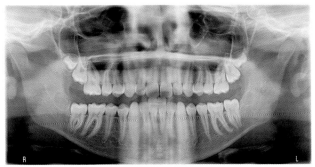
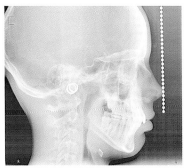

**15岁时Ⅱ期治疗资料**

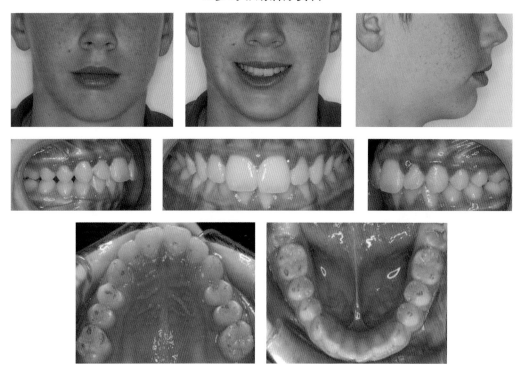

图18.39 采用隐适美轻度套装治疗前面像与口内像。

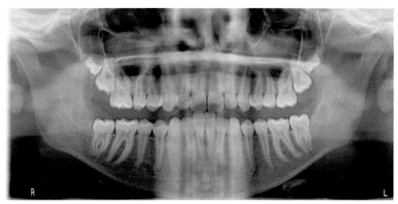

图18.40 采用隐适美轻度套装治疗前曲面体层片、头颅侧位片及头影测量分析。

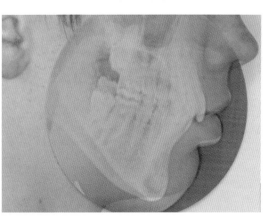

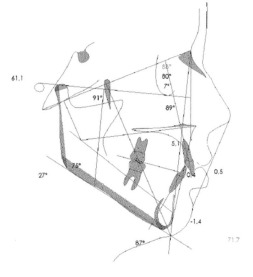

**上颌：**

- 扩弓 + 16、26近中向外旋转 + 同时缩短牙弓长度
- 要求技师利用扩弓间隙远中移动上牙列，而非整体远中移动上牙列

**下颌：**

- 扩弓并利用获得的间隙近中移动下牙
- 同时缩短牙弓长度
- 通过牵引矫治Ⅱ类关系需要覆盖
- 扩弓 + 下牙列近中移动同时内收下颌前牙（这将增加下牙近中移动的可预测性）
- **支抗附件：** 上颌第一前磨牙和第一磨牙水平附件，尖牙优化附件

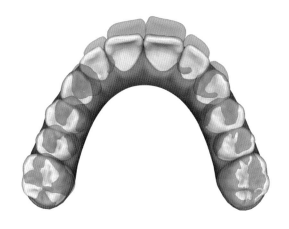

图18.41　上颌治疗前后ClinCheck重叠视图及对CAD设计师的要求。

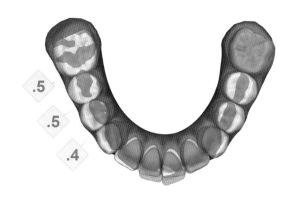

图18.42　下颌治疗前后ClinCheck重叠视图及对CAD设计师的要求。

- 匹配牙弓
- 整平Spee曲线以促进下颌生长

- 匹配上下牙弓以便Ⅱ类牵引发挥作用
- 后牙**邻面去釉**使咬合关系调整至Ⅰ类

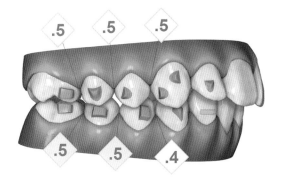

图18.43　治疗初始位置ClinCheck右侧视图。

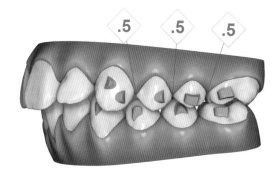

图18.44　治疗初始位置ClinCheck左侧视图。

- 扩弓 + 上颌切牙根舌向转矩 + 邻面去釉 + Ⅱ类牵引（在隐适美轻度套装中，需自己进行精密切割）
- 矫治器每21天更换一副（牵引需要更多时间）

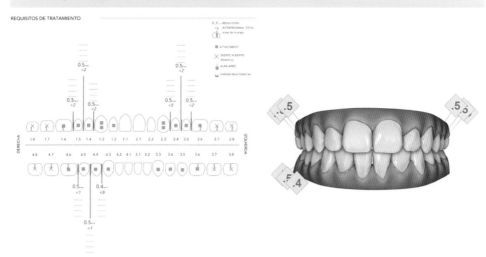

图18.45　在ClinCheck软件多个界面中可见附件设计。

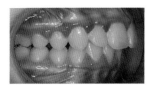
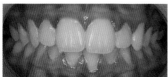
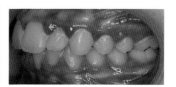

图18.46　治疗前口内像。

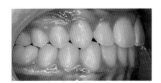
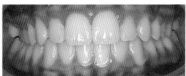
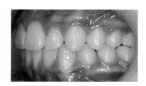

图18.47　治疗后口内像。

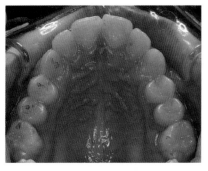
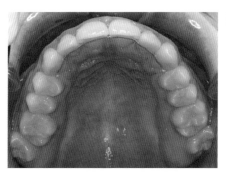
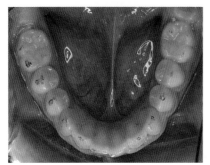
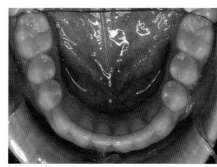

图18.48　治疗前、治疗后上下殆面像。

图18.49 治疗前、治疗后
微笑像及前牙覆盖像。

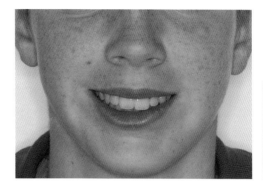
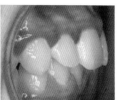
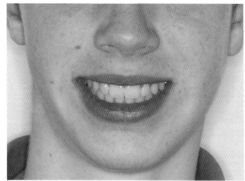
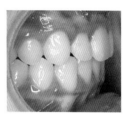

图18.50 治疗前、治疗后
侧面像。

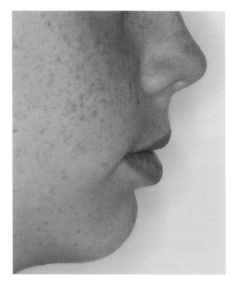
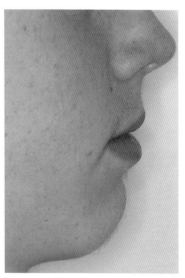

图18.51 治疗后曲面体
层片和头颅侧位片。

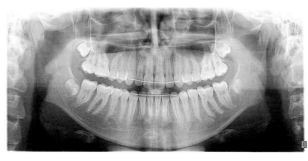
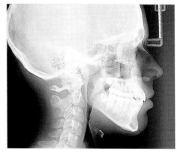

### 18.2.2 采用隐适美完整套装矫治安氏 II 类患者（图18.52～图18.65）

**诊断**

16岁男性，骨性 II 类均角，上颌骨前突，下牙列拥挤，下颌前牙唇倾。

**治疗计划**

- 上下颌扩弓同时内收上下颌切牙
- 33–43间邻面去釉以直立下颌切牙
- 采用 II 类牵引矫治 II 类关系

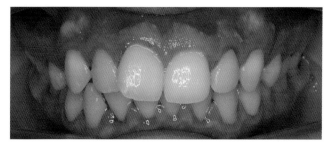

图18.52 治疗前正𬌗像。

**对技师的要求**

- 在上颌切牙内收过程中加根腭向转矩
- 治疗结束时咬合跳跃模拟使用牵引产生的下牙弓近中移动
- 为了防止治疗后前牙区出现早接触，咬合跳跃后前牙覆盖为1.5mm

**治疗总结**

- 总治疗时长为19个月
- 患者第一套隐形矫治器总共34副（治疗时间12个月），每10天更换一副
- 患者佩戴完第一套隐形矫治器后，尖牙建立 I 类关系，附加矫治器每7天更换一副
- 全天进行牵引是治疗成功的必要条件
- 患者依从性高，最终获得了双侧 I 类关系，中线正；在前牙内收关闭了上牙列散隙同时维持了上颌切牙转矩

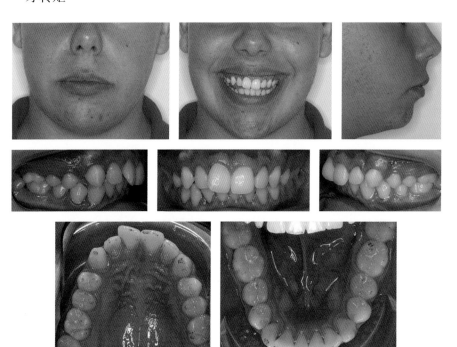

图18.53 治疗前面像和口内像。

图18.54 治疗前曲面体层片、头颅侧位片及头影测量分析。

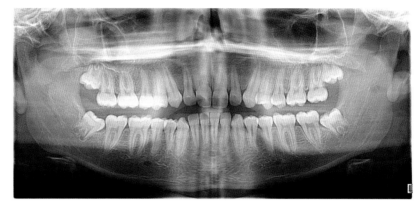

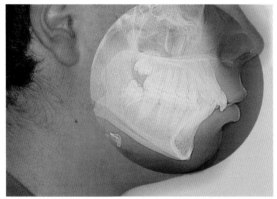

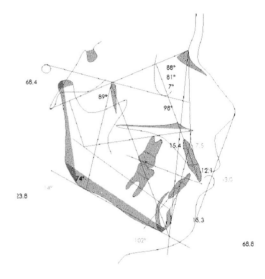

上颌：
- 扩弓＋16、26近中向外旋转＋同时缩短牙弓长度
- 利用扩弓获得的间隙内收前牙

下颌：
- 扩弓
- 同时缩短牙弓长度
- 内收下颌切牙使之直立于基骨上
- 采用Ⅱ类牵引矫治Ⅱ类关系需要一定的前牙覆盖
- 扩弓的同时内收下颌切牙

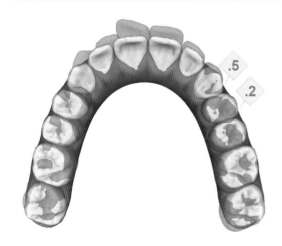

图18.55 上颌治疗前后ClinCheck重叠视图及对CAD设计师的要求。

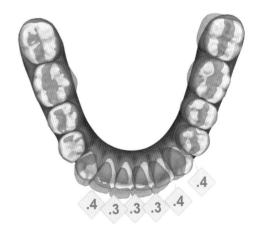

图18.56 下颌治疗前后ClinCheck重叠视图及对CAD设计师的要求。

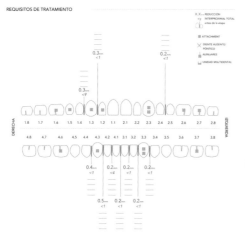

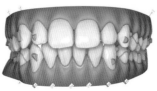

图18.57 在咬合跳跃前需要邻面去釉直立下颌切牙。

- 匹配上下牙弓
- 整平Spee曲线以便下颌前移

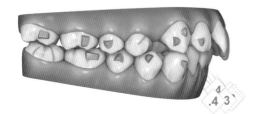

图18.58 治疗初始位置ClinCheck右侧视图。

- 在上颌第一前磨牙与下颌第二磨牙间进行Ⅱ类牵引

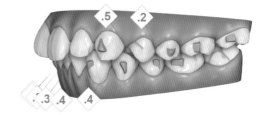

图18.59 治疗初始位置ClinCheck左侧视图。

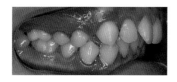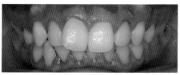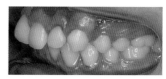

图18.60 治疗前口内像。

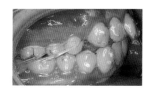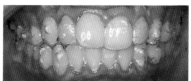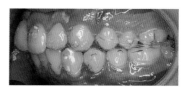

图18.61 治疗6个月时口内像。

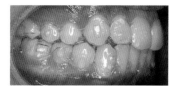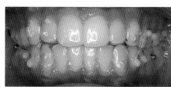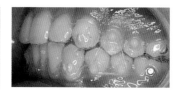

图18.62 精调阶段：治疗15个月时进程；口内（正、侧）像。

图18.63 治疗后口内像。

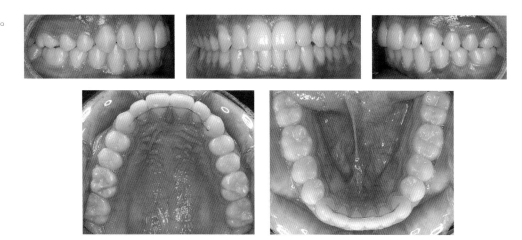

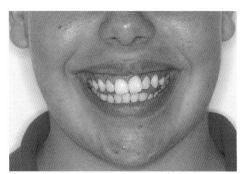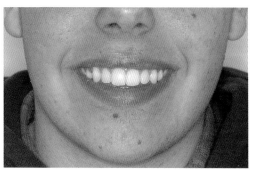

图18.64 治疗前、治疗后微笑像。

图18.65 治疗后曲面体层片和头颅侧位片。

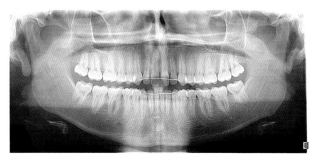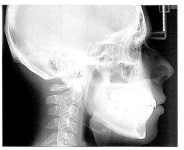

## 18.2.3 安氏Ⅲ类伴尖牙阻生（图18.66～图18.80）

**诊断**

15岁，骨性Ⅲ类低角，上颌骨狭窄，15异位萌出，13唇侧阻生，下牙列拥挤，35根尖周囊肿，4颗第三磨牙存在。患者颊廊较宽，下颌前突。

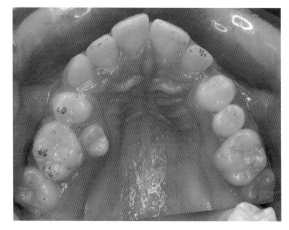

图18.66 采用隐适美完整套装矫治的安氏Ⅲ类生长发育期患者，23纳入治疗。

### 治疗计划

- 上颌扩弓为15、23开展间隙
- 由于片段弓辅助技术能够将15移动至颊侧，因此隐形矫治器不包含15，要求技师在ClinCheck中不去除15，仅在隐形矫治器上去除
- 15为过小牙，唇腭侧表面不能提供足够的固位力，故不能仅通过隐形矫治器将其移动至颊侧

### 对技师的要求

- 由于Locatelli辅助技术的应用，16和17可设计同时远中移动
- 唇倾上颌切牙，右移中线以为异位的23提供间隙

### 治疗总结

- 患者开始治疗时隐形矫治器并未将15纳入，通过Locatelli辅助16、17同时远中移动开展15间隙，腭侧采用片段弓将15移动至颊侧
- 使用另一个Locatelli为23开展间隙，以便在将15移动至颊侧后，使上颌尖牙萌出于口腔中，这样我们就不需要制作两套附加矫治器（一套矫治器包括15，另一套包括23）
- 在第16步时，23在唇侧萌出，去除15腭侧片段弓并进行牙龈切除术，以便隐形矫治器能够包裹住15
- 患者在治疗开始18个月时完成了第一套矫治器的佩戴，目前需要第二套附加矫治器纠正后牙的反𬌗
- 利用Ⅱ类牵引垂直分力将23移动至𬌗平面；由于低位牙齿应用垂直牵引的缘故，23舌倾，需要进一步矫治
- 18个月后，患者23萌出，异位的15就位，Ⅰ类咬合关系建立，由于上颌扩弓，患者的微笑得到了相当大的改善

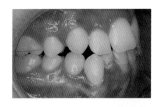
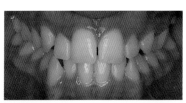
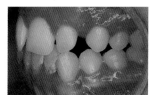
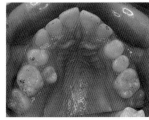
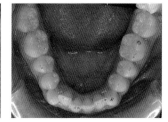

图18.67 治疗前口内像。

图18.68 治疗前曲面体层片、头颅侧位片及头影测量分析。

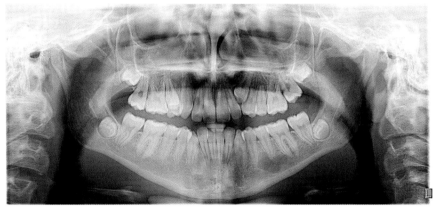

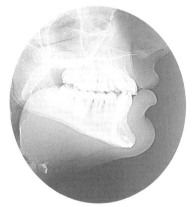

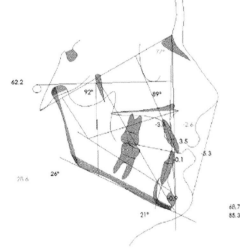

**上颌：**
上颌扩弓与前磨牙旋转及16、17远中移动同时进行
- 22和24唇向移动，为23开展间隙

**下颌：**
- 扩弓同时前牙唇倾
- 下颌切牙邻面去釉＋内收＋根舌向转矩

- 上颌扩弓同时控制转矩＋交互牵引
- 支抗附件选择斜向龈方水平楔形附件
- 上颌第一前磨牙和第一磨牙斜向龈方水平楔形附件
- 尖牙优化附件
- 下牙弓邻面去釉
- Locatelli开展23和15间隙
- 片段弓将15向颊侧移动

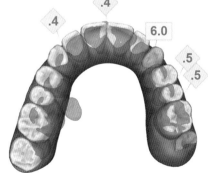

图18.69 上颌治疗前后ClinCheck重叠视图及对CAD设计师的要求。

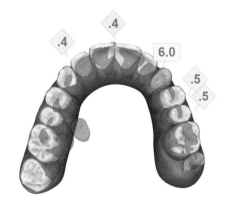

图18.70 下颌治疗前后ClinCheck重叠视图及对CAD设计师的要求。

**上颌：**
- 通过扩弓及唇倾矫治
- 在ClinCheck中模拟15颊向移动
- 但不要将15纳入隐形矫治器

**下颌：**
- 扩弓＋唇倾
- 下颌切牙邻面去釉＋内收＋根舌向转矩

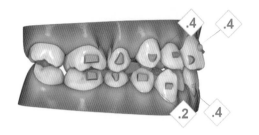

图18.71 治疗初始位置ClinCheck右侧视图。

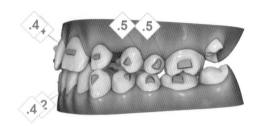

图18.72 治疗初始位置ClinCheck左侧视图。

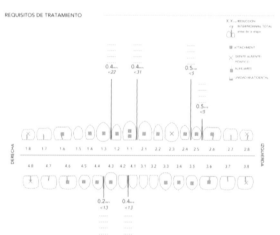

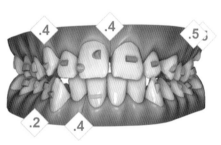

图18.73 下牙列邻面去釉以创造正覆盖。

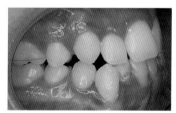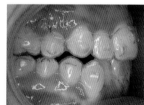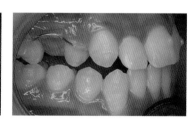

图18.74 开展15间隙（侧面观）。

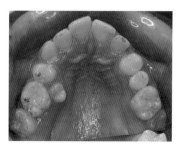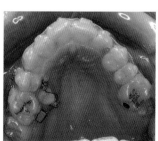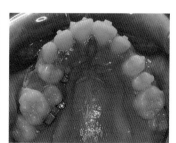

图18.75 开展15间隙（殆面观）。

图18.76 应用Locatelli
开展15和23间隙。

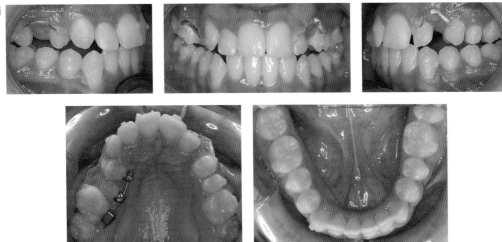

图18.77 第一套隐形
矫治器佩戴结束后咬
合像。

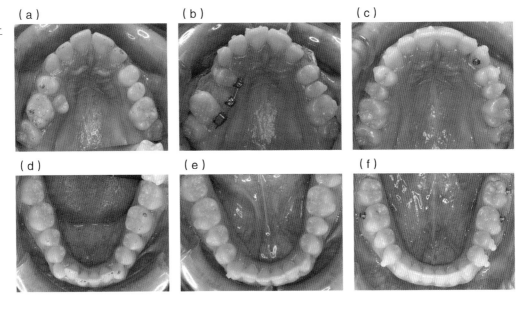

图18.78 （a~f）上
下牙弓水平向发育。

( a )
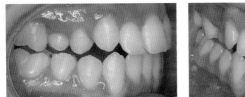
( b )
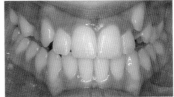
( c )
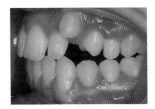
( d )
( e )
( f )

图18.79 治疗18个
月时口内像。

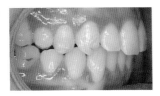
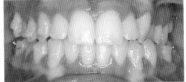
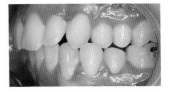

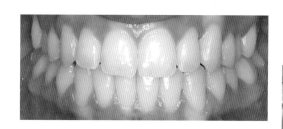

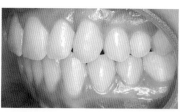

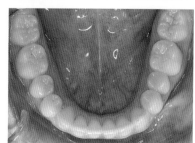

图18.80 治疗后15和23就位。

### 18.2.4 阻生尖牙牵引的传统技术（图18.81和图18.82）

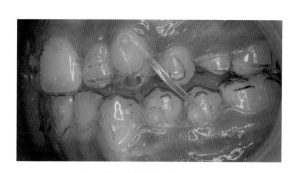

图18.81 阻生牙从唇侧牵引时。

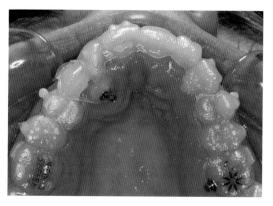

图18.82 阻生牙从舌侧牵引时。

### 18.2.5 采用隐适美轻度套装矫治青少年患者的前牙深覆𬌗（图18.83～图18.94）

**诊断**

17岁女性，骨性Ⅰ类低角，前牙深覆𬌗，下牙列拥挤，上下颌切牙舌倾，面型协调，露龈笑。由于上颌切牙舌倾及前牙深覆𬌗，下颌被迫处于后退位，患者患有颞下颌关节紊乱症。

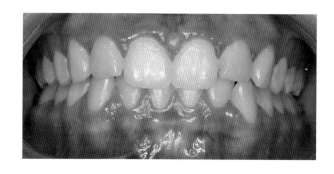

图18.83 采用隐适美轻度套装矫治安氏Ⅰ类前牙深覆𬌗。

**治疗计划**

- 由于患者后牙为稳定的Ⅰ类咬合，计划采用隐适美轻度套装矫治。由于患者存在前牙露龈笑，通过上下颌切牙唇倾（相对压低）及上下颌前牙压低解除深覆𬌗

- 一旦前牙覆盖增大，髁突就有可能移动至正中关系位，颞下颌关节症状将得到缓解

**对技师的要求**

- 不要设计磨牙移动，矫治切牙内倾需要后牙支抗

- 上下牙列5-5扩弓，在开始绝对压低前，先唇倾上下颌前牙使牙根远离皮质骨

- 压低上下颌前牙，纠正前牙露龈笑，整平Spee曲线

**治疗总结**

- 总治疗时长为14个月

- 患者第一套隐形矫治器总共14副，隐形矫治器每14天更换一副，佩戴完毕后又增加了14副附加矫治器

- 在调整切牙转矩时，患者夜间使用Ⅱ类牵引增强支抗

- 中性关系得到了维持

- 通过切牙的唇倾和压低纠正了前牙深覆𬌗（在治疗后头颅侧位片中显示；图18.94），患者颞下颌关节症状消失

- 患者前牙露龈笑及外貌都得到了显著改善

图18.84 治疗前面像和口内像。

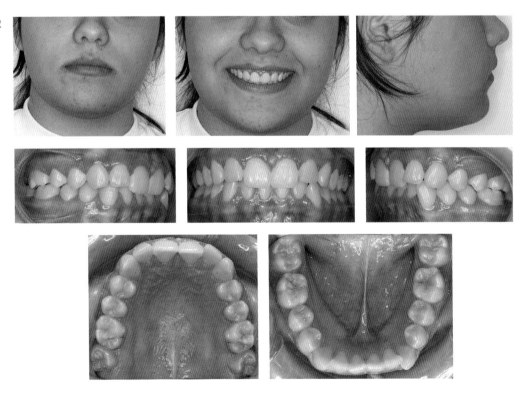

上颌:

- 5-5扩弓
- 上颌切牙唇倾同时加根腭向转矩
- 通过相对压低（唇倾）+绝对压低矫治前牙深覆𬌗

下颌:

- 5-5扩弓 + 下颌切牙唇倾（下颌切牙前界: 下尖牙近中面）
- 支抗附件: 上颌前磨牙、第一磨牙斜向𬌗方水平楔形附件 + 上颌尖牙优化附件
- 为了增强矫治前牙深覆𬌗支抗，不要设计磨牙移动

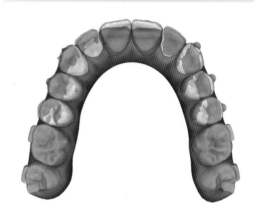

图18.85 上颌治疗前后ClinCheck重叠视图及对CAD设计师的要求。

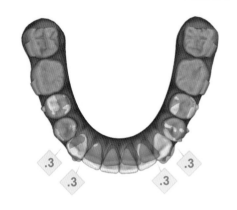

图18.86 下颌治疗前后ClinCheck重叠视图及对CAD设计师的要求。

矫治前牙深覆𬌗，整平Spee曲线

- 5-5扩弓 + 唇倾 + 上牙压低
- 不设计磨牙移动，夜间佩戴Ⅱ类牵引（加强支抗）

牙列拥挤及前牙深覆𬌗通过5-5扩弓、前牙转矩调整及切牙压低解决

图18.87 在ClinCheck软件多个界面中可见邻面去釉及附件设计。

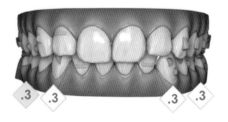

- 矫治前牙深覆殆——唇倾 + 压低
- 上颌切牙加正转矩

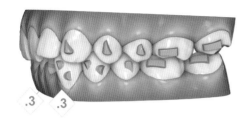

图18.88 治疗初始位置ClinCheck左侧视图。

- 5-5扩弓 + 根舌向转矩
- 不要设计磨牙移动

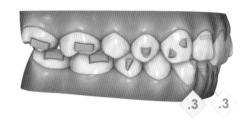

图18.89 治疗初始位置ClinCheck右侧视图。

图18.90 治疗前曲面体层片、头颅侧位片及头影测量分析。

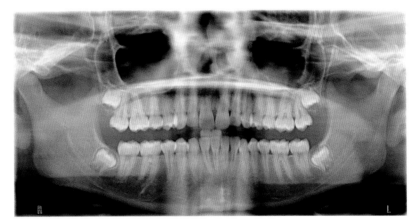

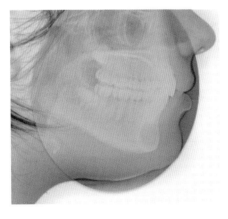

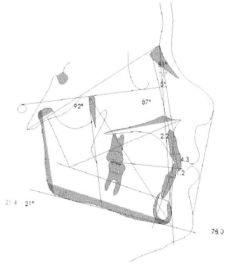

图18.91 治疗前、治疗后口内像。

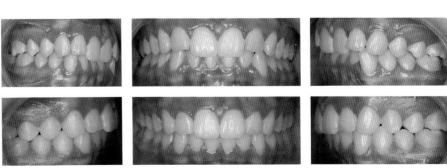

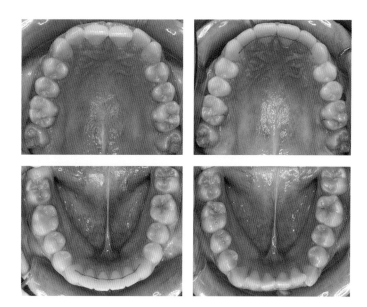

图18.92　治疗前、治疗后上下𬌗面像。

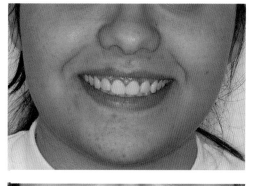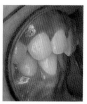

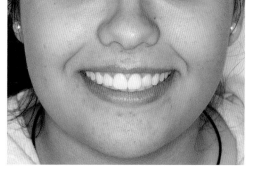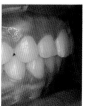

图18.93　治疗前、治疗后微笑像及覆盖像。

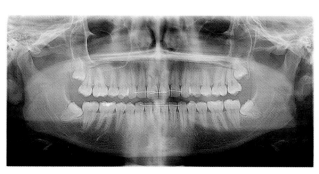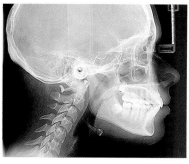

图18.94　治疗后曲面体层片和头颅侧位片。

### 18.2.6　腭侧异位尖牙（图18.95～图18.109）

**诊断**

13岁女性，骨性Ⅰ类，前牙深覆𬌗，下牙列轻度拥挤。露龈笑，双侧轻度Ⅱ类关系，23腭侧异位。

图18.95　腭侧异位尖牙。

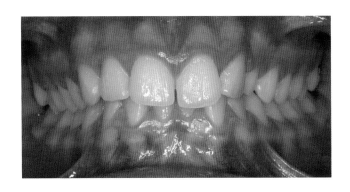

**治疗计划**

- 通过横腭杆牵引23，改变牵引力的方向以便使其到达隐形矫治的最佳位置
- 23牵引后，第二象限近中移动导致了左侧磨牙Ⅱ类关系以及中线偏斜，需要在后续治疗中纠正
- 通过隐形矫治器开展23间隙

**治疗总结**

- 前期牵引时长9个月，后期隐形矫治时长15个月
- 患者夜间使用Ⅱ类牵引
- 达到了中性关系
- 通过切牙压低纠正了前牙深覆𬌗
- 前牙露龈笑得到了改善

图18.96　治疗前口内像。

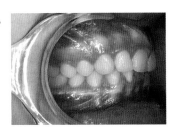
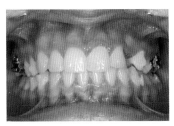
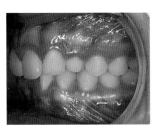
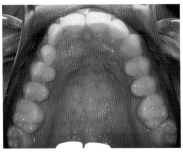
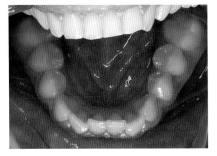

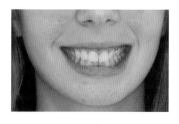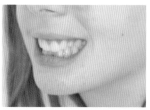

图18.97 治疗前面像。

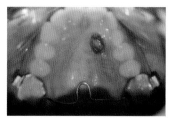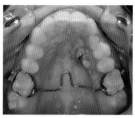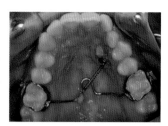

图18.98 隐形矫治前上颌𬌗面像：牵引步骤1、2、3。

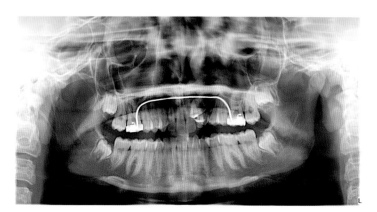

图18.99 隐形矫治前曲面体层片、头颅侧位片及头影测量分析。

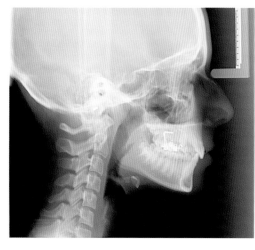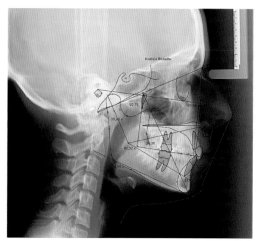

ClinCheck 1：对技师的要求（图18.100~图18.103）

- 在调整前牙转矩时，设计上下磨牙不移动，增强后牙支抗
- 上下颌扩弓的同时将上牙列中线右移以对齐中线
- 压低上下颌切牙改善前牙露龈笑、整平Spee曲线（为此在前磨牙上设计优化深覆𬌗附件）
- 在第一套隐形矫治器中不设计Ⅱ类关系的矫治
- 将横腭杆纳入隐形矫治器中以获得更好的矫治器贴合度，对技师没有特殊要求
- 在排齐过程中，弹性链挂在粘接于尖牙牙面的舌侧扣上

图18.100　隐形矫治前口内像。

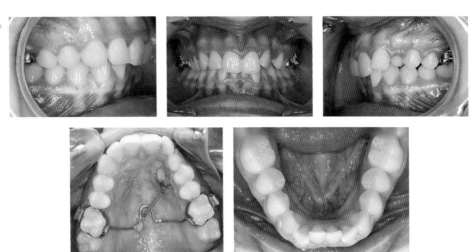

图18.101　ClinCheck视图。

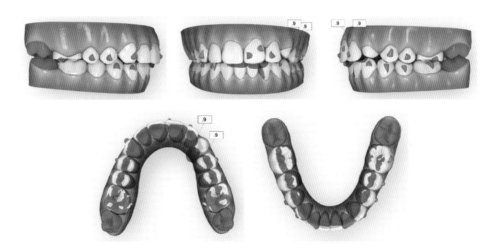

图18.102　牵引步骤4和5。埋伏尖牙在开始时通过弹性链与24舌侧扣连接进行弹性牵引，随后与第三象限粘接的舌侧扣进行垂直牵引获得伸长力。

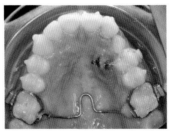 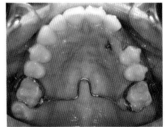

图18.103　重启前口内像。

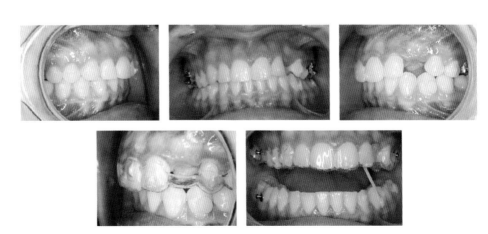

**ClinCheck 2：与技师的沟通**（图18.104～图18.109）

- 在第一套隐形矫治器佩戴结束后，切牙的唇倾使第二象限牙齿发生了远中移动，故不需要进一步的远中移动
- 由于23-34交互牵引，23实现了伸长
- 进一步开展23间隙，设计比实际需要间隙多20%的过矫治
- 在口内扫描前23行牙龈切除术，暴露全部牙冠

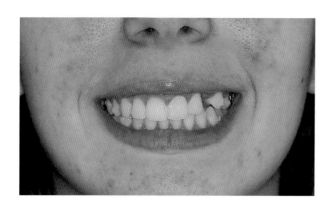

图18.104　重启前微笑像。

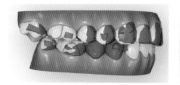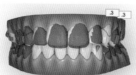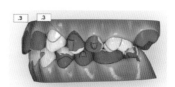

图18.105　重启ClinCheck重叠视图。

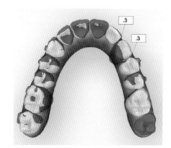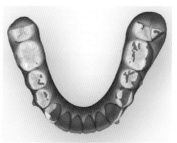

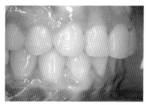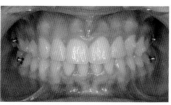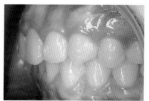

图18.106　治疗后口内像。

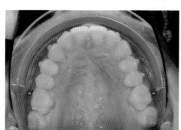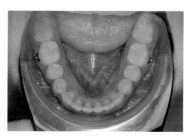

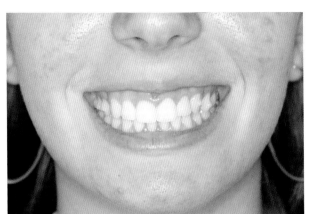

图18.107 治疗后微笑像。

图18.108 治疗后头影测量分析。

图18.109 通过CBCT重建及曲面体层片评价治疗前中后4阶段尖牙位置的变化。

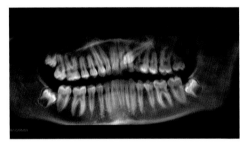

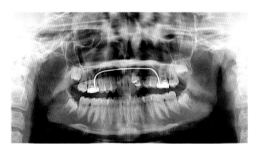

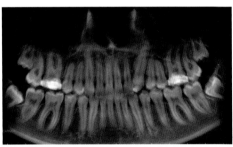

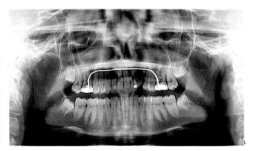

### 18.2.7 替牙期牙列管理（图18.110~图18.115）

**诊断**

17岁男性，骨性Ⅰ类，表现为开𬌗倾向。患者牙弓后段狭窄，右侧磨牙远中尖对尖，18存在（进行磨牙远中移动时，18未拔除），12缺失，52反𬌗。

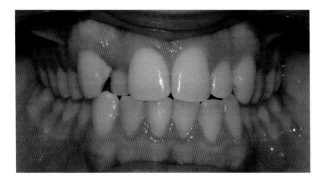

图18.110 滞留的52。

### 治疗计划

- 第一象限序列远中移动，52间隙足时则将其移动至理想位置
- 下颌邻面去釉以补偿上颌侧切牙宽度不足导致的Bolton比不调
- 通过后牙段扩弓改善前牙垂直向关系

### 治疗总结

- 总治疗时长为15个月，总共使用两套隐形矫治器
- 患者进行每天24小时，每周7天的Ⅱ类牵引
- 达到了Ⅰ类关系
- 治疗结束后52粘接了树脂贴面

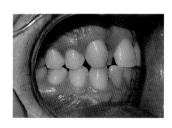 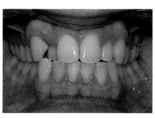 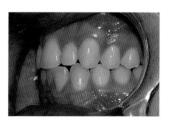

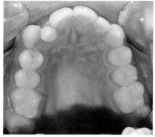 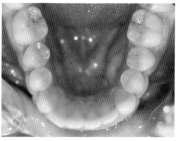

图18.111　治疗前口内像。

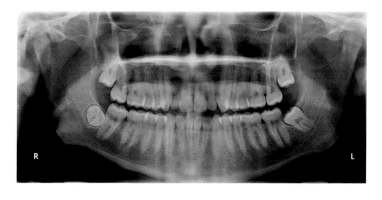

图18.112　治疗前曲面体层片显示第三磨牙存在。

### ClinCheck：对技师的要求（图18.113～图18.115）

- 上颌远中移动的同时进行双侧扩弓，由于患者右侧更狭窄，右侧设计扩弓量更大
- 直到有足够的间隙后再移动52
- 下牙邻面去釉，内收时在32-42上加根舌向转矩以实现整体移动
- 本病例未要求技师设计Ⅱ类牵引的精密切割，因此手动添加，嘱患者进行24/7的Ⅱ类牵引

图18.113 治疗后口内像。

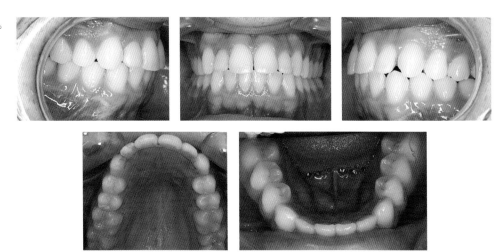

图18.114 治疗前、治疗后曲面体层片。由
于患者处于生长发育期，虽然没有拔除第三
磨牙，但右侧也获得中性咬合关系；52全程
保留，治疗结束后无须拔除进行修复。

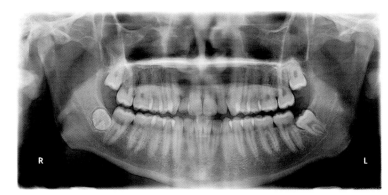

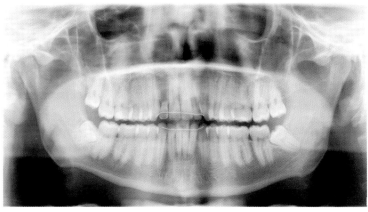

图18.115 治疗后头
颅侧位片和头影测量
分析。

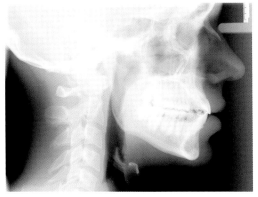
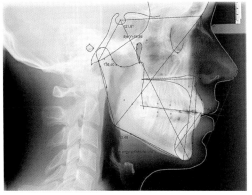

（张云帆 译）

# 19

## 水平向问题：对称及不对称性扩弓

众所周知，在水平向关系上，正常𬌗是指上颌磨牙及前磨牙的腭尖咬合于下颌磨牙及前磨牙的中央窝。宽度问题常与扩弓相关，并且通常由患者的骨骼情况决定。解决牙弓的水平向问题也是隐形矫治器的一个优势，由于隐形矫治器可以实现不对称的牙弓形态调整，这在标准的镍钛弓丝上是难以实现的。

在扩弓的过程中，要特别注意避免牙弓过度开展导致的牙龈退缩问题，这也是隐形矫治中使用弓形工具的原因，这样可以明确是进行常规牙弓扩宽还是在牙弓后部/前部进行更多的扩弓（图19.1～图19.4）。

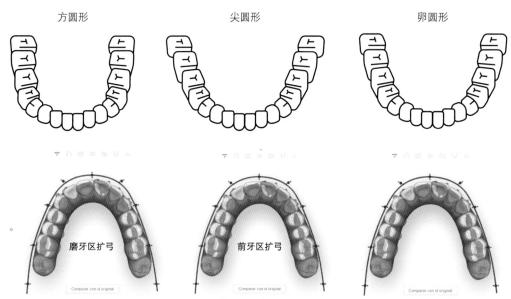

方圆形　　　　　　　尖圆形　　　　　　　卵圆形

图19.1　传统的镍钛弓丝只提供标准的尺寸及弓形，而隐形矫治器可以根据患者情况设计个性化的牙弓形态。

磨牙区扩弓　　　　　前牙区扩弓

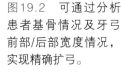

图19.2　可通过分析患者基骨情况及牙弓前部/后部宽度情况，实现精确扩弓。

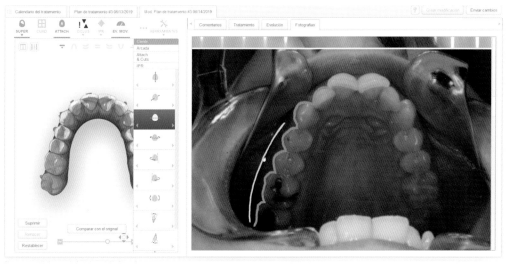

图19.3　隐形矫治器的扩弓可以在Fa点（蓝色线）与Wa点（黄色线）之间进行设计。

*Aligner Techniques in Orthodontics*, First Edition. Susana Palma Moya and Javier Lozano Zafra.
© 2021 John Wiley & Sons Ltd. Published 2021 by John Wiley & Sons Ltd.
Companion website: www.wiley.com/go/lozano-zafra/aligner-techniques

图19.4　隐形矫治器和固定矫治器一样，均可以通过牙槽骨的扩宽来解除反𬌗。

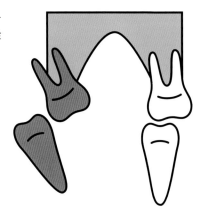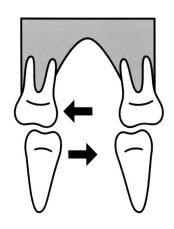

反𬌗是一种常见的上下颌牙之间的颊舌向关系不调，即下牙相对于上牙处于颊侧或唇侧位置，可以表现为单侧、双侧、前部和/或后部的反𬌗。

反𬌗可以是骨量不调、牙量不调或两者兼有导致。因此，当遇到水平向问题时，首先需要仔细诊断，以确定后续的治疗计划：

- 在𬌗面，使用咬合网格检查双侧牙弓是否存在形态、转矩及大小上的不对称
- 在正面，检查双侧后牙的转矩是否存在不对称（图19.5）
- 微笑分析：检查患者微笑时一侧的牙龈是否比另一侧露出得多。通常情况下，如果一侧牙齿转矩较小，则同侧的牙龈暴露量会增加（图19.6）
- 对称性扩弓时要在侧切牙、尖牙、前磨牙及磨牙上加冠唇向转矩，至牙冠与基骨垂直（最终转矩为0°）（图19.7）
- 不对称性扩弓：后牙转矩正常的一侧牙齿在对侧后牙转矩纠正前应保持不动。这种情况下，正常侧牙弓被作为支抗，用以纠正对侧后牙的转矩（图19.8）
- 如果进行不对称性扩弓，应告知患者，扩弓后后牙区会出现开𬌗，需要佩戴颌间牵引来关闭
- 前突：对于前牙唇倾的患者，为了获得更大的扩弓量，临床医生应要求技师设计同时扩弓和缩短牙列。在扩弓的同时内收前牙，将使牙弓的水平向开展效果更加可靠

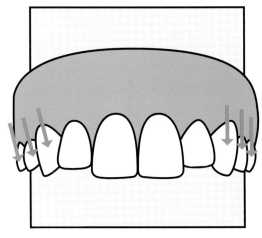

图19.5　如果我们在双侧进行等量的扩弓，那么左侧原本转矩正常的前磨牙及磨牙会出现过度的颊向倾斜，从而使Wilson曲线出现改变。

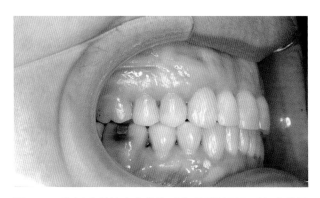

图19.6　单侧咀嚼的患者微笑时非咀嚼侧牙弓后部会暴露更多牙龈。治疗后应实现双侧交替咀嚼，以及双侧后牙转矩相同。

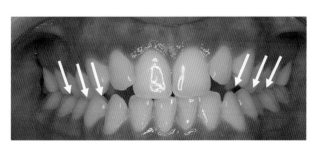

图19.7 对称性扩弓。

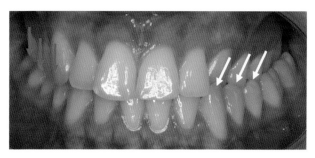

图19.8 蓝色箭头示正常后牙转矩，白色箭头示存在水平向发育不足的牙弓。

## 19.1 扩弓病例应注意的问题

1. 提前设计增强支抗的附件，以便在扩弓过程中为前磨牙和磨牙提供根唇向的转矩。在第一前磨牙和第一磨牙放置4mm的斜向龈方水平楔形附件可以为扩弓提供有效的支抗。

2. 在扩弓的过程中尽量维持上颌第三磨牙的位置，在扩弓时不设计其移动。

3. 当第二磨牙和第三磨牙不存在反𬌗时，为了后牙区更好地支抗控制，在扩弓过程中不应设计第二磨牙和第三磨牙的移动。

4. 当后牙接触点过紧时，应在扩弓前使用邻面砂条进行松解。

5. 扩弓前应考虑前牙覆盖的问题：扩弓过程中前牙会出现内收，即使在ClinCheck软件中并未见到前牙的移动（"珍珠项链效应"）（图19.9）。

6. 分步移动的问题：
   ○ 设计分步移动
   ○ 扩弓和扭转的纠正可同时进行
   ○ 对称性扩弓：双侧牙齿可同步移动
   ○ 不对称性扩弓：序列移动，首先移动后牙负转矩或反𬌗的一侧，再移动支抗侧

7. 在ClinCheck软件中使用后面观检查牙齿最终位置时，观察上颌磨牙的腭尖是否咬合于下颌磨牙的中央窝。

**分步移动牙齿是有效实现牙弓水平向开展的关键**

1. 对称性扩弓以获得抛物线形的牙弓，这一移动可与以下牙齿移动同时进行：
   ○ 切牙内收（牙弓长度的缩短）
   ○ 磨牙及前磨牙的旋转
   ○ 通过远中移动对磨牙进行轻微调整

2. 唇倾。

3. 垂直向目标：伸长或压低切牙。

   当需要扩弓和远中移动磨牙时，可以同时进行扩弓、第一磨牙外展以及磨牙的序列远中移动。

当需要扩弓和唇倾时，应首先进行扩弓（解决水平向问题），然后唇倾（解决矢状向问题），最后进行伸长或压低（解决垂直向问题）。

4. 附件：不对称性扩弓时主要的附件应放置于支抗侧，在对侧反𬌗纠正前支抗侧牙齿不移动。
   ○ **支抗侧**：在第一前磨牙和磨牙上放置4mm的矩形附件
   ○ **存在后牙负转矩或反𬌗的一侧**：放置斜向龈方水平楔形附件，以在扩弓过程中施加根唇向转矩（图19.10）

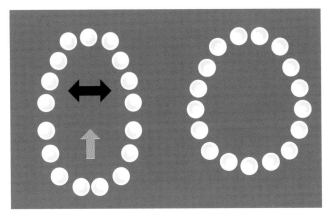

图19.9 "珍珠项链效应"。

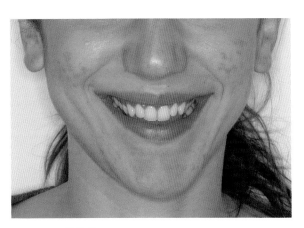

图19.10 微笑像。

## 19.2 对称性扩弓

### 19.2.1 牙弓狭窄所致的前牙开𬌗（图19.11～图19.23）

**诊断**

26岁女性，骨性Ⅰ类均角，上牙弓对称性狭窄。安氏Ⅰ类磨牙关系，上尖牙、前磨牙及磨牙负转矩过大，第三磨牙已萌出，上颌侧切牙唇向，下颌轻度拥挤，后牙转矩不足导致后牙区露龈笑。

图19.11 双侧对称性牙弓狭窄所致的前牙开𬌗。

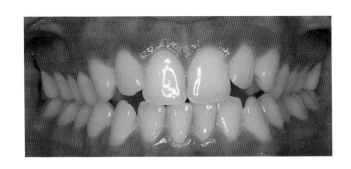

### 治疗计划

- 通过上颌扩弓及序列远中移动开展间隙
- 考虑到初始磨牙关系为Ⅰ类，因此也设计了下牙列序列远中移动
- 4颗第三磨牙均在治疗开始前14天拔除

### 对技师的要求

- 上颌：尖牙及前磨牙加冠唇向转矩来进行对称性扩弓，同时进行上颌磨牙1.5mm的序列远中移动
- 序列移动切牙，首先唇倾11、21，使其转矩与12、22一致，并为纠正侧切牙唇倾提供间隙。之后进行邻面去釉，并同时进行12、22冠远中倾斜移动以及内收（相对伸长）。侧切牙上放置水平附件
- 下颌：序列远中移动，保持治疗过程中磨牙Ⅰ类关系

### 治疗总结

- 总治疗时长为18个月
- 患者总共佩戴38副隐形矫治器，每10天更换一副
- 设计附加矫治器用于调整后牙咬合
- 治疗后磨牙Ⅰ类关系，前牙覆𬌗覆盖正常，直立后牙后，后牙区露龈笑改善，咬合稳定

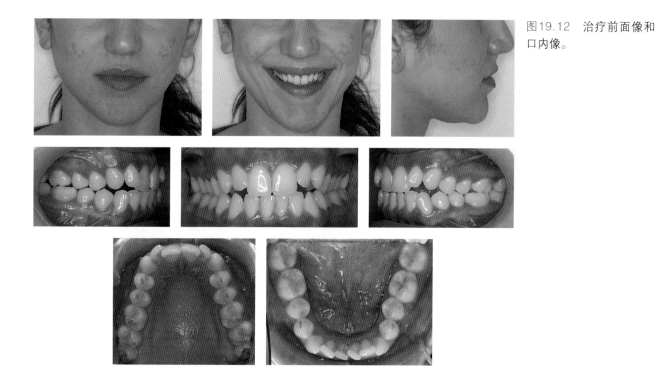

图19.12 治疗前面像和口内像。

图19.13 治疗前曲面体层片、头颅侧位片及头影测量分析。

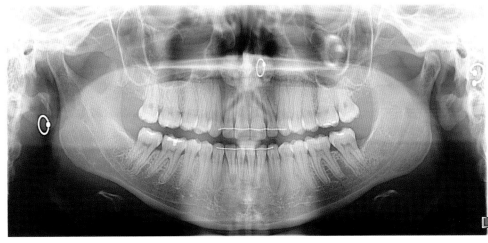

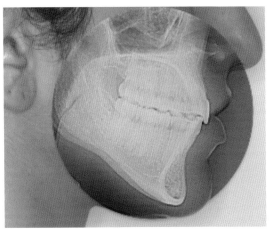

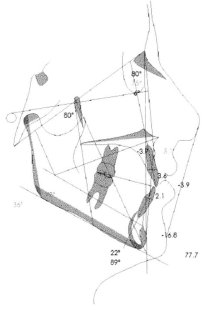

图19.14 邻面去釉。

• 解除上颌拥挤

• 扩弓 + 邻面去釉 + 序列远移

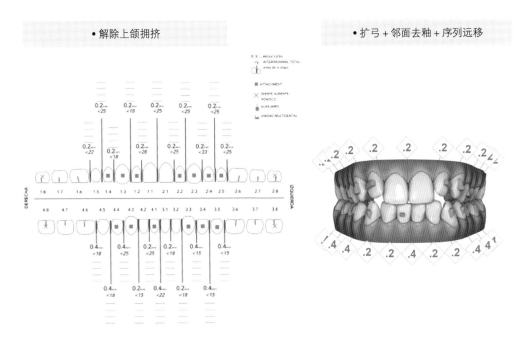

上颌：
- 扩弓 + 外展旋转 + 上颌序列远中移动
- 使上颌切牙转矩一致
- 上颌切牙相对伸长

下颌：
- 缩短牙弓长度，维持下颌切牙转矩

- 扩弓 + 序列远中移动上下牙列 + 第三磨牙拔除
- 支抗附件：上颌第一前磨牙/第一磨牙斜向龈方水平楔形附件 + 上颌尖牙优化附件。建议磨牙远中移动及扩弓的过程中在上颌切牙舌侧放置 **3mm斜向龈方水平楔形附件**

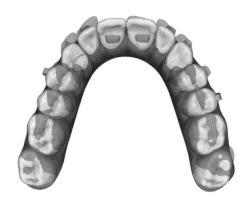

图19.15　上牙列叠加。

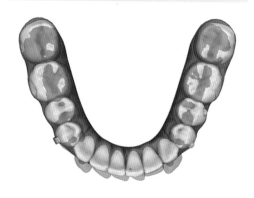

图19.16　下牙列叠加。

- 纠正前牙开拾
- 纠正Ⅱ类咬合关系
- 切牙内收前使上颌切牙转矩一致，同时相对伸长

- 扩弓 + 序列远中移动 + 邻面去釉

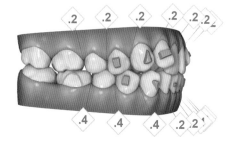

图19.17　初始ClinCheck右侧视图与CAD。

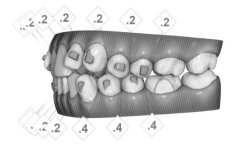

图19.18　初始ClinCheck左侧视图与CAD。

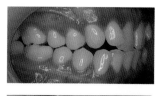
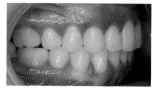
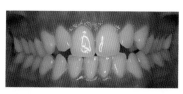
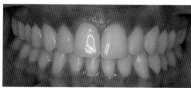
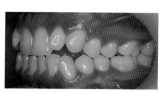
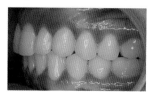

图19.19　治疗前、治疗后口内像。

图19.20　治疗前、治疗后上下殆面像。

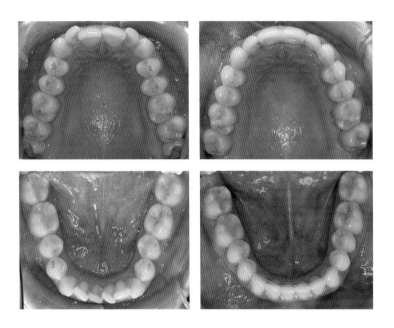

图19.21　治疗前、治疗后微笑像及覆盖像。

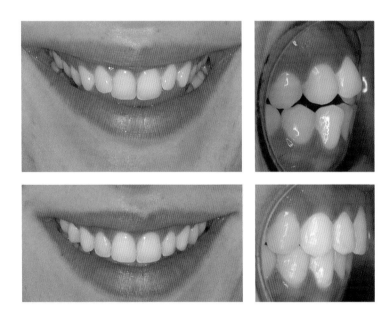

图19.22　治疗前、治疗后微笑像。

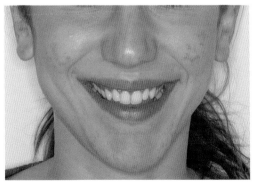
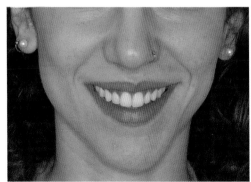

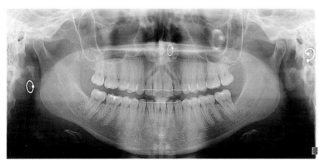
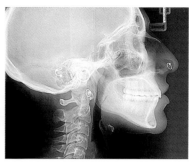

图19.23 治疗后曲面体层片和头颅侧位片。

### 19.2.2 牙弓狭窄伴前牙对刃（图19.24～图19.33）

**诊断**

33岁男性，骨性Ⅰ类，双侧牙弓对称性狭窄。安氏Ⅰ类磨牙关系，尖牙、前磨牙及磨牙负转矩过大，前牙暴露过少导致"苍老"微笑，Bolton比不调（上颌侧切牙较小）导致前牙对刃。

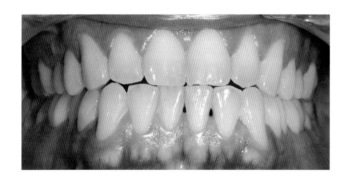

图19.24 前牙对刃伴开𬌗趋势。

**治疗计划**

- 通过上颌扩弓开展间隙
- 依靠第三磨牙提供支抗
- 下颌前牙区邻面去釉以避免"黑三角"，同时解决Bolton比不调，建立正常覆盖

**ClinCheck 1：对技师的要求（图19.25～图19.30）**

- 上颌：纠正上颌切牙转矩后，12-22上放置优化伸长附件，以伸长切牙
- 下颌：双侧扩弓同时下颌前牙邻面去釉，间隙关闭后32-42加根舌向转矩以实现牙齿整体移动。唇倾后进行邻面去釉以更好地排齐切牙

一般而言，下颌牙齿的"往复移动"是应该避免的，但是这样设计可以减少矫治器的数目。这与固定矫治器使用镍钛圆丝排齐牙齿会出现的情况类似，因此我们认为这样的设计应该是条件允许时尽量避免，而不是完全禁止的。这样我们通过下颌的内收建立正常覆盖，并通过前牙相对伸长建立正常覆𬌗。

**治疗总结**

- 总治疗时长为17个月

- 共设计了两套隐形矫治器

- 治疗后磨牙Ⅰ类关系，前牙覆𬌗覆盖正常，微笑像改善

图19.25　治疗前口内像。

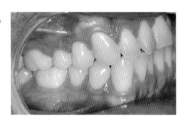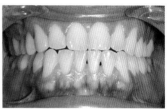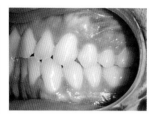

图19.26　治疗前面像显示前牙露牙量较少。

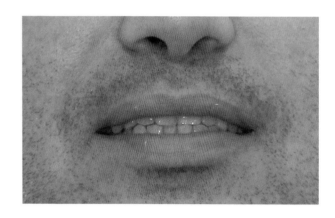

图19.27　治疗前曲面体层片和头颅侧位片。

图19.28　初始ClinCheck视图。

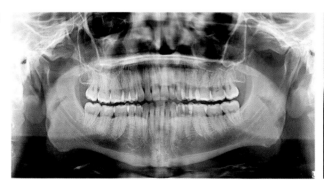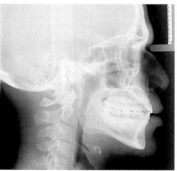

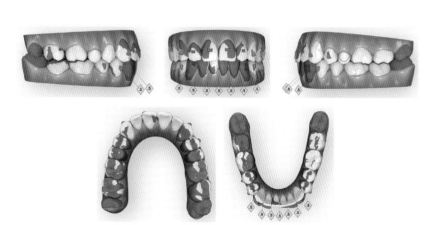

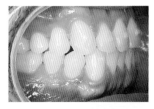
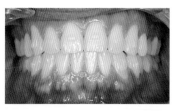
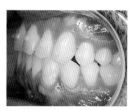
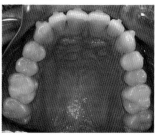
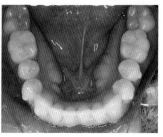

图19.29　精调前口内像。

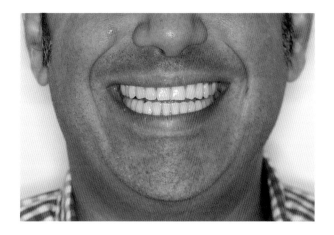

图19.30　精调时笑像。

### ClinCheck 2：对技师的要求（图19.31~图19.33）

- 上颌：前牙12-22加转矩并排齐，以建立覆盖并避免前牙殆干扰
- 下颌：尖牙远中增加邻面去釉以改善咬合，同时后牙段进行少量扩弓内收前牙来增加前牙覆盖

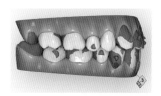
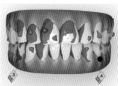
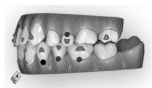
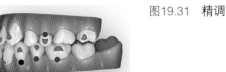
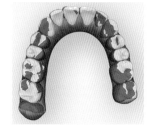
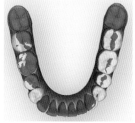

图19.31　精调时ClinCheck视图。

图19.32　治疗后口内像。

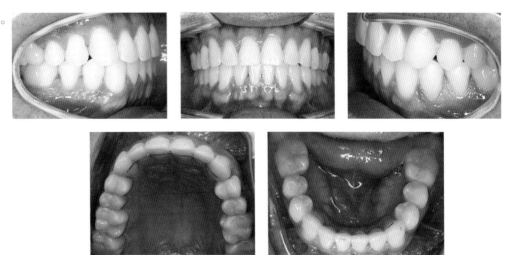

图19.33　治疗后笑像及头颅侧位片。

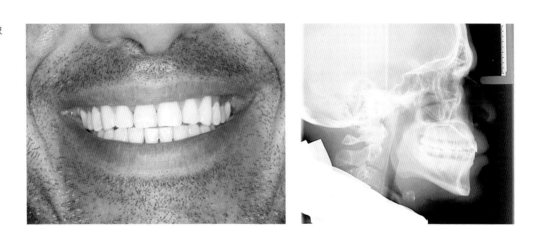

### 19.2.3　牙弓狭窄伴骨性Ⅲ类错𬌗（图19.34～图19.46）

**诊断**

42岁，骨性Ⅲ类高角，双侧牙弓狭窄。后牙负转矩过大导致后牙段露龈笑，上牙列中线正，下颌轻度拥挤，鼻唇沟明显。侧貌下颌前突，鼻唇角较钝。

图19.34　对称性牙弓狭窄。

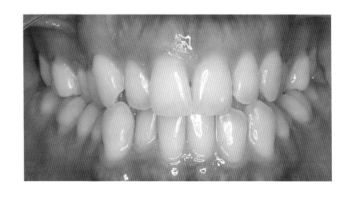

### 治疗计划

- 计划进行上颌对称性扩弓，但由于治疗前覆盖不足，同时下颌拥挤，因此在上颌扩弓前先进行下牙列远中移动以增加前牙覆盖
- 患者拒绝拔除38，因此在该象限设计邻面去釉，以提供间隙用于远中移动下牙列

### 对技师的要求

- 上颌：对称性扩弓，不移动上颌第二磨牙、第三磨牙以提供支抗。扩弓过程中，使用斜向龈方水平楔形附件为侧方牙段提供根唇向转矩
- 下颌：设计邻面去釉以解除拥挤，下颌切牙增加根舌向转矩
- 下颌切牙直立后使用Ⅲ类牵引

### 治疗总结

- 总治疗时长为26个月
- 患者第一阶段总共33副隐形矫治器，每14天更换一副，之后设计附加矫治器增大前牙覆盖
- 第一阶段治疗结束时，虽然设计了下颌前牙的内收，但前牙仍为浅覆盖，存在前牙早接触及后牙开𬌗
- 为了在附加矫治器阶段调整咬合，上颌切牙增加了冠唇向转矩，下颌增加邻面去釉量以内收下颌前牙
- 治疗后磨牙Ⅰ类关系，前牙覆𬌗覆盖正常，扩弓后微笑像改善

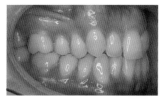 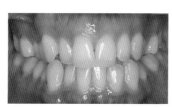 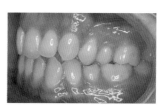

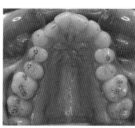 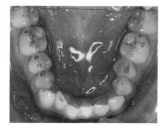

图19.35 治疗前口内像。

图19.36 治疗前曲面体层片、
头颅侧位片及头影测量分析。

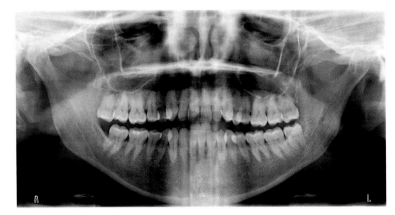

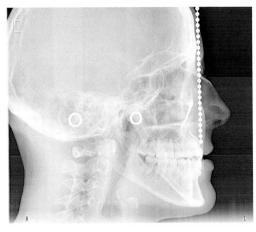

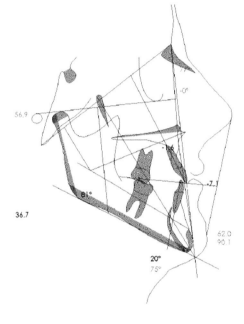

**上颌对称性扩弓：**
- 不移动17/18/27/28
- 上颌第一前磨牙及第一磨牙使用4mm斜向龈方水平楔形附件

- 邻面去釉为下牙列远中移动提供间隙（患者拒绝拔除38）
- Ⅲ类牵引

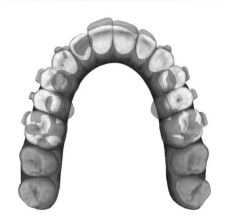

图19.37 上颌治疗前后ClinCheck重叠视图及对CAD设计师的要求。

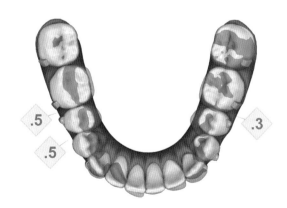

图19.38 下颌治疗前后ClinCheck重叠视图及对CAD设计师的要求。

纠正Ⅲ类咬合及前牙对刃

• 扩弓 + 邻面去釉 + Ⅲ类牵引

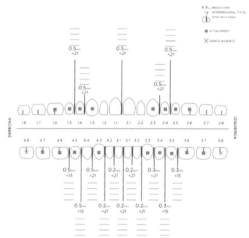

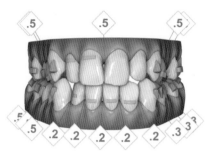

图19.39 ClinCheck软件示附件及邻面去釉设计。

**上颌对称性扩弓:**
• 不移动17/18/27/28
• 上颌第一前磨牙及第一磨牙使用4mm斜向龈方水平楔形附件

应特别注意上颌扩弓过程中牙弓长度的减小,在上颌切牙增加根舌向转矩以及邻面去釉 + 下颌前牙内收,以增加前牙覆盖

• 邻面去釉为下牙列远中移动提供间隙
• Ⅲ类牵引

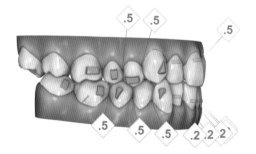

图19.40 初始ClinCheck右侧视图。

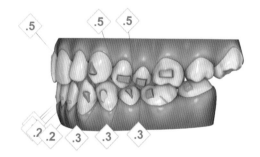

图19.41 初始ClinCheck左侧视图。

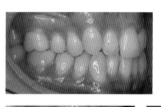
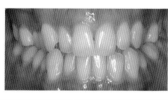
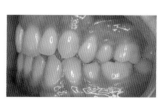
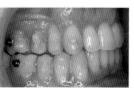
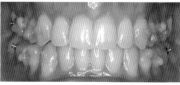
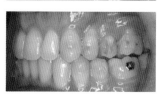

图19.42 精调前口内像。

图19.43 治疗后口内像。

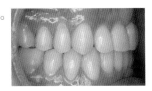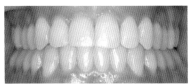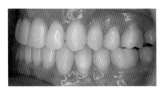

图19.44 治疗前、治疗后上下殆面像。

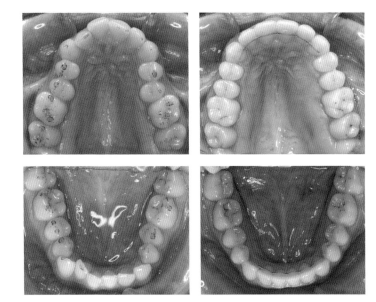

图19.45 治疗后微笑像显示扩弓后颊廊减小。

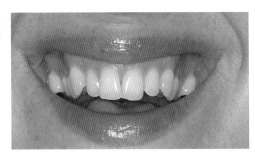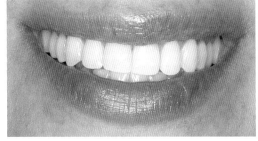

图19.46 治疗后曲面体层片。

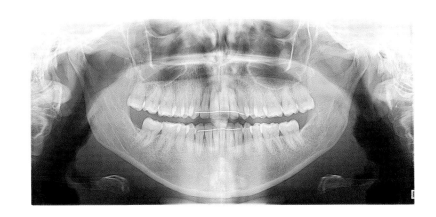

### 19.2.4　牙弓狭窄伴牙周附着丧失（图19.47～图19.56）

#### 诊断

33岁女性，骨性Ⅰ类均角，双侧牙弓对称性狭窄。侧方牙列负转矩过大导致牙周附着丧失，下牙列中线左偏，下颌轻度拥挤，唇闭合功能良好，鼻唇角较钝。

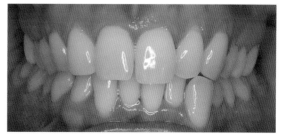

图19.47　双侧对称性牙弓狭窄伴牙周附着丧失。

#### 治疗计划

- 上颌对称性扩弓同时进行上牙列远中移动
- 扩弓过程中设计冠唇向转矩，维持牙根不动

#### 对技师的要求

- 上颌：对称性扩弓，同时每隔4副矫治器设计上牙列远中移动
- 扩弓过程中，使用斜向龈方水平楔形附件为侧方牙段提供根唇向转矩
- 下颌：设计邻面去釉以解除拥挤，下颌切牙增加根舌向转矩

#### 治疗总结

- 总治疗时长为18个月
- 患者第一阶段总共佩戴40副隐形矫治器，每7天更换一副，之后设计附加矫治器调整咬合
- 第一阶段治疗结束时，虽然设计了下颌前牙的内收，但前牙仍为浅覆盖，存在前牙早接触
- 为了在附加矫治器阶段调整咬合，后牙区增加了垂直牵引
- 治疗后磨牙Ⅰ类关系，前牙覆𬌗覆盖正常，微笑像改善，扩弓后牙周状况显著改善

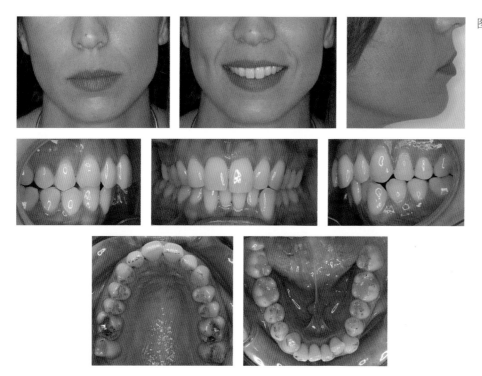

图19.48　治疗前面像和口内像。

图19.49　治疗前曲面体层片、头颅侧位片及头影测量分析。

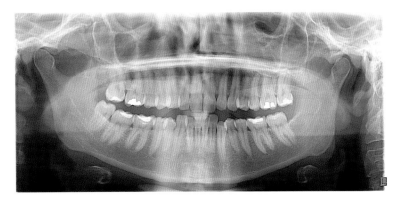

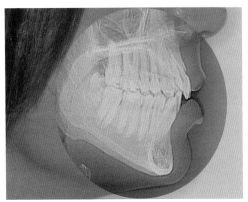

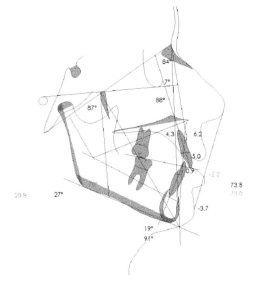

上颌：
• 通过调整转矩进行扩弓（前磨牙及尖牙加冠唇向转矩）+ 序列远中移动

下颌：
• 扩弓 + 序列远中移动 + 邻面去釉
• 内收下颌前牙同时调整下颌中线

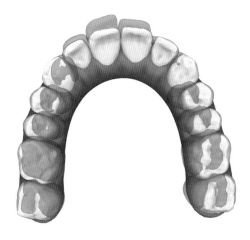

图19.50　上颌治疗前后ClinCheck重叠视图及对CAD设计师的要求。

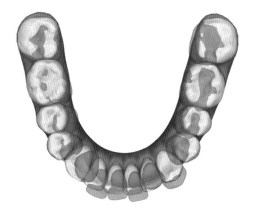

图19.51　下颌治疗前后ClinCheck重叠视图及对CAD设计师的要求。

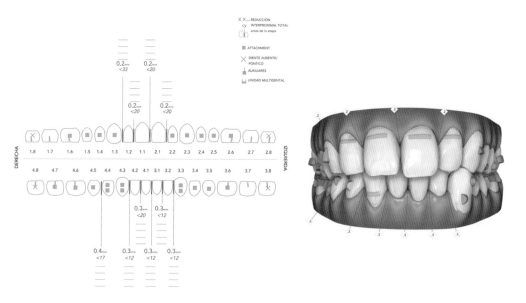

图19.52 邻面去釉以直立下颌切牙。

**上下牙列序列远中移动**
**通过矫正尖牙及前磨牙转矩实现上颌对称性扩弓，邻面去釉**

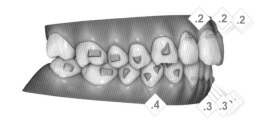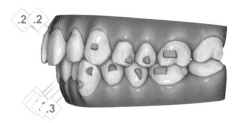

图19.53 治疗前ClinCheck侧方视图。

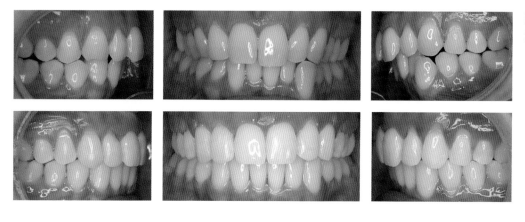

图19.54 治疗前、治疗后口内像。

图19.55　治疗前、治疗后上下颌𬌗面像。

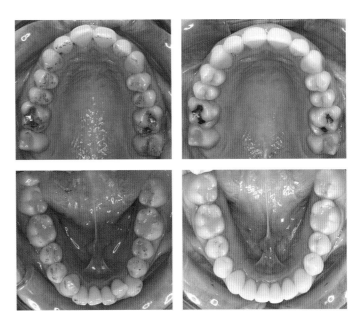

图19.56　治疗前、治疗后微笑像及覆盖像。

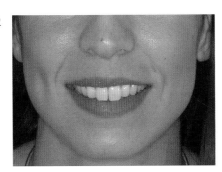

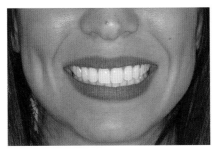

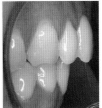

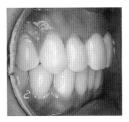

总治疗时长为18个月［（40 + 13）副矫治器］

### 19.2.5　牙弓狭窄伴双侧后牙反𬌗（图19.57 ~ 图19.66）

**诊断**

28岁男性，双侧对称性牙弓狭窄，后牙区露龈笑。13–43反𬌗，下颌轻度拥挤。

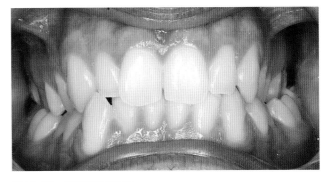

图19.57　双侧后牙反𬌗。

### 治疗计划

- 上颌对称性扩弓同时缩窄下牙弓
- 扩弓过程中在双侧上颌后牙设计冠唇向转矩，维持牙根不动

### ClinCheck 1：对技师的要求（图19.58～图19.61）

- 上颌对称性扩弓
- 扩弓过程中，使用磨牙水平附件提供支抗
- 下颌：以下颌第二磨牙的位置为准排齐下颌第一磨牙

### 治疗总结

- 总治疗时长为12个月
- 共使用3个阶段隐形矫治器，每阶段14副，每7天更换一副矫治器（轻度套装）
- 治疗开始即使用交互牵引解除后牙反𬌗，前牙区未使用弹性牵引

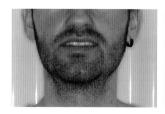
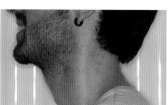
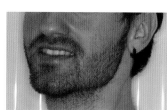

图19.58　治疗前面像。

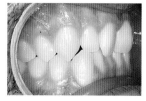
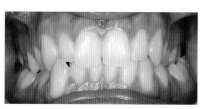
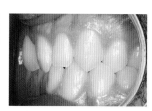
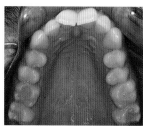
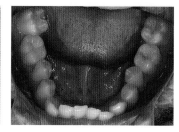

图19.59　治疗前口内像。

图19.60 治疗前 ClinCheck视图。

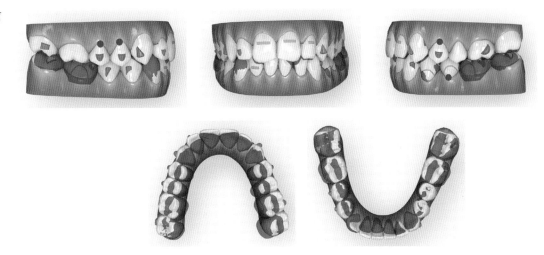

图19.61 精调时 口内像。

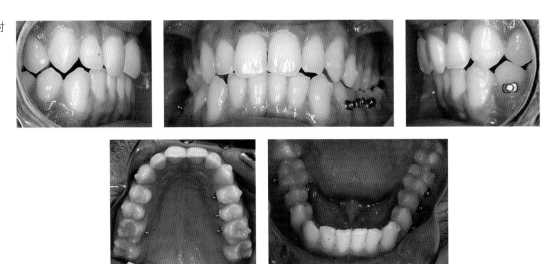

## ClinCheck 2：与技师的沟通（图19.62和图19.63）

- 上颌对称性扩弓
- 扩弓过程中，磨牙使用优化伸长附件防止磨牙颊倾
- 缩窄下牙弓
- 下颌邻面去釉，避免前牙早接触所致的后牙反𬌗
- 伸长上颌磨牙腭尖，最后模拟咬合跳跃

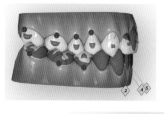
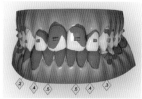
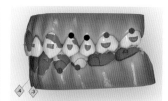

图19.62　精调时ClinCheck视图。

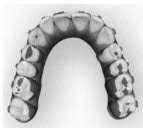
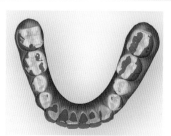

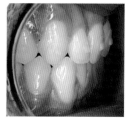
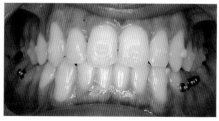
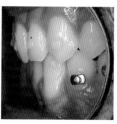

图19.63　第二次精调时口内像。

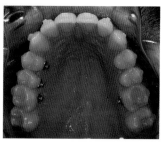
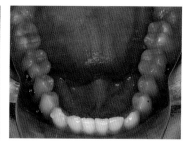

**ClinCheck 3：与技师的沟通（图19.64～图19.66）**

- 伸长上颌磨牙颊尖
- 设计精密切割以便于后牙垂直牵引
- 使用转矩嵴调整前牙转矩

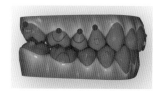
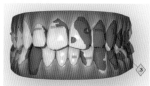
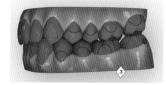

图19.64　第二次精调时ClinCheck视图。

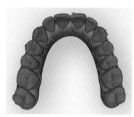
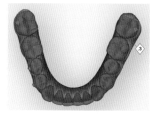

图19.65　治疗后口内像。

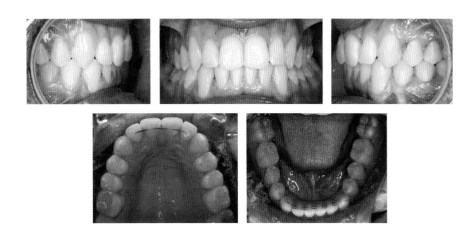

图19.66　治疗前、治疗后微笑像。

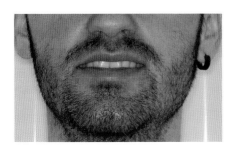 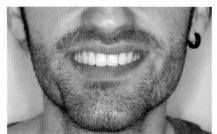

（李晓蓓　译）

## 19.2.6　安氏Ⅱ类对称性上牙弓狭窄伴露龈笑（图19.67～图19.78）

**诊断**

13岁，双侧对称性牙弓狭窄伴露龈笑，上牙前突，深覆𬌗，下颌中度拥挤，唇齿关系不调。

图19.67　双侧后牙段牙弓狭窄。

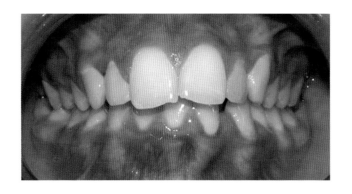

**治疗计划**

- 对称性扩宽上下牙弓
- 最初设计为不使用颌间牵引，通过序列远中移动及扩弓内收前牙，以纠正安氏Ⅱ类磨牙关系，但实际效果不佳，因此后续配合使用了颌间牵引。
- 扩弓通过上颌后牙冠颊向转矩的表达来实现，维持牙根不动
- 后牙段设计龈向附件以压低下牙列

**ClinCheck 1：对技师的要求（图19.68 ~ 图19.71）**

- 对称性扩宽上牙弓，内收前牙，以解决Ⅱ类磨牙关系
- 前磨牙区设计伸长附件为前牙内收时提供支抗
- 序列远中移动

**治疗总结**

- 总治疗时长为20个月
- 患者使用了3套隐形矫治器，每7天更换一副
- 患者配合使用上颌尖牙与下颌磨牙的Ⅱ类牵引来帮助解决Ⅱ类磨牙关系
- 第二次、第三次精细调整阶段增加了后牙段的扩宽

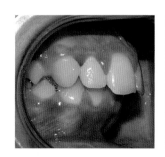
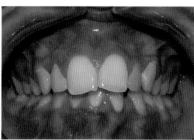
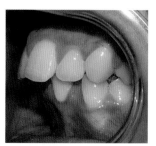
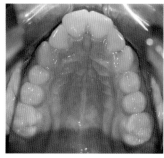
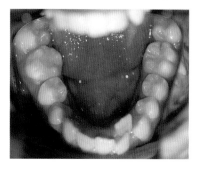

图19.68　治疗前口内像。

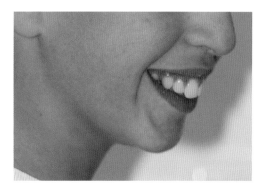
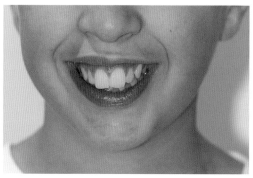

图19.69　治疗前面像。

图19.70　治疗前
ClinCheck视图。

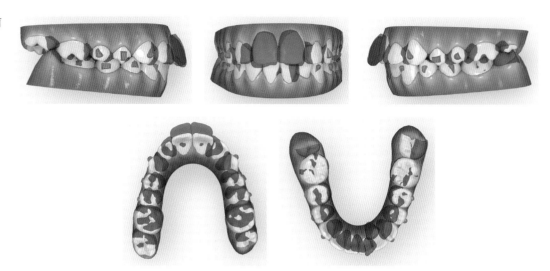

图19.71　精调时
口内像。

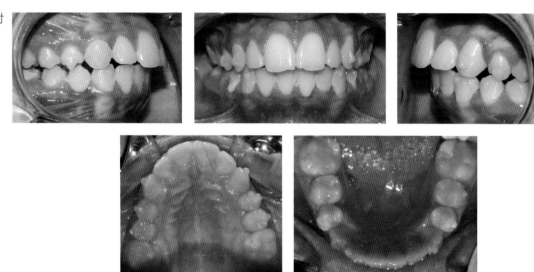

### ClinCheck 2：对技师的要求（图19.72 ~ 图19.74）

由于在第一次ClinCheck中同时实现上颌排齐和前牙压低，第二次ClinCheck的目标主要是矢状向的调整，因此需由技师完成以下目标：

- 对称性扩宽上牙弓，内收前牙以解决Ⅱ类磨牙关系
- 设计上颌精密切割及下颌后牙用于粘接牵引扣的开窗，便于全天进行Ⅱ类牵引以减小前牙覆盖

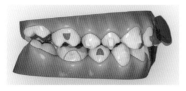
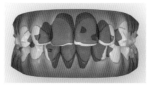
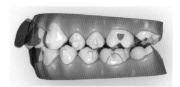

图19.72 精调时ClinCheck视图。

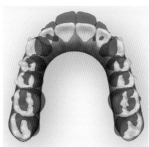
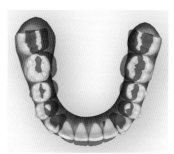

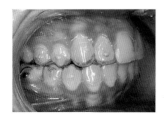
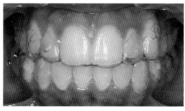
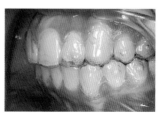

图19.73 第二次精调时口内像。

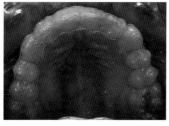
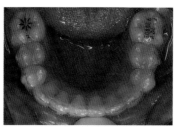

| ClinCheck 1 | | | | |
|---|---|---|---|---|
| | 牙弓宽度（mm） | 治疗前 | 治疗后 | 第0步 |
| 上颌 | 13 – 23 | 30.3 | 35.5 | 30.3 |
| | 14 – 24 | 30.7 | 35.0 | 30.7 |
| | 15 – 25 | 35.4 | 37.8 | 35.4 |
| | 16 – 26 | 39.2 | 40.2 | 39.2 |
| 下颌 | 43 – 33 | 22.2 | 27.9 | 22.2 |
| | 44 – 34 | 25.7 | 30.8 | 25.7 |
| | 45 – 35 | 30.5 | 33.4 | 30.5 |
| | 46 – 36 | 35.3 | 35.9 | 35.3 |

| ClinCheck 3 | | | | |
|---|---|---|---|---|
| | 牙弓宽度（mm） | 治疗前 | 治疗后 | 第0步 |
| 上颌 | 13 – 23 | 38.9 | 38.9 | 38.9 |
| | 14 – 24 | 39.4 | 40.0 | 39.4 |
| | 15 – 25 | 42.3 | 43.3 | 42.3 |
| | 16 – 26 | 44.9 | 46.1 | 44.9 |
| 下颌 | 43 – 33 | 30.7 | 29.4 | 30.7 |
| | 44 – 34 | 36.0 | 34.7 | 36.0 |
| | 45 – 35 | 37.5 | 38.2 | 37.5 |
| | 46 – 36 | 40.6 | 42.4 | 40.6 |

图19.74 检查两个图表的第一栏，对比两套隐形矫治器扩弓前后的变化。

ClinCheck 3：与技师的沟通（图19.75 ~ 图19.78）

- 后牙设计用于放置牵引扣的开窗精密切割，以助于后牙的伸长，同时加负转矩以压低腭尖
- 侧切牙上设计伸长附件，通过反作用力有助于中切牙的压低

图19.75　第二次精调时ClinCheck视图。

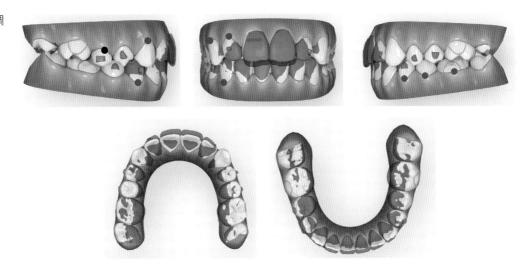

图19.76　治疗后口内像。

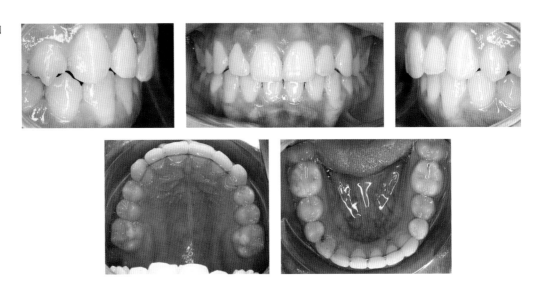

图19.77　治疗前、治疗后微笑像。

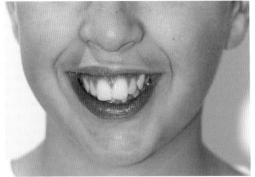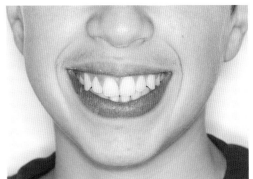

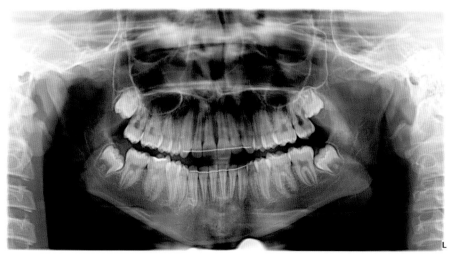

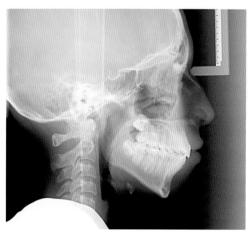 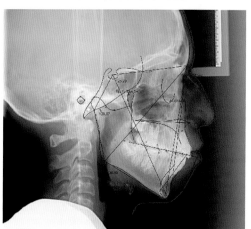

图19.78 治疗后曲面体层片、头颅侧位片及头影测量分析。

---

## 19.3 不对称性扩弓

### 19.3.1 骨性Ⅲ类患者伴重度牙周病（图19.79～图19.95）

**诊断**

37岁女性，骨性Ⅲ类均角，双牙弓前突。磨牙关系安氏Ⅲ类亚类，伴单侧后牙反𬌗、前牙反𬌗（12），存在进行性牙周病和前牙𬌗创伤。

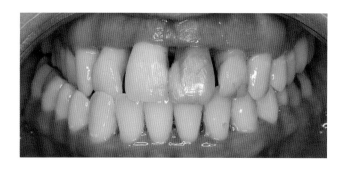

图19.79 伴重度牙周病的患者。

**治疗计划**

- 消除上颌切牙的松动
- 解除前牙反𬌗（12）
- 去除前牙𬌗创伤以有利于牙周病的改善
- 解除单侧后牙反𬌗和右侧的Ⅲ类磨牙关系，避免牙周状况不佳的牙齿过多的矢状向移动
- 为了解除后牙反𬌗需要增加上颌牙量并减小下颌牙量。因此要求技师在上颌左侧尖牙处扩展出另一个尖牙的宽度，为后期种植一个13大小的"第二尖牙"提供间隙，以达到增加上颌牙量的目标，并防止牙周状况不佳的牙齿进行矢状向移动。"第二尖牙"的种植修复将为12提供支持并有助于通过上颌扩弓解除后牙的单侧反𬌗
- 下颌配合邻面去釉以减小牙量

**对技师的要求**

- 上颌不对称性扩弓
- 不要移动左侧牙齿，将其作为支抗来解除右侧的单侧反𬌗
- 扩展出8mm的间隙用于"第二尖牙"的种植修复，并在13和12处放置垂直附件防止开展间隙过程中这些牙齿的倾斜
- 缩窄下颌右侧牙弓宽度以辅助后牙反𬌗的解除
- 通过设计邻面去釉减小下颌牙量，改变下颌切牙轴倾角来减小"黑三角"

**治疗总结**

- 总治疗时长为22个月
- 对于牙周状况不佳的牙齿，用牙科手机对附件进行调改以减小施加的力值；隐形矫治器的龈向1/3区域也进行了修剪
- 为了解除后牙反𬌗，患者（晚间）配合佩戴右侧的交互牵引
- 患者第一套隐形矫治器总共46副，每10天更换一副
- 设计附加矫治器进行精细调整。
- 治疗结束后，患者进行了前牙美学贴面修复，并配合使用Michigan𬌗板

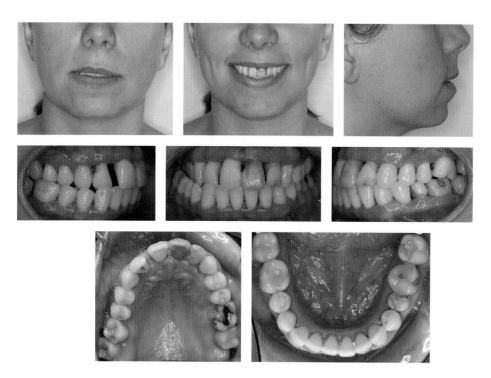

图19.80 治疗前面像和口内像。注意上中切牙严重的牙周问题。

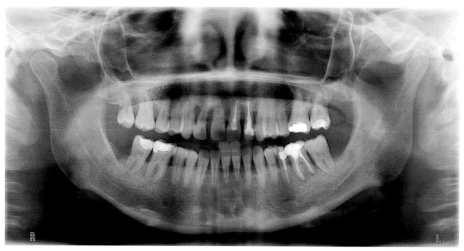

图19.81 治疗前曲面体层片、头颅侧位片及头影测量分析。

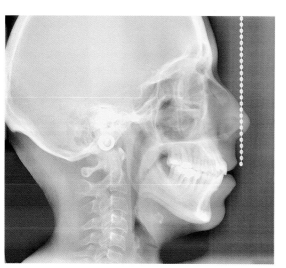

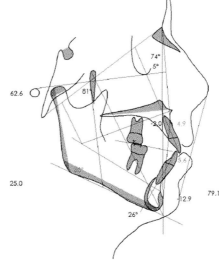

图19.82　问题清单。

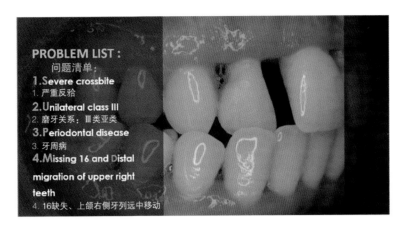

图19.83　治疗计划。

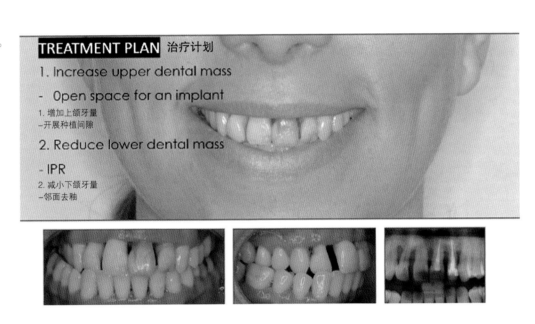

图19.84　将临床口内像与ClinCheck视图相结合是至关重要的。

通过大量的邻面去釉减少牙根间距，同时缓解"黑三角"问题，有助于牙周病的改善。

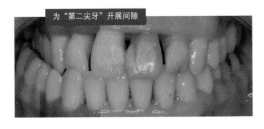

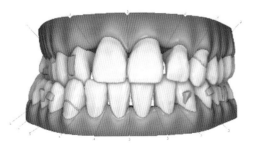

单侧上颌扩弓 + 邻面去釉 + 右侧交互牵引（晚间佩戴）

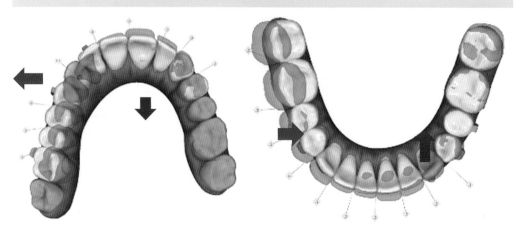

图19.85 上下颌ClinCheck重叠视图及对CAD设计师的要求。

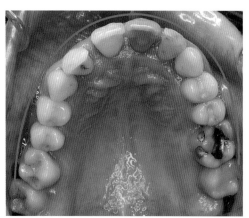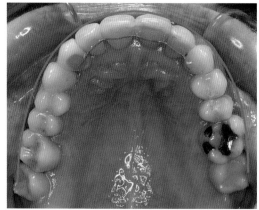

图19.86 治疗前、治疗后上颌𬌗面像。治疗目标：通过上颌不对称性扩弓开展右侧间隙。

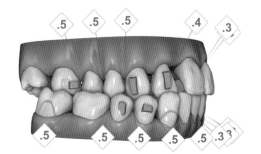

图19.87 治疗初始位置ClinCheck右侧视图。

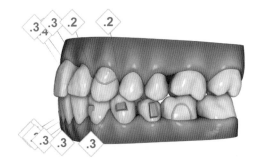

图19.88 治疗初始位置ClinCheck左侧视图。

图19.89 为右侧"第二尖牙"开展种植间隙的桥体。

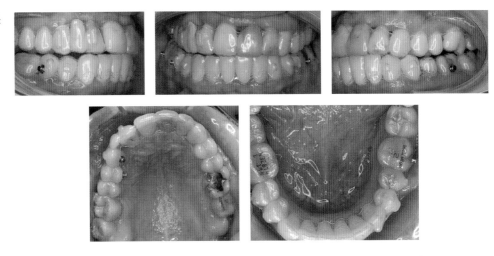

图19.90 精调前口内像。

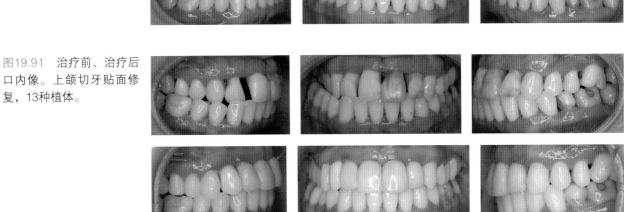

图19.91 治疗前、治疗后口内像。上颌切牙贴面修复，13种植体。

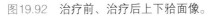

图19.92 治疗前、治疗后上下𬌗面像。

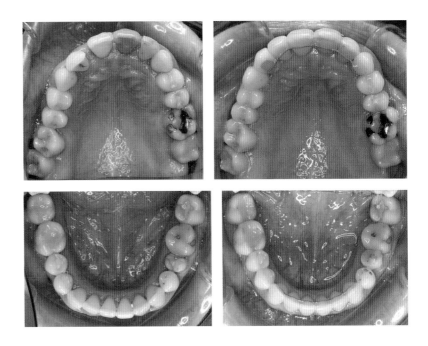

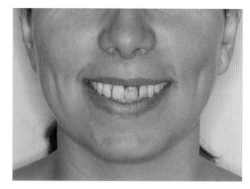
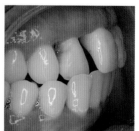

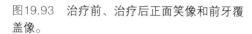
图19.93 治疗前、治疗后正面笑像和前牙覆盖像。

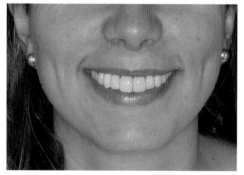
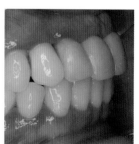

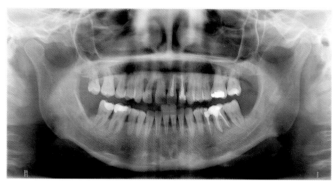
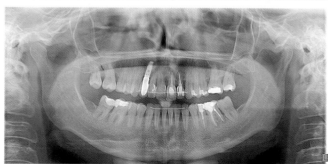

图19.94 治疗前、治疗后曲面体层片。在解除前牙创伤、13种植修复及上颌固定舌侧丝保持为上颌切牙提供额外支持后，上颌切牙和其他牙齿的牙周状况均有改善。

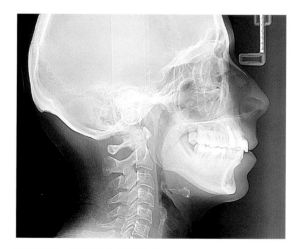
图19.95 治疗后头颅侧位片。

### 19.3.2 上牙弓不对称性狭窄伴单侧后牙反𬌗（图19.96～图19.108）

#### 诊断

23岁女性，安氏Ⅰ类，骨性Ⅲ类均角，表现为左侧后牙反𬌗，上牙列中线右偏，伴颞下颌关节紊乱症和下颌颏部左偏。

图19.96　上牙弓不对称性狭窄。

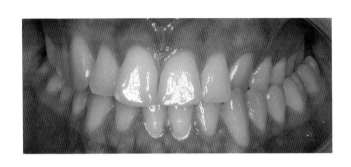

#### 治疗计划

- 通过上颌牙弓的不对称性扩展和下颌牙弓的不对称性缩窄来纠正后牙反𬌗
- 减小牙量，下颌需配合邻面去釉
- 纠正上下颌中线，去除早接触以缓解颞下颌关节紊乱症

#### 对技师的要求

- 进行上颌不对称性扩弓，首先进行上颌左侧尖牙至第一磨牙段的扩弓，保持右侧完全不动作为支抗
- 在解除23-26的反𬌗后，进行右侧和27区域的扩弓，此阶段不移动23-26及28，以保证提供足够的支抗
- 缩窄下颌左侧牙弓宽度以协助解除后牙反𬌗，缩窄的同时施加根舌向转矩
- 在下牙弓设计邻面去釉来减小下颌牙量

#### 治疗总结

- 总治疗时长为26个月
- 为了解除后牙反𬌗，患者配合使用了左侧的交互牵引（晚间佩戴）
- 患者第一套隐形矫治器总共46副，每10天更换一副
- 左侧后牙反𬌗解除后出现了后牙区开𬌗，通过附加矫治器调整咬合
- 在附加矫治器调整咬合时，后牙段使用了弹性牵引
- 治疗结束后，患者双侧磨牙关系中性，覆𬌗覆盖正常，单侧后牙反𬌗已解除，上下牙列中线正，颞下颌关节的症状有所缓解
- 治疗结束后，患者配合使用Michigan𬌗板作为保持器

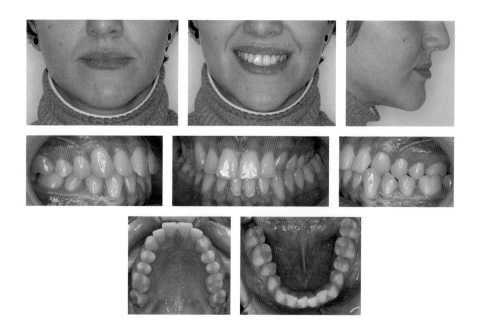

图19.97　治疗前面像和口内像。

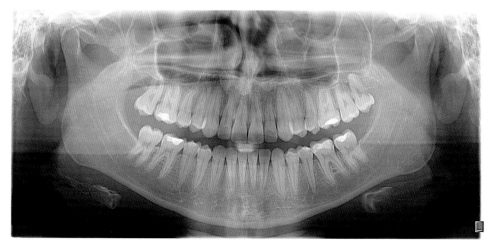

图19.98　治疗前曲面体层片、头颅侧位片及头影测量分析。

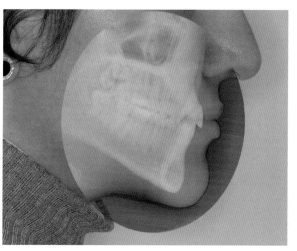

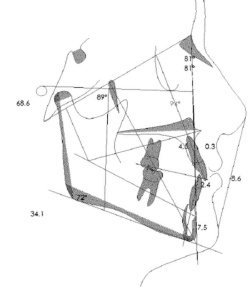

图19.99 下颌颏部左偏。

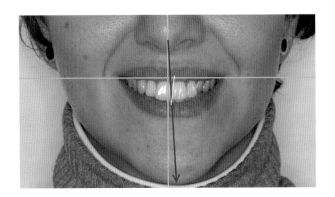

图19.100 上下颌ClinCheck重叠及对CAD设计师的要求。

**上颌：** 不对称性扩弓（解除左侧反殆前不移动右侧）
- 左侧4mm斜向龈方水平楔形附件
- 右侧4mm水平附件（非楔形，支抗侧）
- 左侧交互牵引

**下颌：** 不对称性缩窄牙弓，左下后牙加根舌向转矩，同时唇倾下颌切牙
- 下颌切牙
- 第一阶段：唇倾，唇面平行于基骨
- 第二阶段：邻面去釉 + 内收 + 根舌向转矩

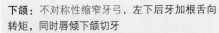

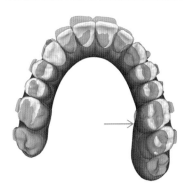

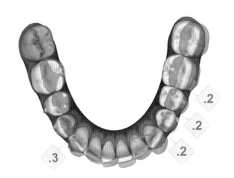

图19.101 为了减小下颌牙量，邻面去釉是必要的。

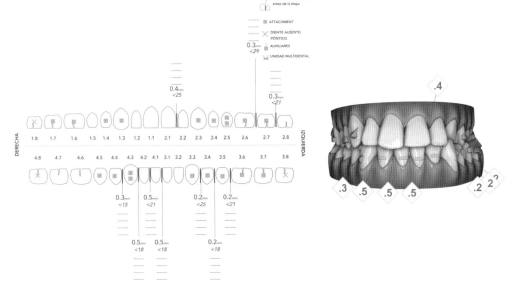

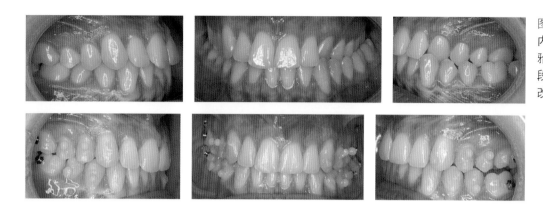

图19.102　精调前口内像。左侧后牙的开𬌗需要在精细调整阶段通过三角弹性牵引改善。

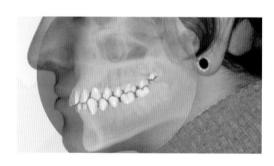
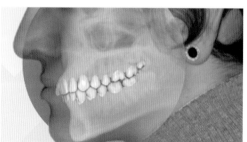

图19.103　治疗目标：纠正23-27后牙反𬌗。

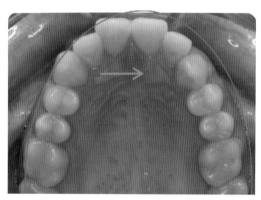
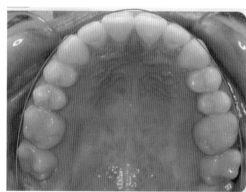

图19.104　治疗前、治疗后口内像，上牙弓设计不对称性扩弓。

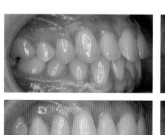
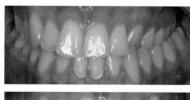
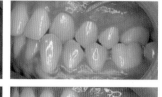
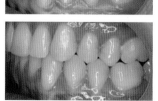

图19.105　治疗前、治疗后口内像。

图19.106　最终咬合情况。上下牙列中线正。左侧单侧后牙反𬌗。

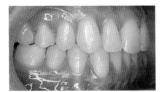 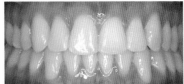 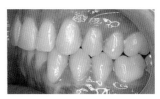

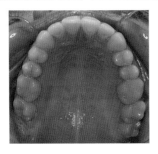 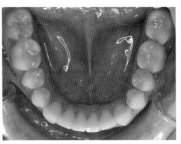

图19.107　微笑像的改善，上颌切牙的转矩变化。

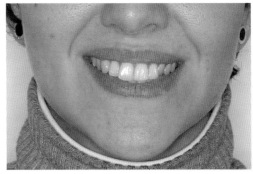 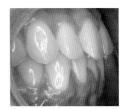

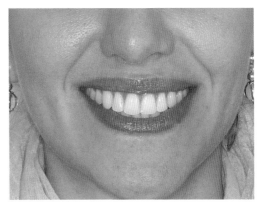 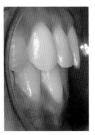

图19.108　下颌的顺时针旋转改善患者侧貌。

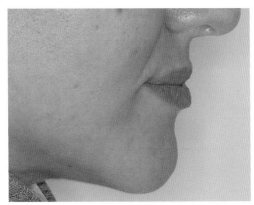 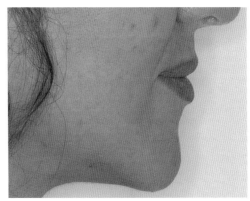

### 19.3.3 不对称性牙弓狭窄伴单侧后牙反𬌗的两步法矫治（图19.109～图19.120）

**诊断**

33岁女性，安氏Ⅰ类，骨性Ⅲ类均角，左侧单侧后牙反𬌗，伴颞下颌关节紊乱症，薄龈型。

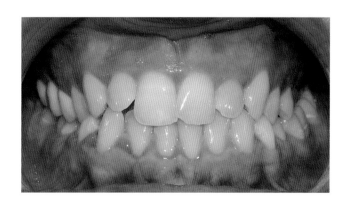

图19.109 后牙反𬌗，前牙拥挤。

**治疗计划**

- 第一阶段：以后牙段作为支抗进行前牙段的排齐和扩宽
- 12-22设计唇腭侧的精密切割并粘接牵引扣，通过弹性牵引辅助伸长
- 第二阶段：以前牙作为支抗进行后牙扩弓，同时设计26、27的根颊向转矩，28通过铰链运动发挥支抗作用

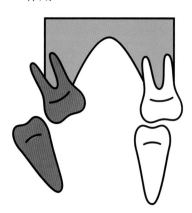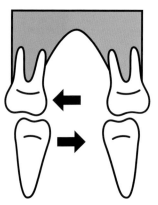

图19.110 后牙反𬌗原因的正确诊断有助于获得良好的疗效。

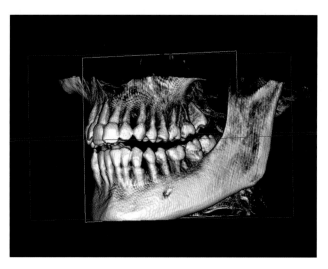

图19.111 锥形束计算机断层扫描：若发现存在严重的上下宽度不调，必须进行3D影像学检查。

**ClinCheck 1：对技师的要求（图19.112 ~ 图19.116）**

第一阶段：

- 以后牙段为支抗，进行前牙段的对称性扩弓
- 通过传统方法整平下颌曲线（前磨牙放置伸长附件）、下颌切牙的分步压低（唇倾，压低，内收）；邻面去釉用于缩窄下牙弓

**治疗总结**

- 总治疗时长为16个月
- 患者在治疗开始后配合佩戴交互牵引，并在治疗后期的磨牙开𬌗区域粘接颊侧伸长附件
- 每周更换一副隐形矫治器
- 治疗结束后，通过对称性的后牙段扩弓，患者获得了良好的咬合关系

图19.112 治疗前口内像。

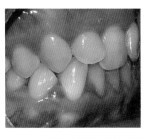
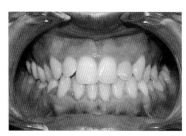
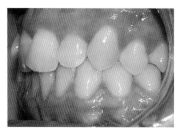
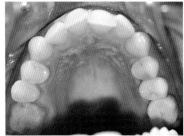
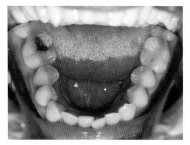

图19.113 治疗前微笑像和头颅侧位片。

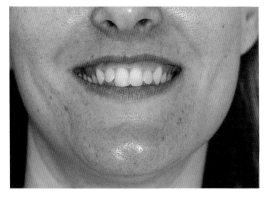
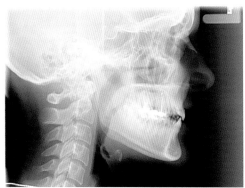

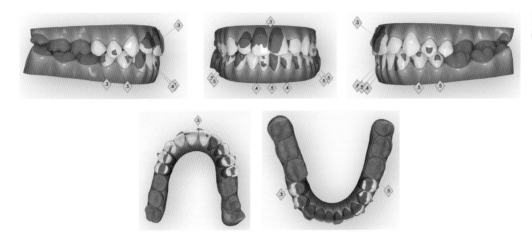

图19.114 治疗前ClinCheck视图。

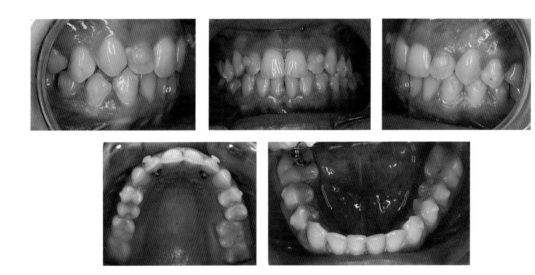

图19.115 精调时口内像。

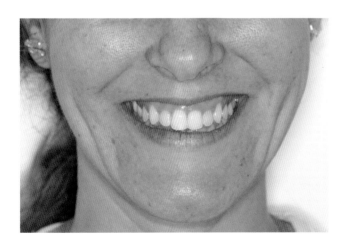

图19.116 第一套隐形矫治器佩戴完后的微笑像。

### ClinCheck 2：与技师的沟通（图19.117 ~ 图19.120）

第二阶段，根据CBCT确定基骨情况后，设计附加矫治器：

- 上颌：设计右上磨牙及18不动，将它们作为支抗并通过铰链运动解除26-27的反𬌗。使用斜向龈方水平楔形附件来保证牙弓的整体扩宽，而非单纯的冠颊向倾斜。在26、27上增加额外的10°根颊向转矩
- 使下牙弓与上颌相匹配。设计维持38不动来作为支抗缩窄36和37，并增加额外的10°根舌向转矩

图19.117 精调时ClinCheck视图。

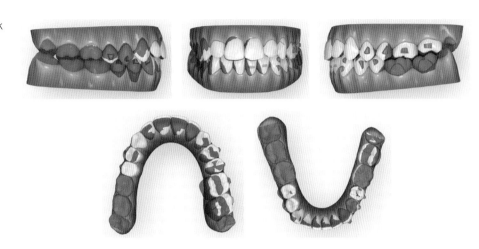

图19.118 治疗后口内像。

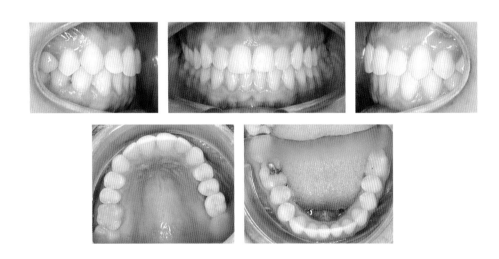

图19.119 治疗前、治疗后微笑像显示通过后牙扩弓对微笑美观性的提升。

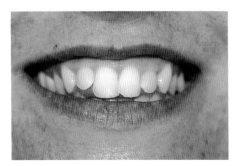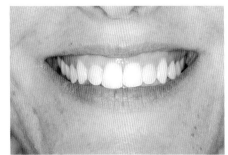

（a） （b）

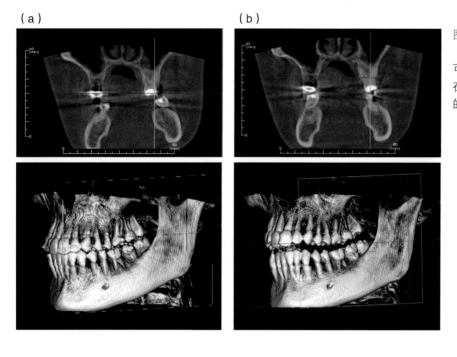

图19.120 治疗前（a）、治疗后（b）锥形束计算机断层扫描截图。可以观察到通过转矩的良好控制，在反𬌗解除的同时保持根在基骨中的位置。

### 19.3.4 不对称性骨性牙弓狭窄伴单侧后牙反𬌗：上颌快速扩弓器的使用（图19.121～图19.138）

**诊断**

30岁女性，骨性后牙反𬌗。第二磨牙正常的水平向关系提示良好的预后。前牙的对刃咬合关系致使前牙磨损和临床牙冠较短。

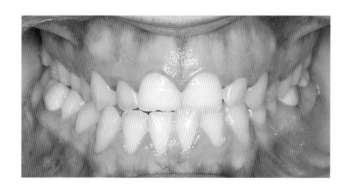

图19.121 后牙反𬌗，伴前牙反𬌗或对刃。

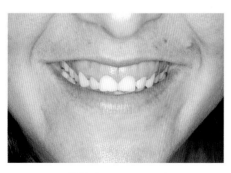
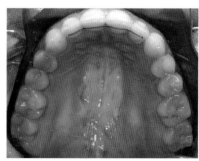
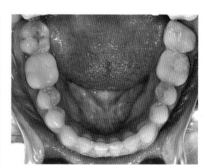

图19.122 微笑像及上下𬌗面像。

图19.123 曲面体层片和头影测量分析。

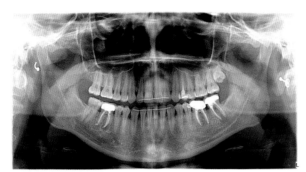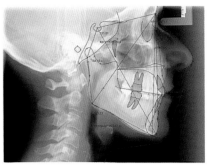

图19.124 通过iTero扫描、OrthoCad软件分析进行测量。

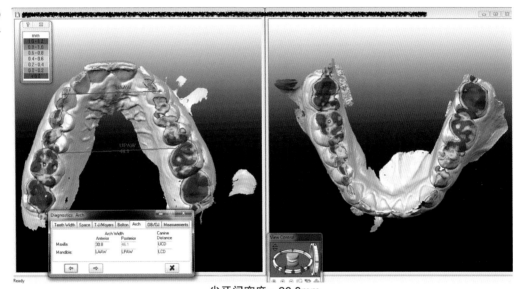

尖牙间宽度：30.8mm
第一磨牙间宽度：46.1mm

图19.125 骨性牙弓狭窄需要通过种植钉辅助上颌快速扩弓等手术方法解决。

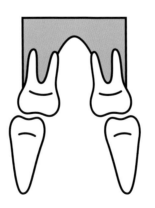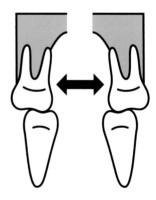

### 治疗计划

- 第一步：通过牙龈切除术增加临床牙冠长度
- 第二步：微螺钉辅助的上颌快速扩弓，一种通过非带环装置打开腭中缝促进骨性水平向分离扩弓的改良法
- 第三步：在扩弓后将其作为一个存在散隙的病例，立即开展正畸治疗：中切牙上的控根优化附件辅助间隙的关闭，纠正后牙转矩

### 第一步：牙龈切除术

使用电刀进行牙龈切除术，14天后待软组织完全愈合，进行微螺钉辅助的上颌快速扩弓器的植入。

### 第二步：微螺钉辅助的上颌快速扩弓器

局部麻醉下进行微螺钉辅助的上颌快速扩弓装置的植入，指导患者每天给扩弓器加力4次直至完全打开（8mm）。

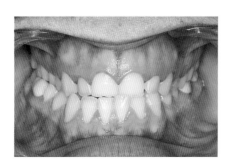 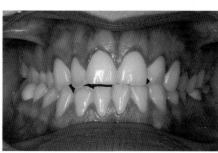

图19.126　第一步：通过牙龈切除术增加临床牙冠长度。

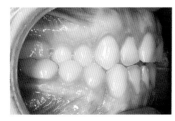 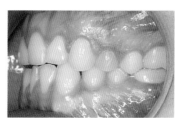

图19.127　第二步：微螺钉辅助的上颌快速扩弓器。

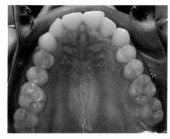 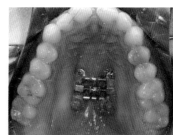 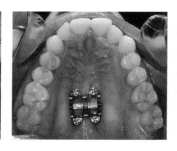

图19.128　微螺钉辅助的上颌快速扩弓器：术后即刻和扩弓后。上颌扩弓未使用牙性支抗。

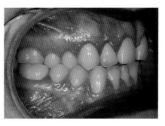 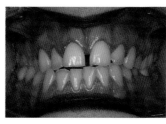 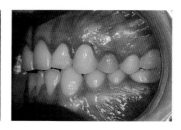

图19.129　使用微螺钉辅助的上颌快速扩弓器治疗后口内像显示左侧扩弓量较大，而右侧仍为反𬌗。

图19.130　第二步。通过iTero扫描、OrthoCad软件分析进行测量，在仅使用微螺钉辅助的上颌快速扩弓器的情况下完成了骨性扩弓。

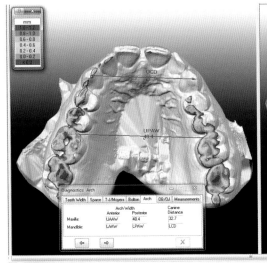
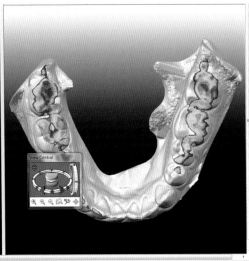

尖牙间宽度：32.7mm（+1.9mm）
第一磨牙间宽度：48.4mm（+2.3mm）

## ClinCheck 1：与技师的沟通（图19.131~图19.133）

- 设计第二磨牙保持不动，以作为支抗牙
- 不对称性扩弓，右侧扩弓量大于左侧
- 通过21的近中移动在关闭间隙的过程中通过21的近中移动调整中线。增加控根优化附件来保证整体移动
- 通过下颌的邻面去釉来增加前牙覆盖
- 12-22增加额外的根唇向转矩

图19.131　第二阶段的ClinCheck视图。

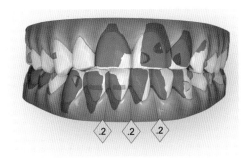

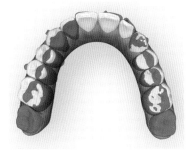
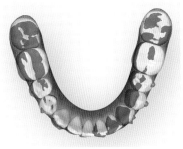

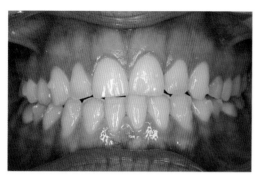 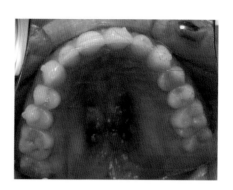

图19.132　第三阶段口内像（正面和上颌）。

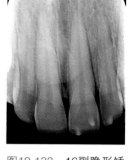

图19.133　16副隐形矫治器后间隙关闭，X线片示腭中缝仍未关闭，而微螺钉辅助的上颌快速扩弓器已去除。

### ClinCheck 2：与技师的沟通（图19.134 ~ 图19.138）

- 设计第二磨牙保持不动，以作为支抗牙
- 不对称性扩弓，右侧扩弓量大于左侧
- 通过扩弓后间隙的关闭来调整上牙列中线
- 由于Bolton比不调，通过下颌的邻面去釉来改善前磨牙的最终咬合
- 12–21增加额外的根唇向转矩
- 设计精密切割以使用舌侧扣和弹性牵引来促进后牙的伸长

图19.134　第三阶段的ClinCheck视图。

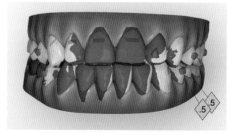

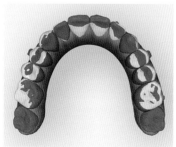 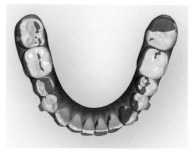

图19.135 治疗后口内像。

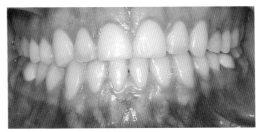

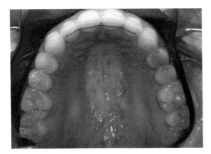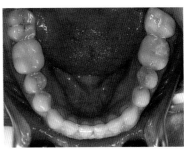

图19.136 治疗前、治疗后微笑像。

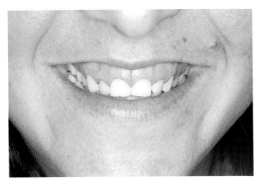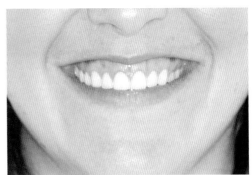

图19.137 治疗前、治疗后头影测量分析显示上颌前牙转矩的调整和前牙覆盖的增加改善了治疗后的上唇位置。

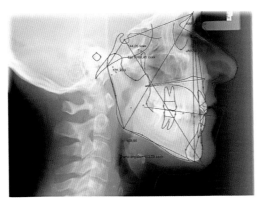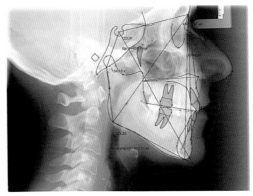

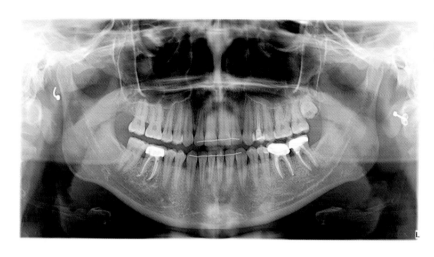

图19.138 治疗后曲面体层片显示手术扩弓改善了患者微笑时的牙齿暴露量，使上下基骨间的关系更加协调。

## 19.4 牙弓水平向代偿性治疗的要点

- 分析是否需要进行对称或不对称性扩弓，核对𬌗面、正面口内像和微笑时后牙区的牙龈暴露情况

- 要求技师在治疗后保证牙弓形态（建议为抛物线）、转矩的对称性

- 对于不对称性牙弓狭窄、后牙反𬌗、后牙转矩不对称的病例，不要同时进行双侧的扩弓

- 唯一可以同时进行的移动是一侧的扩弓和另一侧的转矩调整

- 要考虑到所有的扩弓均会引起牙弓长度减小的继发效应；扩弓越多，牙弓长度减小越多。对于需进行扩弓同时减小覆盖的病例，请要求技师设计上颌切牙增加5°额外的冠唇向转矩，下颌切牙设计邻面去釉和内收来提供足够的覆盖。这些方法可防止治疗结束后不利的早接触和扩弓后的医源性后牙开𬌗

- 注意在扩弓的同时进行磨牙和前磨牙扭转的调整。例如，要求技师外展上颌磨牙直至上磨牙的近中颊尖咬合在下颌磨牙的近中颊沟内，形成Ⅰ类咬合关系

- 对于存在严重牙弓狭窄的病例，粘接附件时，应同时使用邻面砂条松解磨牙间接触点

- 扩弓后在ClinCheck中从后方检查后牙咬合情况，上颌磨牙的腭尖应咬在下颌磨牙的中央窝。要求设计师在整个扩弓过程中给磨牙增加额外的根颊向转矩

- 对于大量扩弓的情况，为了良好控制后牙转矩，在前磨牙区和磨牙区设计距离龈缘4mm的斜向龈方水平楔形附件以保证在扩弓时提供根颊向转矩。尖牙上放置优化附件。如果仅进行单侧的扩弓，支抗侧使用非楔形的水平附件，并减半另一侧的移动速度

（俞歆蕾　译）

# 20

## 矢状向不调

对存在矢状向不调的病例，我们需要选择综合治疗套装以充分发挥隐形矫治器的功效，获得理想的咬合关系。因此，爱齐科技研发了几种特殊的装置来矫治矢状向不调，现总结如下。

### 被动隐形矫治器

为了便于进行颌间牵引，牙齿移动量较少的牙弓可以使用被动矫治器，此时上下颌隐形矫治器步数保持一致。被动隐形矫治器通常由系统默认添加（如图20.1 ClinCheck中淡蓝色动画播放条所示）。

图20.1 隐形矫治器中用于颌间牵引的精密切割和开窗。

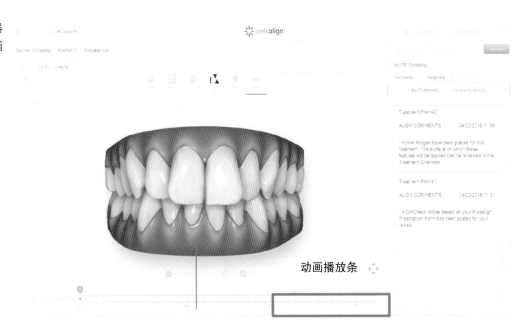

动画播放条

### *精密切割（图20.2）*

- 安氏 Ⅱ 类：位于上颌尖牙处
- 安氏 Ⅲ 类：位于下颌尖牙处
- 系统预设精密切割的位置可以在"临床设置偏好"#14中进行调整
- 精密切割的位置也可以位于尖牙、前磨牙和磨牙的颊侧
- 默认情况下，如果精密切割的位置和优化附件的位置不相容时，根据"临床设置偏好"，优化附件的优先级要高于精密切割

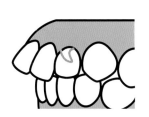

图20.2 精密切割相当于固定矫治中的牵引钩。

*Aligner Techniques in Orthodontics*, First Edition. Susana Palma Moya and Javier Lozano Zafra.
© 2021 John Wiley & Sons Ltd. Published 2021 by John Wiley & Sons Ltd.
Companion website: www.wiley.com/go/lozano-zafra/aligner-techniques

### 矫治器上的开窗位置（图20.3）

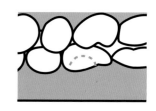

图20.3 矫治器上的开窗位置可以粘接金属/陶瓷的牵引扣。

- 安氏Ⅱ类：位于下颌第一磨牙处
- 安氏Ⅲ类：位于上颌第一磨牙处
- 系统预设开窗的位置可以在"临床设置偏好"#14中进行调整
- 开窗的位置可以位于尖牙、前磨牙和磨牙的颊舌侧
- 默认情况下，如果开窗的位置和优化附件的位置存在干扰时，根据"临床设置偏好"，优化附件的优先级要高于开窗

### 精密切割VS矫治器上开窗（图20.4和图20.5）

精密切割和开窗的一个主要区别在于牵引时对牙弓其他牙齿的影响。当在精密切割处进行牵引时，牵引力会造成牙弓内的前牙发生倾斜移动。当在开窗处进行牵引时，牵引力更多作用在开窗的牙齿，而对牙弓内其他的牙齿影响较小。

例如，对于安氏Ⅱ类2分类上颌前牙舌倾的患者，为了通过颌间牵引解决Ⅱ类关系并避免上颌前牙进一步舌倾，可以在上颌尖牙处开窗进行牵引，而非设计精密切割。这将避免上颌前牙进一步舌倾造成前牙干扰，对Ⅱ类关系的矫治产生影响。

针对安氏Ⅱ类2分类患者，还有一种治疗选择是在上颌第一前磨牙和下颌第二磨牙处开窗进行牵引。这种情况下，牵引力主要作用于后牙，对上颌前牙的影响较小。

相反，对于伴上颌前牙唇倾的安氏Ⅱ类1分类患者，Ⅱ类牵引造成上颌前牙舌倾的作用是有利的，因此Ⅱ类牵引的位置应该从上颌尖牙处的精密切割到下颌第一磨牙的开窗。

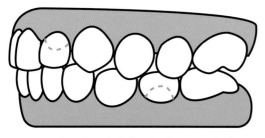

图20.4 在两个开窗的位置间进行Ⅱ类牵引适用于安氏Ⅱ类2分类患者。

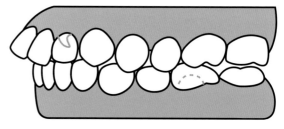

图20.5 在上颌尖牙处的精密切割和下颌第一磨牙的开窗间进行Ⅱ类牵引适用于安氏Ⅱ类1分类患者。

### 利用牵引解决尖牙扭转（图20.6和图20.7）

同理，安氏Ⅱ类错𬌗畸形伴上颌尖牙近中颊向扭转时，若在上颌尖牙的唇侧开窗进行Ⅱ类牵引，上颌尖牙的近中颊向扭转会进一步加重。如果将矫治器开窗设置于上颌尖牙的舌侧，在解决Ⅱ类关系的同时，尖牙的近中颊向扭转也会同时得到解决。

- 如果上颌尖牙初始位置为近中舌向扭转，应在上颌尖牙唇侧设计精密切割
- 如果上颌尖牙初始位置为近中颊向扭转，应在上颌尖牙舌侧开窗进行Ⅱ类颌间牵引。在解决Ⅱ类关系的同时，提供一个近中舌向力解决上颌尖牙的扭转

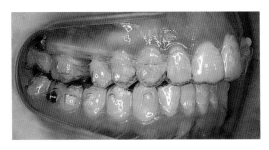

图20.6 上颌尖牙近中舌向扭转。

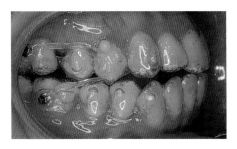

图20.7 上颌尖牙近中颊向扭转。

### 通过牵引增加上颌尖牙冠唇向转矩（图20.8和图20.9）

- 对于上牙弓狭窄且尖牙冠舌向倾斜的患者，如果在上颌尖牙舌侧开窗进行Ⅱ类颌间牵引，在解决Ⅱ类关系的同时，上颌尖牙可以获得额外冠唇向转矩并且使上牙弓前段宽度增加

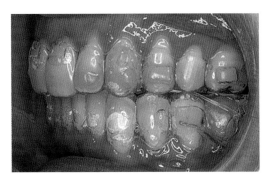

图20.8 在上颌尖牙舌侧开窗，Ⅱ类牵引可以增加上颌尖牙冠唇向转矩并且增加上牙弓前段宽度。

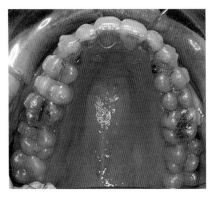

图20.9 上颌尖牙舌侧开窗的𬌗面观。

### 假牙空泡：代替缺失牙（图20.10）

- 减少正畸治疗过程中由于缺失牙造成的美观影响
- 假牙空泡可以放置于牙弓前段 > 4mm 的间隙中
- 如果邻牙发生移动（例如，拔牙病例），假牙空泡可以根据治疗需求自动调整宽度（缩短或增宽）
- 假牙空泡可以在"临床设置偏好"#7中调整
- 假牙空泡可以用以下材料进行填充：临时自凝树脂、流动光固化树脂（由于树脂由光照部位开始固化，所以光固化灯应从隐形矫治器的唇面而非𬌗方进行照射，否则树脂光固化后容易从隐形矫治器中脱出）、与牙色一致的牙科蜡

图20.10 替代缺失34的假牙空泡。

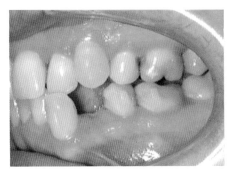

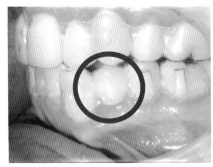

**假牙空泡的适应证（图20.11）**

- 拔牙病例中，尽量选择较小的假牙空泡或不使用假牙空泡，可使隐形矫治器更好地包裹牙齿，从而控制牙根的转矩。在假牙空泡大小不需改变的病例中，临床医生可仅填充一副矫治器中的假牙空泡，更换矫治器时将原有树脂安装至新假牙空泡中即可。在一些病例中，由于假牙空泡随着拔牙间隙的关闭逐渐减小，临床医生通常需要填充每副隐形矫治器中的假牙空泡

- 如果缺失第一磨牙、需要直立第二磨牙时，不要设计假牙空泡。使用隐形矫治器中的杆结构将会帮助矫治器更好地包裹第二磨牙的近中，直立倾斜的第二磨牙

- 牵引尖牙：在腭侧设计半个假牙空泡

- 异位尖牙：将尖牙虚拟拔除，然后设计一个牙尖与𬌗平面平行的假牙空泡。如果异位尖牙与侧切牙重叠，假牙空泡需更大

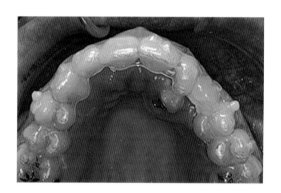

图20.11　阻生尖牙的牵引：矫治器唇侧开窗与阻生尖牙进行弹性牵引。

## 20.1　安氏 Ⅱ/Ⅲ 类患者处方表的填写

填写处方表前，您需要确定治疗目标：

- 是否需维持安氏 Ⅱ 类咬合关系？
- 是否需建立尖牙中性关系？
- 是否需建立尖牙和磨牙的中性咬合关系？

根据已明确的治疗目标选择"维持现有矢状向关系""只改善尖牙关系""矢状向关系改善4mm以内""达成尖牙和磨牙的中性咬合关系"等选项。

在完成治疗目标的选择后（例如，获得安氏 Ⅰ 类咬合关系），需要考虑如何实现既定目标。

可通过以下方式实现矢状向关系的调整（图20.12和图20.13）：

- <u>后牙邻面去釉</u>：从尖牙到第一磨牙的每个邻接面最多进行0.5mm的去釉

- 利用咬合跳跃模拟颌间牵引进行安氏 Ⅱ 类或安氏 Ⅲ 类咬合关系的纠正

  ○ 咬合跳跃将显示在ClinCheck中的最后一步，其治疗效果取决于患者治疗过程中佩戴颌间牵引的依从性

  ○ 咬合跳跃的实现是需要贯穿整个正畸治疗的，而不是仅仅在隐形矫治的最后阶段

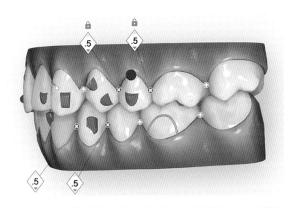

图20.12  如果下颌尖牙位置设定为不移动，上颌前磨牙邻面去釉后的间隙可以远中移动上颌前牙，下颌前磨牙邻面去釉后的间隙可以近中移动下颌后牙。

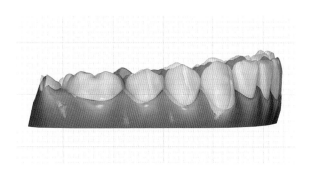

图20.13  使用Ⅱ类或Ⅲ类牵引后，矢状向关系改善的模拟效果可以在ClinCheck中显示。

- 序列远中移动：序列远中移动上牙列（安氏Ⅱ类病例）或下牙列（安氏Ⅲ类病例）
  - 尤其适合于上颌后牙转矩正常（或正转矩）、牙弓不狭窄、上颌尖牙转矩正常及上颌第一磨牙无严重扭转的安氏Ⅱ类成人患者
  - 当通过牙弓宽度调整和第一磨牙近中颊向扭转无法代偿性解决Ⅱ类关系时，可以通过序列远中移动上牙列获得安氏Ⅰ类的后牙咬合关系

    序列远中移动时，建议在第一颗牙齿远中移动1/2距离后，再进行第二颗牙齿的远中移动（图20.14和图20.15）。具体的方法是：
- 上颌第二磨牙开始远中移动，当其远中移动完成1/2之后
- 上颌第一磨牙开始远中移动，当其远中移动完成1/2之后
- 上颌第二前磨牙开始远中移动，当其远中移动完成1/2之后
- 上颌第一前磨牙开始远中移动，当其远中移动完成1/2之后
- 上颌尖牙开始远中移动，当其远中移动完成1/2之后
- 上颌切牙开始内收

    这就是牙齿移动流程图中的V形移动模式。

图20.14  序列远中移动的牙齿移动分步图顺时针旋转90°呈现出V形。

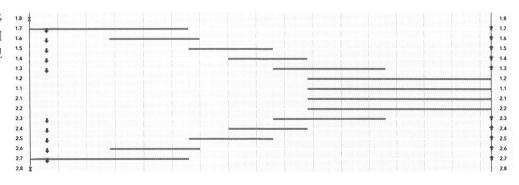

- 应要求技师在内收阶段增加额外的根舌向转矩，防止前牙转矩丢失
- 需拔除上颌第三磨牙（安氏Ⅱ类患者）或下颌第三磨牙（安氏Ⅲ类患者）。如果患者是青少年，第三磨牙尚在萌出之中，则不必拔除第三磨牙
- 在上颌第二前磨牙开始远中移动前需一直使用Ⅱ类牵引；在序列远中移动过程中，上颌前牙舌侧龈方3mm处放置斜向龈方水平楔形附件，以提供更多的前牙支抗

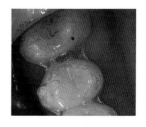

图20.15 序列远中移动可以增加矫治器与磨牙近中面的接触面积。

### 序列远中移动的适应证

- 青少年：完全远中关系的患者，上牙弓后段（前磨牙和磨牙区）较宽，通过宽度代偿建立中性磨牙关系较困难
- 成人：不完全远中关系的安氏Ⅱ类患者（若患者为完全远中关系，同时使用微螺钉辅助上牙列序列远中移动，可以缩短正畸治疗的时间）

### 序列远中移动需要考虑的因素（图20.16 ~ 图20.18）

隐形矫治序列远中移动相当于使用固定矫治器进行矫治时，在上颌牙齿的近中放置螺旋推簧，一般需要注意两个副作用：

- 缺乏转矩控制
- 前牙唇倾效应

前牙唇倾同样会在隐形矫治序列远中移动过程中出现。远中移动磨牙过程中，隐形矫治器长度增加，前牙受到唇向的反作用力，可能导致前牙唇倾，需要在设计序列远中移动时考虑。

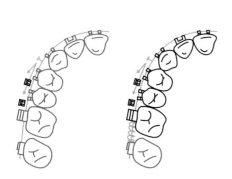

图20.16 螺旋推簧开展间隙产生的不利影响与隐形矫治序列远中移动牙齿相似。

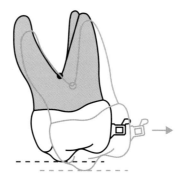

图20.17 螺旋推簧开展间隙会使邻牙失去转矩控制。

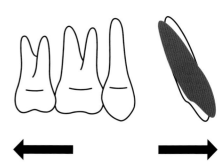

图20.18 螺旋推簧开展间隙会造成前牙的唇倾。

### 下颌前导（Mandibular Advancement, MA）

MA是爱齐科技近期的一项创新技术，适用于具有生长潜能的下颌后缩患者，可实现和功能矫治一样导下颌向前的效果（图20.19）。

### 模拟正颌外科手术

在开始治疗前，应要求技师进行正颌手术模拟，否则手术模拟效果将不会在治疗结束时的ClinCheck界面中呈现（图20.20）。

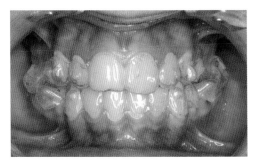

图20.19 隐形矫治器后部的精密翼托可以使青少年患者下颌前伸。

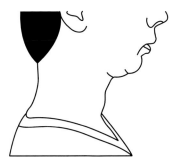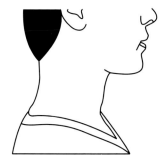

图20.20 使用MA后，安氏Ⅱ类面型改善。

什么样的病例需要使用颌间牵引？

当选择通过颌间牵引改善Ⅱ类关系时，技师通常会设计咬合跳跃模拟牵引的效果：

- 由于隐形矫治器的数量通常会因咬合跳跃而减少，临床医生通常需要尽早进行颌间牵引。因此有必要在治疗的初期获得足够的牙弓宽度和前牙覆盖，以便早期进行颌间牵引
- 在序列远中移动的病例中：
  ○ 颌间牵引应在第二前磨牙远中移动之前开始使用
- MA病例需夜间佩戴Ⅱ类牵引
  ○ Ⅱ类牵引的应用可以使精密翼托即使在患者睡眠时也能一直处于正确位置，防止患者睡眠时张口、下颌位置后退，以及其他睡眠状态时下颌异常运动导致精密翼托弯曲变形

## 20.2 安氏Ⅱ类病例

安氏Ⅱ类错𬌗畸形在人群中占12%~32%。过去的几十年中，针对安氏Ⅱ类错𬌗畸形的矫治技术得到了很大的发展，包括采用隐形矫治器或固定矫治器进行拔牙或不拔牙的矫治。

矢状向不调通常是根据Edward Angle的分类标准，即上下颌第一磨牙咬合关系进行判定。安氏Ⅱ类患者可以根据前牙位置进一步分为安氏Ⅱ类1分类和安氏Ⅱ类2分类。

安氏Ⅱ类错𬌗畸形的发生与诸多因素相关，因此准确诊断对于选择相应的治疗方案非常重要。下颌后缩是形成安氏Ⅱ类错𬌗的主要原因之一。在下颌前移的过程中，牙列也可以同期进行排齐，因此对于具有生长发育潜能的青少年患者，MA是一个很好的选择。

对于安氏Ⅱ类的成年患者而言，隐形矫治也具有一定的优势。例如，在隐形矫治中，可以采用多种支抗形式结合弹性牵引进行牙列远中移动。而在固定矫治中，弹性牵引几乎是固定矫治中牙列远中移动的唯一选择，治疗方案较为局限。

### 20.2.1 安氏Ⅱ类患者矫治的注意事项

- 安氏Ⅱ类中均角或低角的病例适合采用隐形矫治
- 矫治安氏Ⅱ类患者的关键在于牙弓宽度的代偿能力：治疗前牙弓越狭窄，治疗结果越好
- 如果使用序列远中移动进行安氏Ⅱ类错𬌗畸形的矫治，第三磨牙通常需要拔除

- 在矫治Ⅱ类关系前，首先要确保上下颌前牙具有一定的唇舌向转矩：上颌切牙的转矩可以通过过矫治增加至17°，直立下颌切牙至-1°。过矫治的目的在于提供足够的前牙覆盖以矫治Ⅱ类关系

- 如果前牙覆盖过小，不足以解决Ⅱ类的磨牙关系，最终将难以获得Ⅰ类的咬合关系。因此在使用Ⅱ类牵引前，要确保前牙有足够的覆盖

- 对于安氏Ⅱ类2分类的矫治，上颌切牙的转矩控制至关重要。上颌切牙越舌倾，后牙的支抗需求就越强。因此，在一些严重的安氏Ⅱ类2分类患者中，上颌后牙区需要植入微螺钉增强后牙支抗

- 上牙列序列远中移动可以和扩弓、解除扭转同时进行

- 上颌磨牙的远中移动和上颌切牙的冠唇向转矩控制应分步进行，以防止后牙支抗丢失；或者上颌磨牙的远中移动和上颌切牙的唇向移动（冠唇向转矩）、纠正扭转（早期美观纠正）同时进行

- 在矫治Ⅱ类关系前，应考虑切牙的移动顺序：
  - 安氏Ⅱ类2分类：使上颌切牙的牙根远离骨皮质。先唇向移动，再进行内收、压低和根舌向转矩控制（图20.21）
  - 冠唇向移动（使切牙的牙根舌向移动离开骨皮质）
  - 压低
  - 内收＋根舌向转矩
  - 安氏Ⅱ类1分类：首先要确保4颗上颌切牙的转矩一致，然后进行内收、压低和根舌向转矩控制（图20.22）。需要注意的是，4颗上颌切牙舌向倾斜得越明显，后牙的支抗强度需求就越大：
    - 4颗切牙唇舌向转矩一致
    - 上颌切牙的压低、内收和根舌向转矩控制同时进行

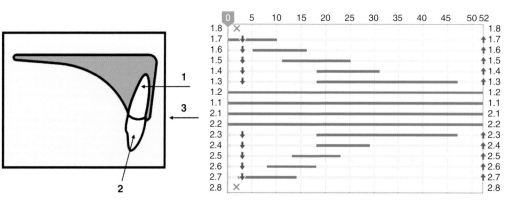

图20.21 安氏Ⅱ类2分类矫治过程中上颌切牙的移动顺序：冠唇向移动、压低、内收。上颌前牙在矫治初期的移动改变了序列远中移动典型的Ⅴ形移动模式。

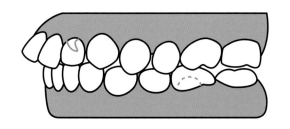

图20.22 安氏Ⅱ类1分类，上颌切牙内收、压低及根舌向转矩控制。

#### 安氏Ⅱ类患者的治疗方案

我们提供安氏Ⅱ类病例的治疗方法如下：

- 下颌前导（适用于具有生长发育潜能的下颌后缩患者）
- 扩弓 + 咬合跳跃（牙弓狭窄、磨牙关系为不完全远中关系的青少年患者）
- 上牙列序列远中移动（磨牙关系为不完全远中关系的成人患者和磨牙关系为完全远中关系但没有扩弓余地的青少年患者）
- 微螺钉辅助上牙列同时远中移动（磨牙关系为完全远中关系或安氏Ⅱ类2分类的成人患者）
- 微螺钉或Locatelli辅助下牙列同时近中移动（下颌发育不足、后缩的成人患者），具体内容将在第22章和第24章的多学科治疗中讲述

#### 安氏Ⅱ类矫治策略

和固定矫治一样，安氏Ⅱ类错𬌗畸形的矫治，除了上牙列远中移动或下牙列近中移动外，还可以根据患者具体情况采用不同策略改善安氏Ⅱ类关系，总结如表20.1所示。

#### 扩弓

在矫治Ⅱ类错𬌗时，上牙弓宽度的增加量与长度的缩短量均要大于下牙弓，因此前牙覆盖会因"珍珠项链效应"减小，能改善约0.5mm的Ⅱ类关系（图20.23）。

表20.1　不同矫治策略对安氏Ⅱ类关系的改善能力

| 方法 | 对Ⅱ类关系的最大改善 |
| --- | --- |
| 扩弓 | 0.5mm |
| 解决磨牙扭转 | 1mm |
| 邻面去釉 | 2mm |
| 上牙列序列远中移动 | 4mm |
| 微螺钉辅助上牙列序列远中移动 | 8mm |
| 下牙列序列近中移动 | 2mm |
| 拔牙矫治 | 8mm |

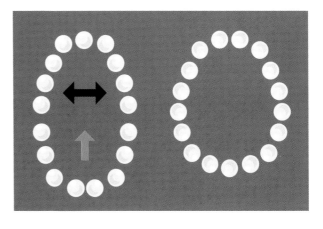
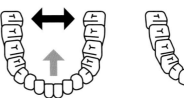
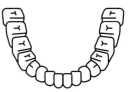

图20.23　上颌扩弓后，上牙弓长度减小，Ⅱ类关系改善。

### 磨牙扭转的矫治

上颌第一磨牙的严重扭转会占用上牙弓较多的间隙，加重矢状向Ⅱ类关系。因此磨牙扭转的矫治是改善Ⅱ类关系十分简单的方法（图20.24）。

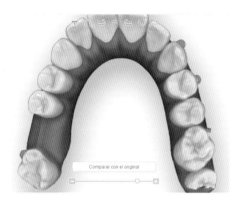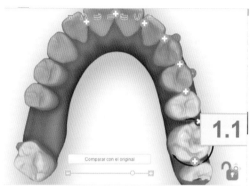

图20.24 ClinCheck：矫治45°扭转的上颌磨牙可以获得1mm间隙，用于纠正Ⅱ类关系。建议在扭转的磨牙放置斜向近中垂直楔形附件或优化去扭转附件。

### 上牙列的远中移动

通常情况下，上牙列4mm以内的远中移动是可预测的，一个磨牙关系为完全远中的患者可以利用微螺钉作为骨性支抗实现Ⅱ类关系的纠正。需要注意的是，如果没有微螺钉加强支抗，上颌磨牙在远中移动过程中，前牙将唇倾（图20.25）。

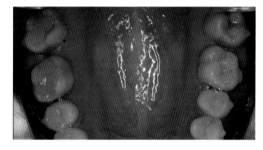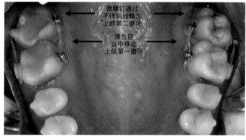

图20.25 口内像：矫治45°扭转的上颌磨牙可以获得1mm间隙用于纠正Ⅱ类关系。通常建议在扭转的磨牙放置斜向近中垂直楔形附件或优化去扭转附件。

### 下牙列的近中移动

如同固定矫治一样，当Ⅱ类牵引作用于下颌磨牙时，下牙列将出现近中移动。因此，Ⅱ类牵引的使用需要根据下颌前牙的唇倾度决定，这将在本章节的病例中讲解（图20.26）。

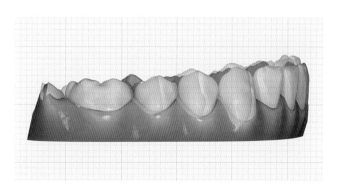

图20.26 由于使用了Ⅱ类牵引，下牙列出现近中移动（呈现为白色）。

## 拔牙矫治

经典的固定矫治理念同样适用于隐形矫治，但由于两种矫治方法的矫治技术不同，在矫治过程中需要考虑不同的生物力学（图20.27）。

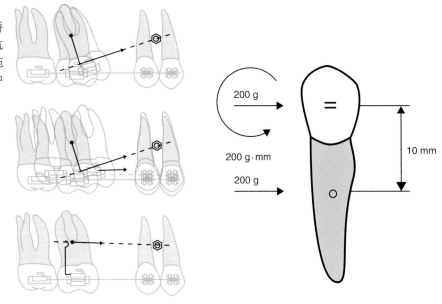

图20.27　无论应用哪种矫治技术，生物力学都是正畸治疗的基础。当矫治力没有通过牙齿的阻抗中心（阻抗中心位于牙根处，隐形矫治作用力施加在牙冠）时，后牙近中移动过程中将出现近中倾斜。

## 第三磨牙的拔除

在第三磨牙拔除后立即进行磨牙的远中移动，可以利用拔牙后的牙齿移动加速成骨效应（Rapid Acceleratory Phenomenon, RAP），自然地产生加速成骨的现象（图20.28）。

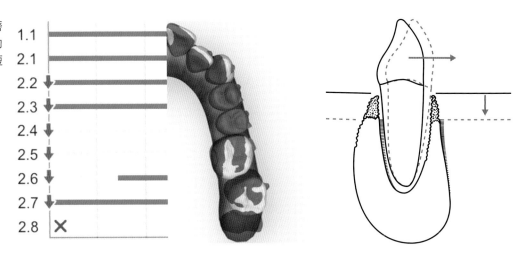

图20.28　拔除第三磨牙后立即进行磨牙的远中移动，可以缩短正畸治疗的时间。

### 20.2.2 下颌前导

对于具有生长发育潜能的患者，功能矫治中的下颌前导是一种常用的治疗方法。隐形矫治中的下颌前导同样可以适用于具有生长发育潜能的安氏Ⅱ类患者。

部分学者发现使用下颌前导后，下颌的生长量确实出现了增加（下颌长度的增加和髁突的有效生长），而另外的学者对此持怀疑态度。有证据显示，功能矫治中的牙性改变要多于骨性改变。

即便如此，这些争议并不是本书需要去解决的问题，我们将着重介绍隐形矫治下颌前导的矫治装置及矫治流程。

#### 下颌前导的合适时机

对于具有生长发育潜能的患者，当矫治的目标不仅仅是矫正牙齿，而是期望颌骨产生一定的改变时，矫治的时机就显得格外重要。合适的治疗时机需要根据患者自身的骨龄确定，学者Baccetti提出的CVM颈椎分期可以精确地确定骨龄（图20.29）。

学者Baccetti认为早期矫形治疗最适合的时机是颈椎分期中的CS3期和CS4期。对于具有生长发育潜能的患者，安氏Ⅱ类错𬌗畸形的矫治策略如表20.2所示。

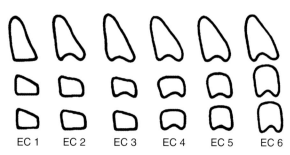

EC 1　EC 2　EC 3　EC 4　EC 5　EC 6

图20.29　在下颌前导之前，需要仔细检查患儿的生长发育阶段。

表20.2　具有生长发育潜力的安氏Ⅱ类患者治疗策略

| CS1期<br>CS2期 | 暂不进行矢状向矫治 | |
| --- | --- | --- |
| CS3/4期 | 覆盖 < 3mm | Ⅱ类颌间牵引 |
| | 覆盖 3~6mm | 下颌前导 + 夜间Ⅱ类颌间牵引 |
| | 覆盖 > 7mm | 下颌前导 + 全天Ⅱ类颌间牵引 |
| CS5期 | 覆盖 < 3mm | 上牙列序列远中移动 |
| | 覆盖 > 4mm | 拔牙矫治或者微螺钉辅助上牙列序列远中移动 |
| 第二阶段 | 至少佩戴6个月的Ⅱ类颌间牵引 | |
| 下颌前导 | 通过包裹下颌前牙唇面，更好地控制下颌前牙转矩 | |

#### 下颌前导的特点

- 隐形矫治器的特征：包含适用于青少年患者矫治的装置（例如，牙齿萌出补偿和下颌前导）
- 隐形矫治器和精密翼托均采用SmartTrack材料制作而成
- 下颌前导矫治中最具特征的是位于第一磨牙和前磨牙的精密翼托
- 需要注意的是，若想使用下颌前导矫治中的精密翼托，患者的前磨牙需已经萌出或处于稳定的替牙晚期状态

**下颌前导的工作原理**

- 如同Twin-Block矫治器一样，精密翼托可以迫使患者咬合时发生下颌前伸并维持于前伸位。在夜间时，Ⅱ类牵引是唯一可以将下颌保持在前伸位置的方法。我们建议在上颌第一前磨牙舌侧与下颌第二磨牙颊侧进行Ⅱ类牵引，以免对精密翼托产生干扰

- 导下颌向前时，牙列也可以同期排齐整平

- 我们可以在ClinCheck中设计下颌前导一次完成或分步实现

**下颌前导的矫治流程**

*下颌前导预备阶段*

矫治目标：

- 整平Spee曲线，在下颌前导之前创造2mm以上的前牙覆盖

- 其他一些有利于放置精密翼托的牙齿位置微调

矫治内容：

- 唇倾安氏Ⅱ类2分类患者的上颌前牙

- 压低深覆𬌗患者的前牙

- 磨牙去扭转

- 纠正反𬌗

隐形矫治器：

- 标准隐形矫治器

- 设计附件

- 无精密翼托

*下颌前导阶段*

矫治目标：

- 前导下颌（每8副隐形矫治器前导下颌2mm）

- 同期牙齿移动（精密翼托覆盖的牙齿先不进行移动）

- 磨牙附件需去除

- 本阶段至少需要26副隐形矫治器

矫治内容：

- 纠正安氏Ⅱ类关系

- 协调牙弓宽度

- 减少前牙覆盖

- 排齐整平牙列

隐形矫治器：

- 带有精密翼托

- 隐形矫治器的部分功能会受到精密翼托的限制

### 过渡阶段

矫治目标：

- 在佩戴附加矫治器前，将下颌维持在前伸位
- 不涉及牙齿移动
- 这一阶段需要4副隐形矫治器

矫治内容：

- 维持下颌前伸

隐形矫治器：

- 带有精密翼托

## 青少年治疗的特点

### 尖牙和第二前磨牙的萌出补偿（图20.30和图20.31）

萌出补偿是为青少年患者尚未完全萌出的尖牙和第二前磨牙在隐形矫治器上预留的空间。即便很轻的力量也会干扰甚至阻碍牙齿的萌出，因此萌出补偿十分重要。由于牙齿移动导致萌出受阻的情况过去常出现在传统矫治中（例如，使用Schwartz可摘矫治器）。然而在隐形矫治中，算法可预测牙齿的移动路径，这种情况将不再出现。

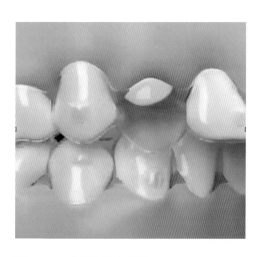

图20.30　尖牙的萌出补偿。

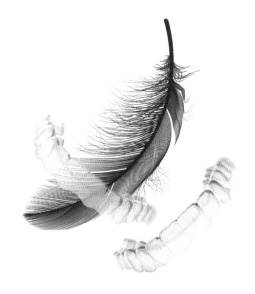

图20.31　超过12g的力量会干扰牙齿的萌出。

## 第二磨牙和第三磨牙的终末磨牙萌出帽

萌出帽延伸至牙弓最后一个磨牙的近中牙尖，防止终末磨牙的过长（图20.32）。

图20.32  萌出帽可以防止因终末磨牙过长引起的后牙殆干扰和前牙开殆。在固定矫治过程中，第三磨牙的过度萌出常会导致此类问题。

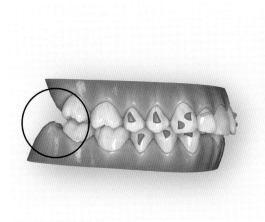

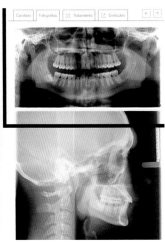

## 20.2.3  传统下颌前导后隐形矫治（图30.33～图30.44）

### 诊断

12岁男性，骨性Ⅱ类均角，下颌后缩。患者牙弓狭窄，上颌前牙唇倾，前牙深覆殆，深覆盖10mm，闭唇困难，颏后缩。

图20.33  初始口内像。

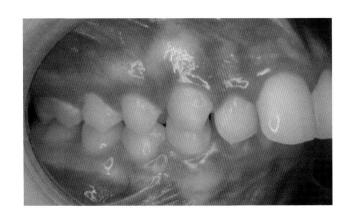

### 治疗计划

- 本病例开始治疗时，隐形矫治下颌前导技术尚未问世，因此Ⅰ期治疗采用Herbst矫治器与D-gainer（2014年1月治疗开始，2015年11月治疗结束）
- Ⅱ期矫治采用隐适美轻度套装
- 现阶段不必再分别使用上述两种矫治器，隐形矫治的下颌前导（MA）可以同时实现Ⅰ期和Ⅱ期的矫治

### 对技师的要求

- 上颌：在上颌切牙转矩控制的前提下关闭上牙弓间隙，后牙需要强支抗。因此，上颌后牙不设计移动，上颌前牙同时设计内收、压低和舌向控根
- 下颌：在关闭上颌前牙间隙时，前牙需要有一定的覆盖。为了获得内收下颌前牙所需的支抗，下颌后牙段不设计移动。下颌前牙段设计邻面去釉进行内收，同时舌向控根

**治疗总结**

- 在Ⅰ期矫形治疗后，尖牙、磨牙建立了Ⅰ类咬合关系

- 总治疗时长为1.5年

- Ⅱ期隐形矫治解决上牙列间隙和纠正上下牙列中线偏斜

- 隐形矫治总共14个月：第一套隐形矫治器总共14副，每14天更换一副；附加矫治器总共14副，治疗后覆𬌗覆盖正常

- 在下颌前导的过程中，使用D-gainer唇倾12和22，避免下颌在前伸过程中出现干扰

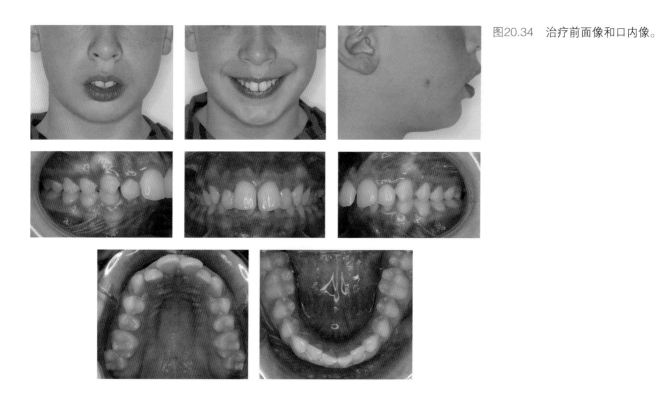

图20.34　治疗前面像和口内像。

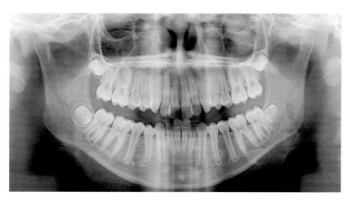

图20.35　治疗前曲面体层片、头颅侧位片及头影测量分析。

图20.35（续）

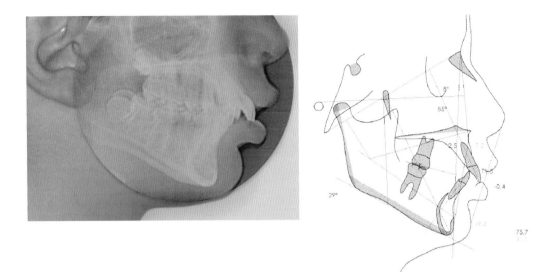

图20.36 佩戴Herbst
矫治器治疗前、治疗
后的口内像。经过 I
期Herbst矫治，患者
下颌向前生长，磨牙
关系变为安氏 I 类。
上牙列散隙将在 II 期
治疗中处理。

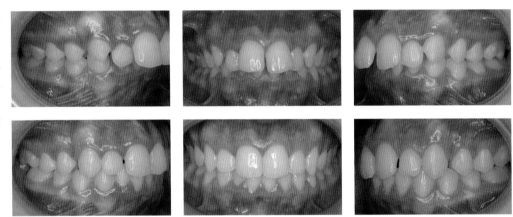

图20.37 上下牙列ClinCheck
视图。

为了增强前牙内收时的支抗，磨牙和前磨牙不设计移动

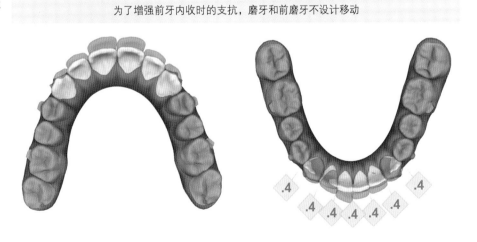

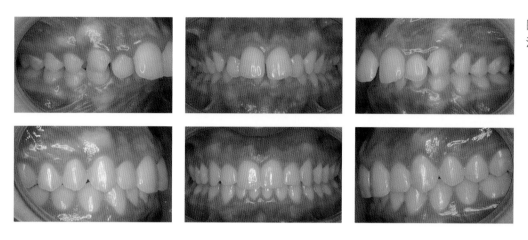

图20.38 治疗前、治疗后口内像。

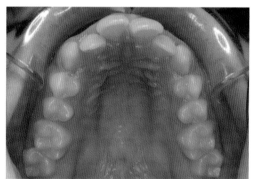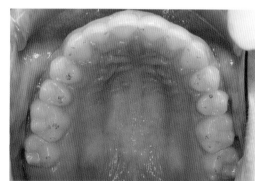

图20.39 治疗前、治疗后上颌𬌗面像。

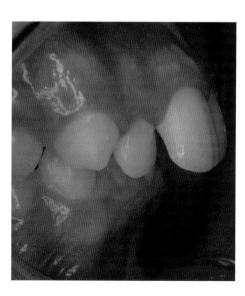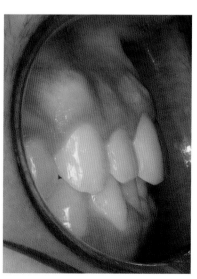

图20.40 治疗前、治疗后的前牙覆盖像。

图20.41 治疗前、治疗后下颌的改变。

**下颌的改变**

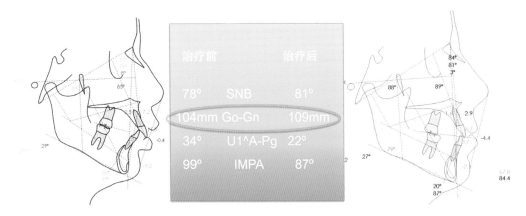

| 治疗前 | | 治疗后 |
|---|---|---|
| 78° | SNB | 81° |
| 104mm | Go-Gn | 109mm |
| 34° | U1^A-Pg | 22° |
| 99° | IMPA | 87° |

图20.42 治疗前、治疗后侧貌的改变。

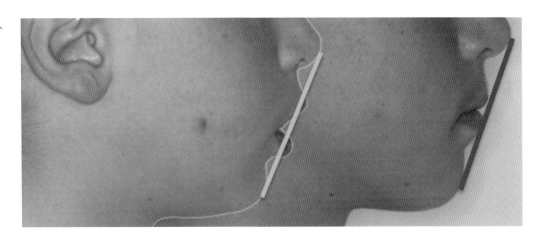

图20.43 治疗前、Ⅰ期矫治结束、Ⅱ期矫治结束后正面笑像。

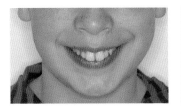 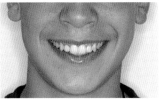 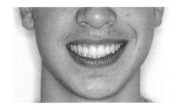

图20.44 治疗前、治疗后的头颅侧位片。

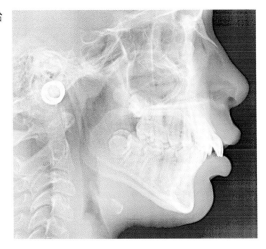 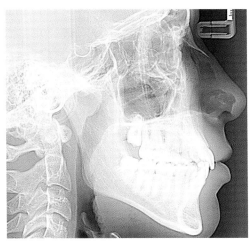

### 20.2.4 隐形矫治下颌前导（图20.45～图20.65）

#### 诊断

14岁男性，安氏Ⅱ类1分类下颌后缩，双侧后牙锁𬌗。患者Ⅱ类侧貌，闭唇困难，上牙列中线正，深覆𬌗（上颌前牙盖住下颌前牙90%），前牙深覆盖9mm。

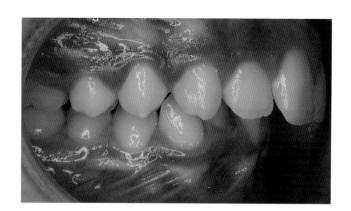

图20.45 初始口内像。

#### 治疗计划

- 治疗第一阶段使用隐形下颌前导（MA）促进下颌的发育
- 获得稳定的Ⅰ类咬合关系后，进入治疗的第二阶段，使用隐形矫治器进行综合治疗

#### 对技师的要求

- 因为患者前牙覆盖足够，可以直接进入MA的矫治，无须下颌前导的预备（我们后期发现这是错误的，在下颌前导前，整平Spee曲线十分必要，可避免下颌前导过程中出现𬌗干扰和精密翼托变形）
- 在下颌前导过程中进行牙弓形态、宽度和转矩的匹配

#### 治疗总结

- 总治疗时长为18个月
- 治疗前6个月，通过下颌扩弓进行上下牙弓形态匹配
- 由于未进行下颌前导的预备，Spee曲线未整平，治疗6个月后出现前牙的早接触及精密翼托变形，再次口内扫描重启
- 在患者下颌前导的过程中，夜间佩戴Ⅱ类牵引（从上颌尖牙到下颌第二前磨牙）可以使下颌在夜间睡眠状态仍维持在前伸位，并可以防止精密翼托的变形
- 治疗结束时，后牙锁𬌗得到纠正，双侧安氏Ⅰ类咬合关系，前牙覆𬌗覆盖正常，前牙切导关系正常，患者颏部形态改善

**隐形下颌前导矫治 II 类错𬌗畸形的治疗要点**

- 同其他功能矫治器（例如，Herbst）一样，采用隐形矫治下颌前导的患者应具有生长发育的潜能及良好的依从性

- 在下颌前导预备阶段，需要进行Spee曲线的整平和牙弓宽度的纠正，避免下颌前伸过程中出现𬌗干扰

- 安氏 II 类2分类患者在进行下颌前导前，首先需唇倾上颌切牙成为安氏 II 类1分类

- 平均每8个月下颌可以前导2mm，因此下颌前导至少需要26～30副隐形矫治器，才能获得下颌的生长

图20.46　治疗前面像和口内像。

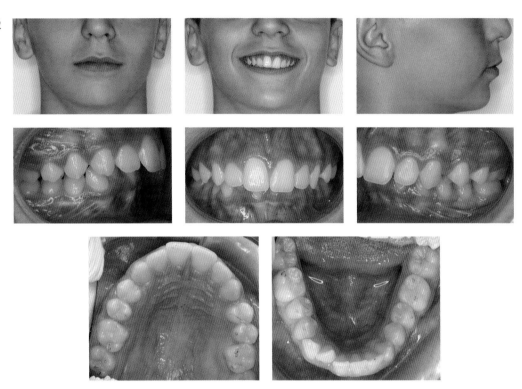

图20.47　治疗前的咬合接触关系。

**口内分析：安氏 II 类1分类，磨牙完全远中关系，上颌前牙唇倾，双侧后牙正锁𬌗**

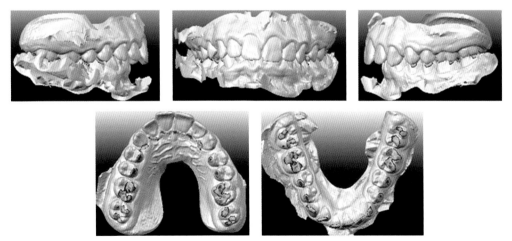

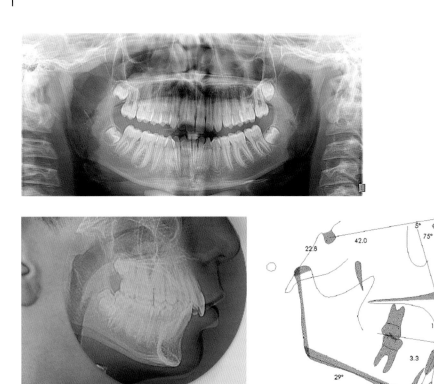

图20.48 治疗前曲面体层片、头颅侧位片及头影测量分析。

图20.49 上下牙列ClinCheck视图。

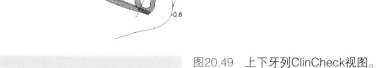

- 协调弓形（牙弓形态、宽度和转矩）
- 压低＋上颌切牙根舌向转矩
- 下颌前导预备阶段整平Spee曲线
- 下颌前导＋夜间佩戴Ⅱ类牵引

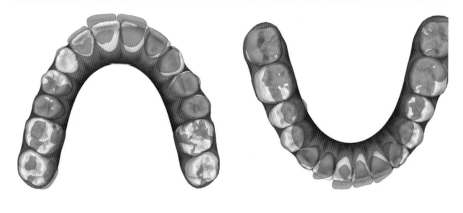

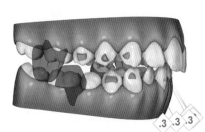
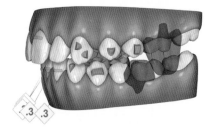
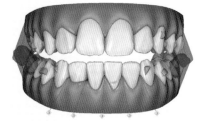

图20.50 治疗初始位置ClinCheck侧方视图。

图20.51 治疗初始位置ClinCheck正面视图。

图20.52 治疗目标：下颌前伸至双侧磨牙关系中性。

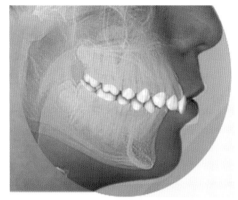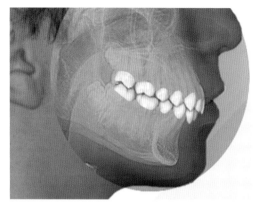

图20.53 治疗前的口内像、治疗6个月时佩戴隐形矫治器的口内像、治疗6个月时未佩戴隐形矫治器的口内像，此时出现前牙的早接触。

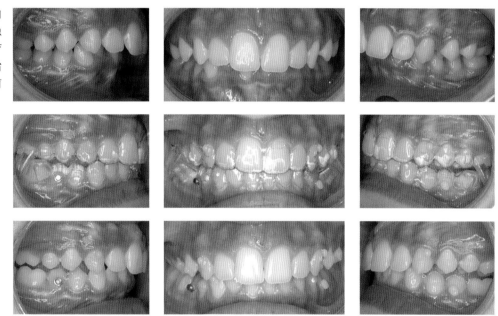

图20.54 治疗的前6个月前导下颌。

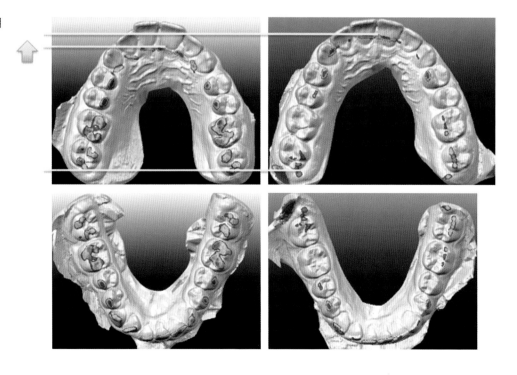

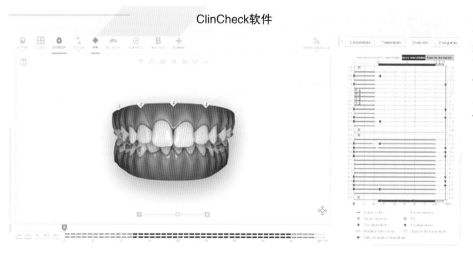

图20.55　新版ClinCheck中，在下颌前导前要求进行Spee曲线的整平。下颌前导预备阶段可进行下颌切牙的压低和上颌切牙的正转矩控制。此外，磨牙要设计根颊向的过矫治，以便支持精密翼托。

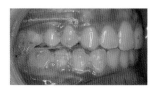 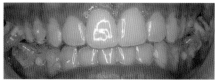 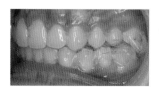

图20.56　附加矫治器第17副，使用Ⅱ类牵引。

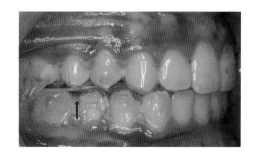

图20.57　Ⅱ类牵引（上颌尖牙舌侧到下颌第二前磨牙颊侧）避免干扰精密翼托。

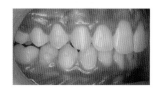 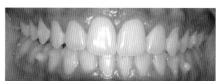 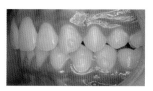

图20.58　第一阶段下颌前导后的口内像。

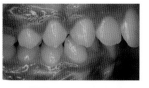 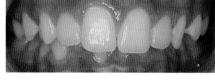 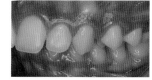

图20.59　治疗前、治疗后口内像。

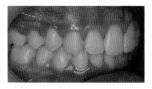 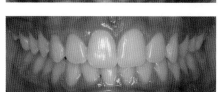 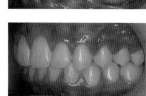

图20.60 治疗前、治疗后上下殆面像。

| 治疗前、治疗后牙弓形态改善 |
|---|

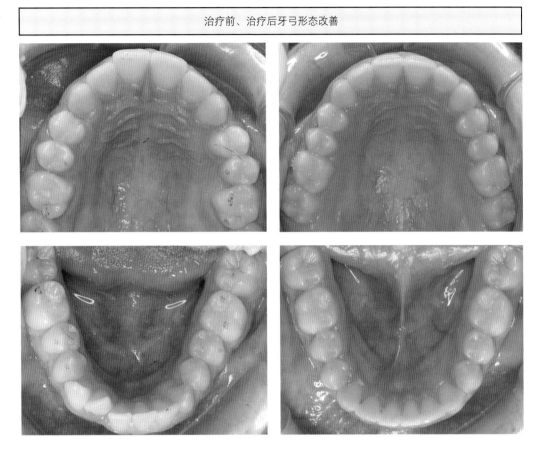

图20.61 治疗前、治疗后前牙覆盖像。

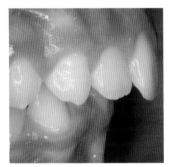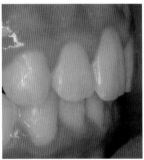

图20.62 治疗前、治疗后正面笑像。

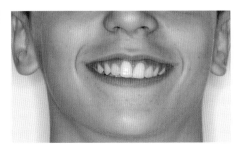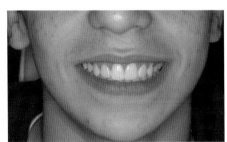

◆ **治疗带来的下颌生长**

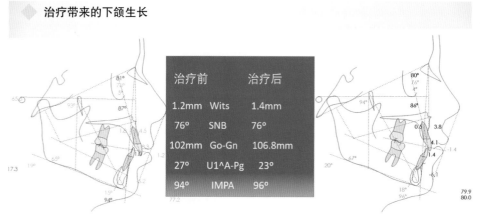

图20.63 治疗前、治疗后下颌的改变。

| 治疗前 | | 治疗后 |
| --- | --- | --- |
| 1.2mm | Wits | 1.4mm |
| 76° | SNB | 76° |
| 102mm | Go-Gn | 106.8mm |
| 27° | U1^A-Pg | 23° |
| 94° | IMPA | 96° |

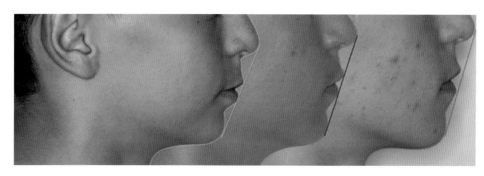

图20.64 治疗前、重启前、治疗后侧面像。

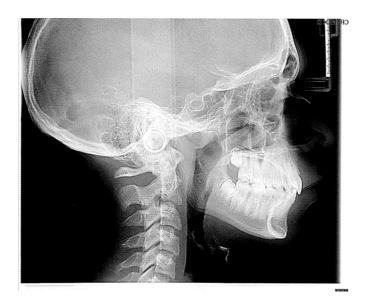

图20.65 治疗后头颅侧位片。

### 20.2.5　通过水平向扩弓和颌间牵引纠正Ⅱ类关系（图20.66～图20.76）

#### 诊断

17岁女性，安氏Ⅱ类均角，下颌偏斜，颏后缩。患者上牙列中线正，下牙列中线右偏。右侧磨牙完全远中关系，左侧磨牙中性关系，上下牙弓狭窄并伴上颌尖牙舌倾。

头影测量分析：骨性Ⅱ类均角，下颌前牙唇倾。

右侧偏侧咀嚼。

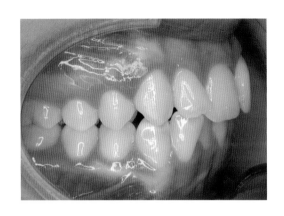

图20.66　初始口内像。

#### 针对下颌的不对称发育

- 颞下颌关节的检查：右侧不可复性关节盘移位，无疼痛，无下颌运动受限
- 下颌不对称性发育可能是右侧关节功能障碍的一个原因

#### 治疗计划

- 不拔牙矫治纠正下颌偏斜和右侧Ⅱ类磨牙关系（由于患者面型较好，拔牙矫治将破坏患者面型）
- 纠正下牙列中线偏斜，改善颏部形态

#### 对技师的要求

- 扩弓
- 直立下颌前牙，增加前牙覆盖
- 咬合跳跃，匹配上下牙弓

　　上颌：
- 近中外展磨牙，纠正扭转的同时扩弓
- 在扩弓的同时，在上颌第一前磨牙和第一磨牙龈方4mm处放置斜向龈方水平楔形附件控制后牙转矩

　　下颌：
- 扩弓和内收下颌前牙同时进行，创造前牙覆盖以便进行咬合跳跃（颌间牵引）

#### 治疗总结

- 患者右侧Ⅱ类牵引全天佩戴，左侧Ⅱ类牵引夜间佩戴

- 总治疗时长为22个月（第一套隐形矫治器27副，附加矫治器17副）。为有足够的时间佩戴Ⅱ类牵引，患者每14天更换一副隐形矫治器
- 治疗开始时，指导患者双侧咀嚼
- 建立了双侧安氏Ⅰ类咬合关系，上下牙列中线正，前牙覆𬌗覆盖正常。由于扩弓，颊廊减小，患者微笑得到改善

**颌间牵引矫治Ⅱ类错𬌗畸形的治疗要点**

- 治疗安氏Ⅱ类错𬌗畸形的关键在于上牙弓宽度的纠正。伴牙弓狭窄的青少年患者可以通过扩弓和颌间牵引咬合跳跃纠正Ⅱ类关系
- Ⅱ类牵引需全天佩戴
- 确保前牙有足够的覆盖，同时直立下颌前牙对抗Ⅱ类牵引带来的唇倾副作用
- 如果下牙弓存在拥挤，通过扩弓和邻面去釉解除拥挤，避免下颌前牙唇倾，纠正Ⅱ类关系时需要确保前牙有足够的覆盖
- 隐形矫治器每14天而不是每7天更换，确保足够的时间佩戴颌间牵引

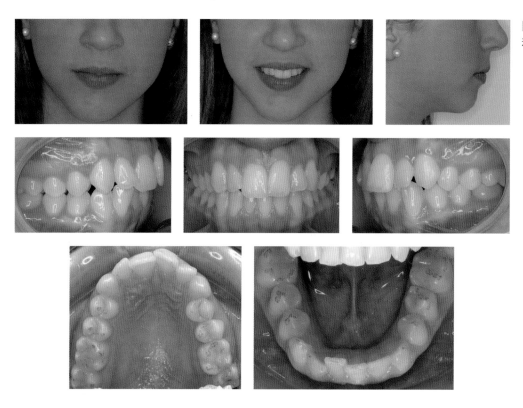

图20.67 治疗前面像和口内像。

图20.68 骨性下颌偏斜。上颌前牙放松时正常暴露量，微笑时无牙龈暴露。上牙列中线正，下牙列中线右偏4mm，上颌𬌗平面无偏斜，微笑时颊廊较宽。

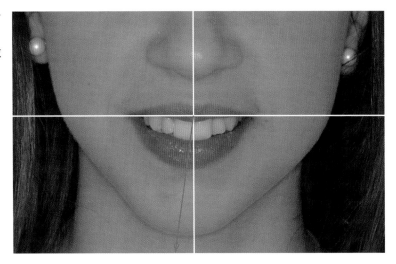

图20.69 治疗前曲面体层片、头颅侧位片及头影测量分析。为了避免破坏患者面型（防止内收后上唇更平，鼻唇角更大），矫治目标为通过不拔牙矫治纠正下颌偏斜及右侧磨牙的Ⅱ类关系，实现右侧关节的再定位及改善颏部形态。

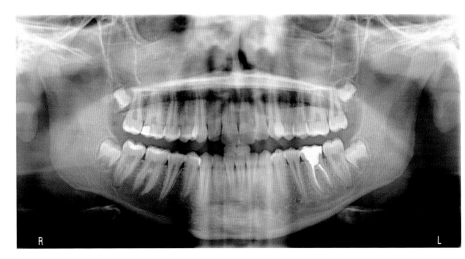

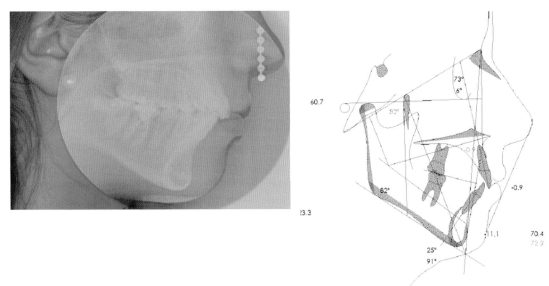

上颌：
- 不进行远中序列移动，扩弓＋纠正磨牙扭转＋咬合跳跃

下颌：
- 通过扩弓和邻面去釉解除拥挤，避免唇倾下颌前牙咬合跳跃的实现需要前牙具有一定的覆盖

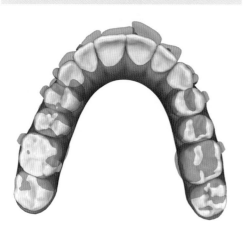

- 支抗附件：上颌第一前磨牙和第一磨牙放置斜向龈方水平楔形附件，尖牙放置优化附件
- 右侧Ⅱ类牵引全天佩戴，左侧Ⅱ类牵引夜间佩戴

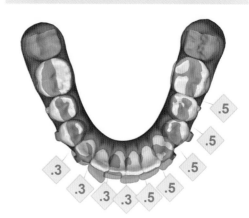

图20.70 上下牙列 ClinCheck视图。

- 通过上下颌扩弓纠正下颌偏斜，直立下颌前牙以便进行Ⅱ类牵引实现咬合跳跃。
- 治疗开始前嘱患者养成双侧交替咀嚼习惯

- **支抗附件**：上颌第一前磨牙和第一磨牙放置斜向龈方水平楔形附件，尖牙放置优化附件

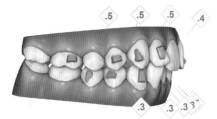
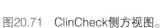

图20.71 ClinCheck侧方视图。

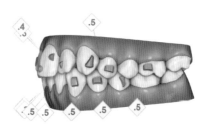

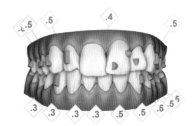

图20.72 ClinCheck正面视图。

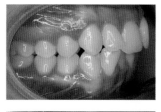
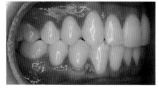
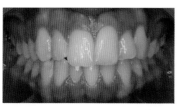
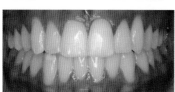
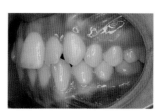
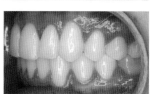

图20.73 治疗前、治疗后口内像。

图20.74 治疗前、治疗后上下
𬌗面像。

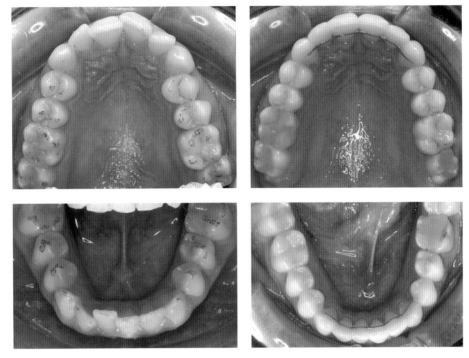

图20.75 治疗前、治疗后正面
笑像。

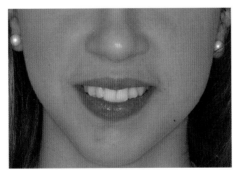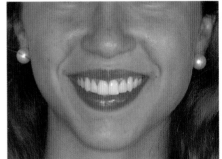

图20.76 治疗后曲面体层片和
头颅侧位片。

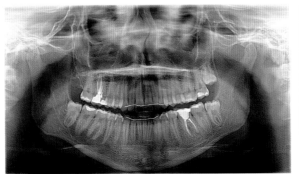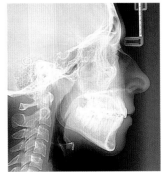

### 20.2.6 上牙列序列远中移动，下牙列序列近中移动（图20.77～图20.87）

**诊断**

37岁女性，主诉为微笑时颊廓过宽，22错位。有既往固定矫治史，现要求隐形矫治。患者为骨性Ⅰ类均角，颊廓宽，双侧磨牙关系中性偏远中，上颌前牙舌倾，前牙覆盖较小。由于患者既往进行了大量的邻面去釉，牙间接触为面接触而非点接触。

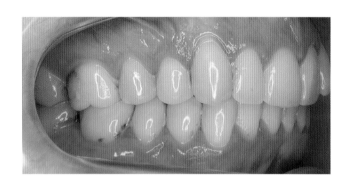

图20.77 初始口内像。

**治疗计划**

- 上牙弓对称性扩弓
- 上颌：上牙列序列远中移动的同时，进行扩弓和上颌切牙冠唇向转矩控制
- 下颌：利用唇倾的下颌前牙作为支抗，序列近中移动下牙列。下颌前牙轻度唇向移动，此时下颌前牙的牙根接触骨皮质，具有足够的支抗进行下牙列的序列近中移动

**对技师的要求**

- 上颌：在治疗的开始设计上颌前牙冠唇向转矩。前牙没有足够的覆盖时，无法进行Ⅱ类牵引
- 在序列远中移动的同时进行上颌扩弓，协调上下牙弓形态为卵圆形

**治疗总结**

- 总治疗时长为18个月
- 患者第一套隐形矫治器总共36副，每10天更换一副，随后进行精调
- 患者治疗结束时，颊廓减小，双侧安氏Ⅰ类咬合关系，治疗过程中未进行邻面去釉
- 治疗结束时，上下牙列中线正，前牙覆𬌗覆盖正常

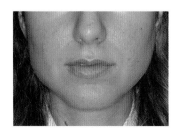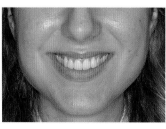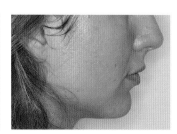

图20.78 治疗前面像和口内像。

图20.78（续）

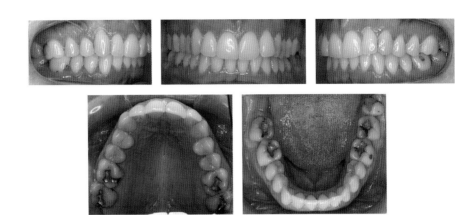

图20.79 治疗前曲面体层片、头颅
侧位片及头影测量分析。

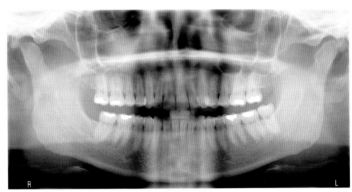

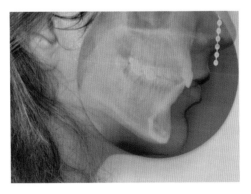

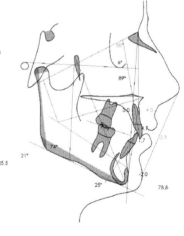

图20.80 上下牙列ClinCheck视图。

**上颌：**
- 扩弓＋上牙列序列远中移动
- 上颌前牙唇倾（上颌前牙冠唇向转矩）

**下颌：**序列近中移动

- 通过改变后牙转矩进行对称性扩弓
- 上牙列序列远中移动，下牙列序列近中移动

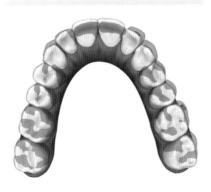

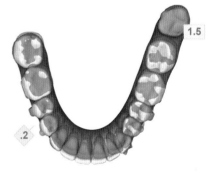

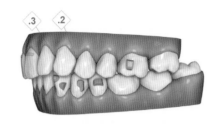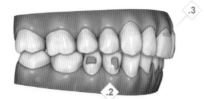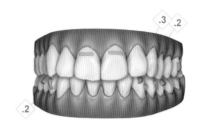

图20.81　ClinCheck侧方视图。

图20.82　ClinCheck正面视图。

| 解决Ⅱ类关系和拥挤 | → | ·扩弓＋上牙列序列远中移动＋下牙列序列近中移动（不进行邻面去釉） |

图20.83　上牙列序列远中移动，下牙列序列近中移动。

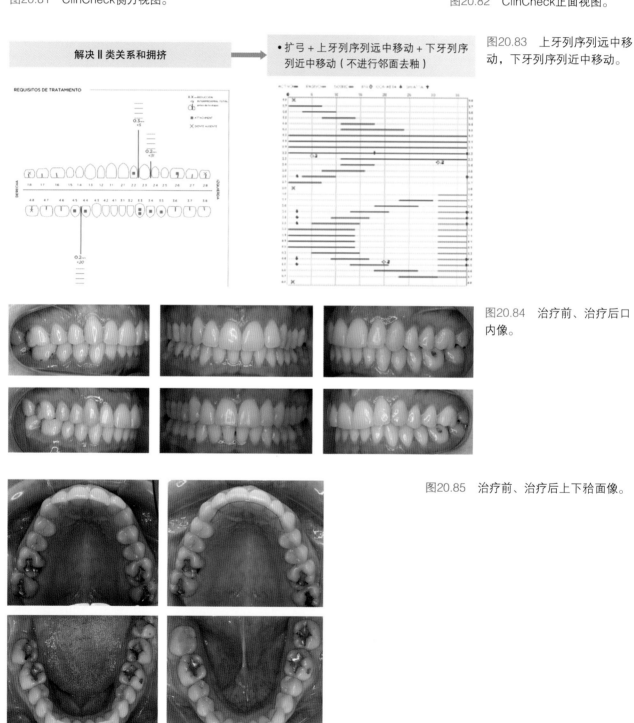

图20.84　治疗前、治疗后口内像。

图20.85　治疗前、治疗后上下𬌗面像。

图20.86 治疗前、治疗后正面微笑像和前牙覆盖像。

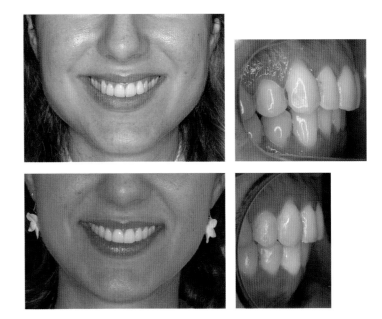

图20.87 治疗后曲面体层片和头颅侧位片。

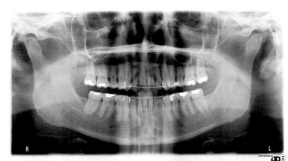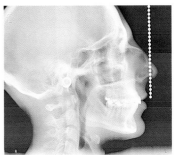

### 20.2.7 上牙列序列远中移动（图20.88～图20.99）

**诊断**

26岁女性，安氏Ⅱ类2分类均角，主诉"关节疼痛，下颌运动受限"。该患者既往有正畸治疗史，临床检查患者下颌前伸时无切导，关节疼痛不适，上颌前牙舌倾，上颌第三磨牙埋伏阻生。

图20.88 初始口内像。

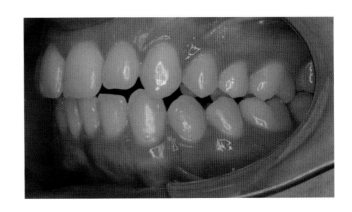

### 治疗计划

- 拔除上颌第三磨牙
- 上牙列序列远中移动
- 在磨牙远中移动的同时，上颌前牙进行冠唇向转矩移动
- 为了获得足够的前牙覆盖，下颌前牙进行邻面去釉并压低

### 对技师的要求

- 通过下颌3-3的邻面去釉和上颌前牙冠唇向，根舌向的转矩控制，增加前牙覆盖。上下颌前牙在第一副隐形矫治器就开始移动
- 在治疗结束时，设计上颌前牙转矩和下颌前牙直立的过矫治，确保前牙深覆盖的纠正
- 为了避免Ⅱ类牵引影响上颌前牙转矩的表达，在上颌第一前磨牙和下颌第二磨牙设计开窗进行牵引，不使用精密切割

### 治疗总结

- 总治疗时长为19个月
- 第一套包含35副主动隐形矫治器，过矫治矫治器未使用，后续追加一套附加矫治器
- 每10天更换一副
- Ⅱ类牵引全天佩戴，直至上颌第二前磨牙开始远中移动。治疗结束时，建立双侧安氏Ⅰ类咬合关系，前牙覆𬌗覆盖正常，前伸𬌗时切牙引导

### 上牙列序列远中移动的治疗要点

- 适用于安氏Ⅱ类的成年患者或无法进行大量扩弓的青少年患者
- 在牙列序列远中移动之前，第三磨牙需要拔除。青少年患者的第三磨牙牙胚无须拔除
- 如果上颌前牙较直立，在磨牙远中移动的过程中上颌前牙需要进行冠唇向转矩控制
- 在第二前磨牙开始远中移动之前，Ⅱ类牵引是必要的
- 如果下牙弓存在拥挤，应通过扩弓和邻面去釉解除拥挤，而非唇倾下颌前牙。确保前牙有足够的覆盖矫治Ⅱ类错𬌗畸形
- 对于严重的Ⅱ类错𬌗畸形，在磨牙远中移动的过程中，上颌前牙舌侧龈方3mm处放置龈向楔形附件可以增加前牙支抗

图20.89 治疗前面像和口内像。

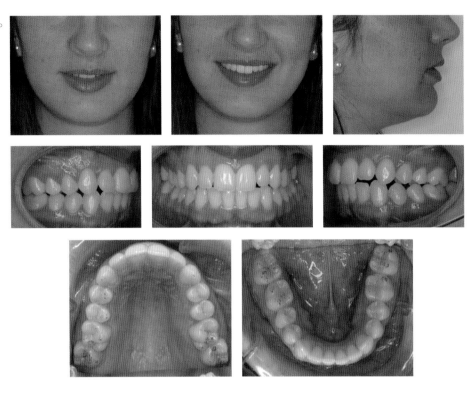

图20.90 治疗前曲面体层片、头颅侧位片及头影测量分析。

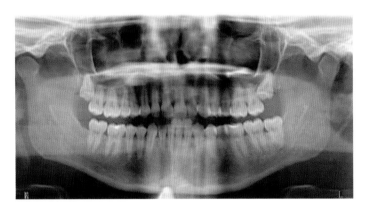

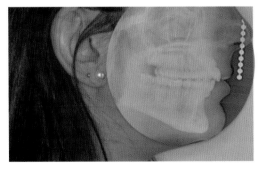

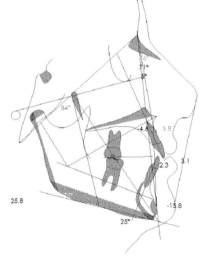

图20.91　上下牙列ClinCheck视图。

上颌：
- 扩弓＋牙列序列远中移动
- **上颌前牙**
  ○ 第一阶段：唇倾
  ○ 第二阶段：内收＋舌向控根
  ○ 拔除18/28

下颌：
- 扩弓＋下颌前牙同时内收
- 直立下颌前牙至−1°
- 最终前牙覆盖为1.5mm

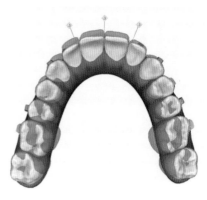
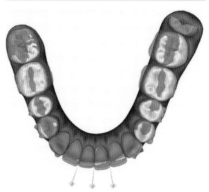

- 纠正双侧Ⅱ类关系
- 上颌前牙增加正转矩、下颌前牙直立

- 上颌扩弓＋远中移动＋前牙根舌向转矩
- Ⅱ类牵引

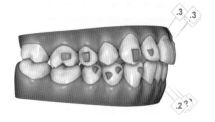
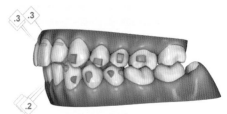
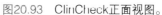

图20.92　ClinCheck侧方视图。

图20.93　ClinCheck正面视图。

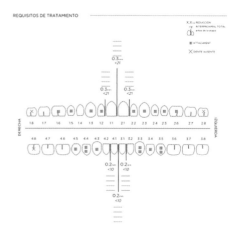

图20.94　治疗中邻面去釉的设计。

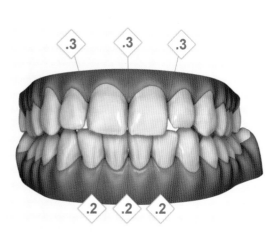

图20.95 上牙列序列远中移动模式。

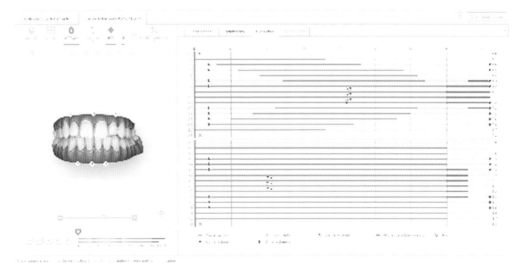

图20.96 治疗前、治疗后口内像。

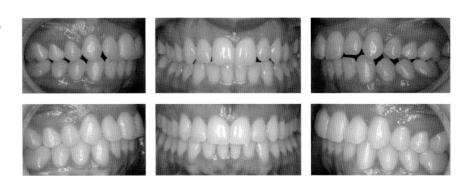

图20.97 治疗前、治疗后上下骀面像。

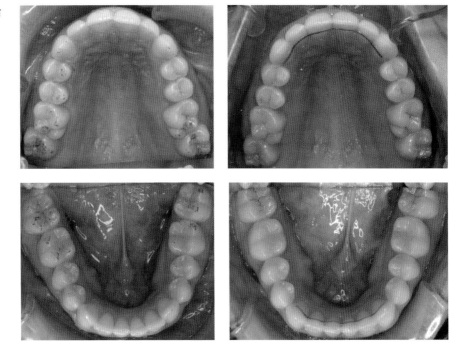

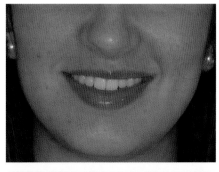
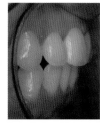

图20.98 治疗前、治疗后正面微笑像和前牙覆盖像。

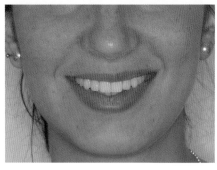
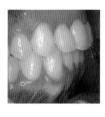

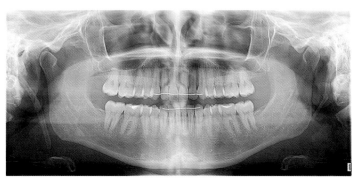
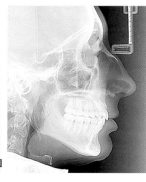

图20.99 治疗后曲面体层片和头颅侧位片。

## 20.2.8 上牙列整体远中移动（图20.100～图20.112）

**诊断**

30岁女性，安氏Ⅱ类高角。右侧磨牙完全远中关系，左侧磨牙不完全远中关系，上颌前牙唇倾，上牙弓狭窄。𬌗平面斜向右侧。牙釉质表面呈斑块状（氟斑牙）。

图20.100 初始口内像。

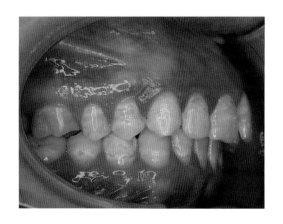

#### 治疗计划

- 序列远中移动上颌磨牙，一旦磨牙到位，使用种植支抗同时内收上颌前牙及前磨牙
- 微螺钉与上颌尖牙间进行颌内牵引
- 上颌第一磨牙到位后，全天佩戴颌间牵引
- 下颌扩弓和下颌前牙内收同时进行，以获得足够的前牙覆盖纠正Ⅱ类关系

#### 对技师的要求

- 序列远中移动上颌第二磨牙和第一磨牙，磨牙远中移动的同时上颌前牙进行根舌向转矩控制
- 磨牙远中移动到位后，上牙列其余的牙齿（除了磨牙）同时进行移动，上颌前牙在内收的同时增加根舌向转矩控制

#### 治疗总结

- 总治疗时长为23个月
- 磨牙远中移动阶段隐形矫治器每7天更换一副
- 磨牙远中移动到位后，在上颌第一磨牙和第二磨牙间植入10mm微螺钉，上颌第一磨牙与微螺钉金属丝被动结扎，上颌前磨牙和前牙内收阶段隐形矫治器每10天更换一副
- 在完成第一套总共54副隐形矫治器的佩戴后，申请了附加矫治器进行精调
- 治疗结束时，双侧建立安氏Ⅰ类咬合关系，前牙覆𬌗覆盖正常，𬌗平面倾斜得到纠正

图20.101 治疗前面像和口内像。

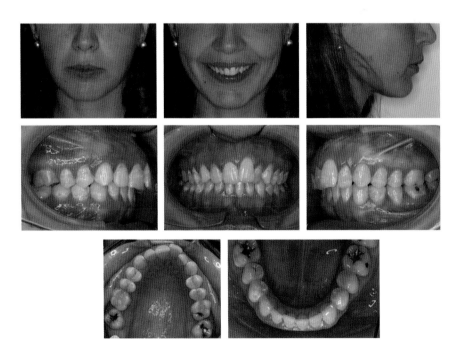

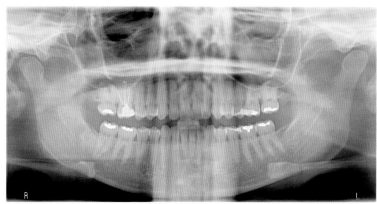

图20.102　治疗前曲面体层片、头颅侧位片及头影测量分析。

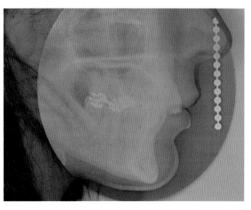

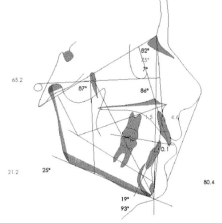

上颌：
- 通过改变后牙转矩扩弓，上颌切牙冠唇向转矩控制
- 上颌第二磨牙/第一磨牙序列远中移动（矫治器每7天更换一副）
- 微螺钉植入于上颌第二磨牙与第一磨牙之间，同时远中移动上颌前磨牙及前牙（矫治器每10天更换一副）

下颌：
- 同时进行下颌扩弓和下颌前牙的内收（直立下颌前牙，增加前牙覆盖）
- 咬合跳跃

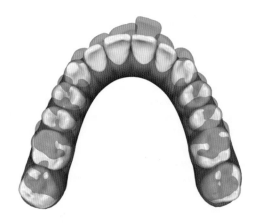

图20.103　上牙列ClinCheck重叠视图。

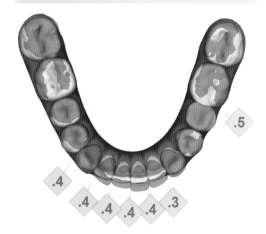

图20.104　下牙列ClinCheck重叠视图。

图20.105 上牙列整体远中移动的生物力学分析。

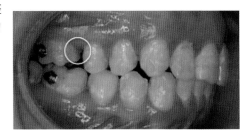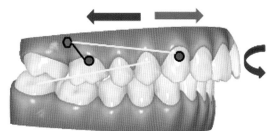

- 上颌第一前磨牙和下颌第二磨牙间进行Ⅱ类牵引
- 在微螺钉和上颌尖牙间进行颌内牵引
- 在上颌第一前磨牙设计𬌗向水平楔形附件

上颌切牙舌侧龈方3mm放置楔形附件,在磨牙远中移动时提供前牙支抗

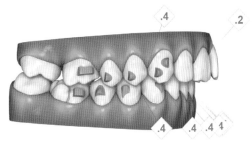

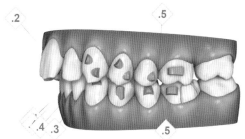

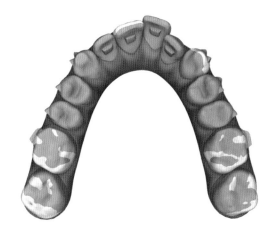

图20.106 ClinCheck𬌗面视图。

图20.107 ClinCheck侧方视图。

图20.108 治疗前、附加矫治器前、治疗后口内像。治疗结束时,11进行了树脂修复。

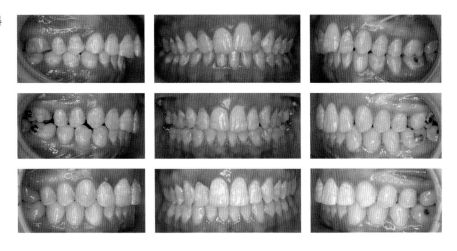

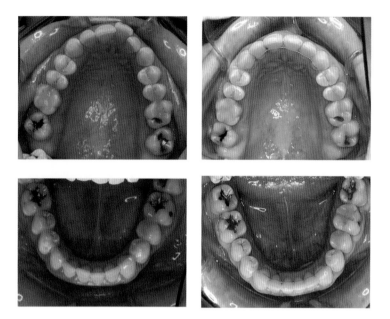

图20.109 治疗前、治疗后上下殆面像。

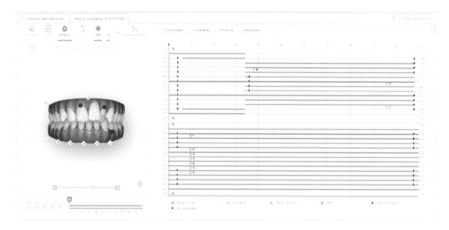

图20.110 上牙列整体远中移动模式图。

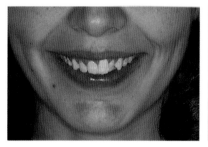
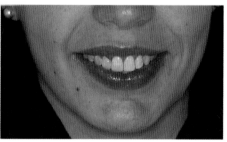

图20.111 治疗前、治疗后微笑像。

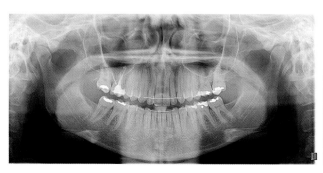
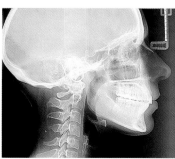

图20.112 治疗后曲面体层片和头颅侧位片。

### 20.2.9 上颌结节微螺钉辅助上牙列整体远中移动（图20.113～图20.131）

#### 诊断

24岁女性，骨性Ⅱ类均角，双侧磨牙完全远中关系，上中切牙舌倾，左侧后牙锁𬌗。𬌗平面倾斜，左低右高。下颌右偏，存在颞下颌关节紊乱表现。

图20.113 上颌尖牙到第二磨牙同时进行远中移动。

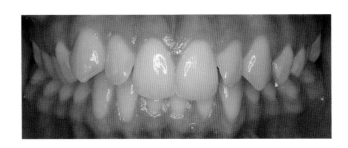

#### 治疗计划

● 在上颌结节植入微螺钉实现双侧磨牙、前磨牙和尖牙同时远中移动

● 治疗开始时，全天佩戴双侧Ⅱ类牵引

● 下牙列同时进行扩弓和下颌前牙的内收，确保前牙有足够的覆盖解决Ⅱ类关系

#### 对技师的要求

● 同时远中移动双侧的磨牙、前磨牙和尖牙，上颌切牙进行冠唇向转矩控制

● 上颌磨牙远中移动到位后，开始内收上颌前牙并进行根舌向转矩控制

#### 治疗总结

● 治疗前拔除上颌第三磨牙

● 上颌磨牙远中移动阶段，矫治器每10天更换一副

● 上颌结节植入12mm微螺钉，上颌第一磨牙、第二磨牙（颊、舌侧矫治器开窗粘接牵引钩）与微螺钉间放置Horse rein

● 完成第一套总共48副隐形矫治器的佩戴后，申请附加矫治器精调

● 治疗结束时，双侧安氏Ⅰ类咬合关系，前牙覆𬌗覆盖正常，倾斜的𬌗平面得到纠正，后牙锁𬌗解除

● 总治疗时长为23个月

● 保持阶段，患者佩戴Michigan𬌗板

图20.114 治疗前面像显示下颌偏斜。

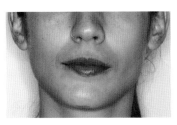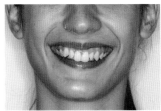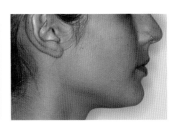

口内分析：左侧正锁𬌗，双侧磨牙完全Ⅱ类关系，下颌右偏

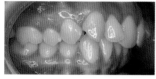
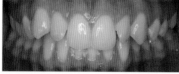
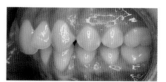

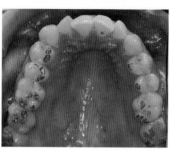
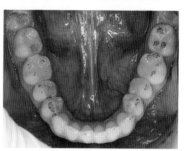

图20.115　治疗前口内像。

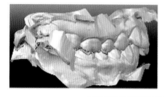
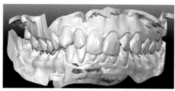
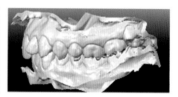

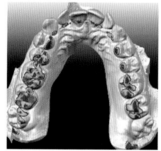
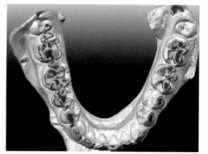

图20.116　咬合分析显示左侧后牙锁𬌗。

图20.117　ClinCheck视图显示左侧后牙锁𬌗。

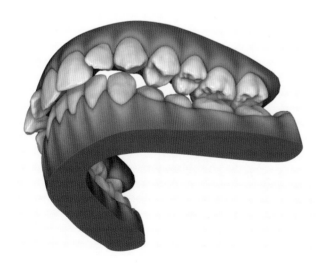

图20.118 治疗前曲面体层片、头颅侧位片及头影测量分析。

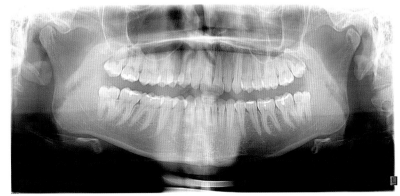

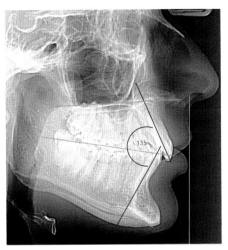

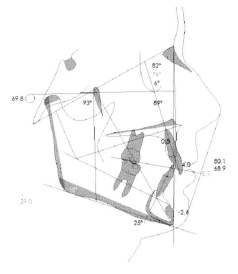

- 通过上牙列整体远中移动（＜3mm）、咬合跳跃解决Ⅱ类关系。

**上颌切牙序列移动：**
第一阶段：进行上颌前牙的唇倾
第二阶段：再进行压低＋内收＋根舌向转矩控制

- 直立下颌切牙至转矩−1°
- 咬合跳跃解决Ⅱ类关系

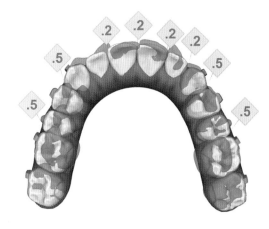

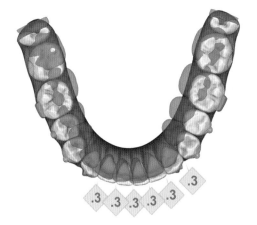

图20.119 上牙列ClinCheck视图：通过上牙列整体远中移动（＜3mm）、咬合跳跃解决Ⅱ类关系。上颌切牙序列移动：首先进行上颌前牙的唇倾，再进行压低＋内收＋根舌向转矩控制。

图20.120 下牙列ClinCheck视图。

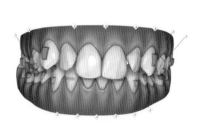

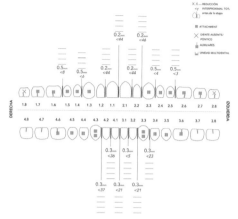

图20.121　邻面去釉。

• 同时远中移动上颌磨牙、前磨牙和尖牙。在上颌第一前磨牙和下颌第二磨牙间进行Ⅱ类牵引。在上颌第一磨牙、第二磨牙与上颌结节的微螺钉间放置Horse rein远中移动上颌磨牙

图20.122　ClinCheck侧方视图：在上颌第一前磨牙和下颌第二磨牙间进行Ⅱ类牵引。

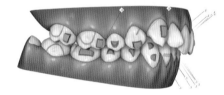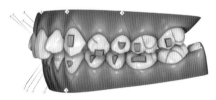

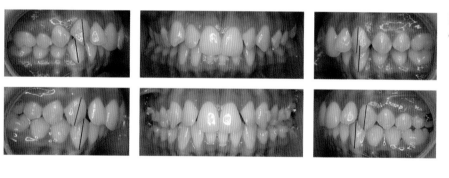

图20.123　治疗13个月时的咬合情况。

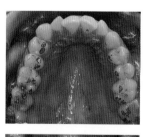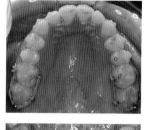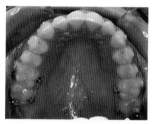

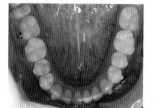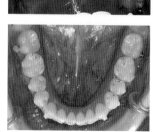

图20.124　利用上颌结节微螺钉远中移动上颌磨牙（Horse rein）。

图20.125 治疗17个月时的咬合情况。

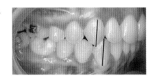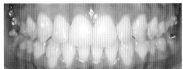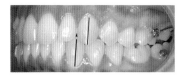

图20.126 左侧后牙锁𬌗得到纠正。

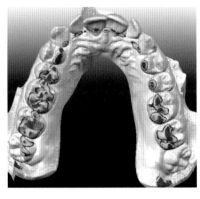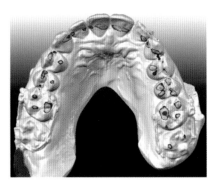

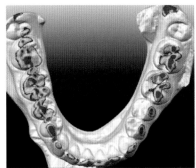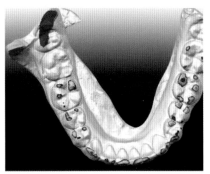

图20.127 治疗前、治疗后口内像。

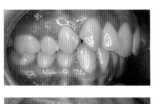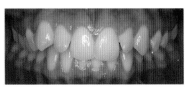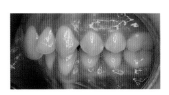

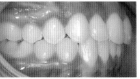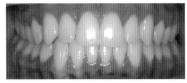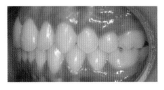

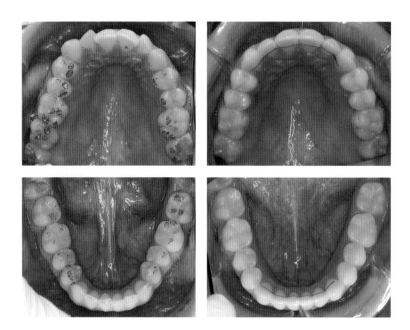

图20.128 治疗前、治疗后上下殆面像。

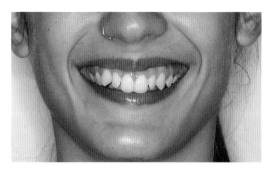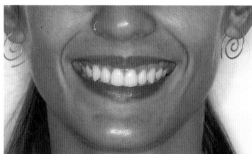

图20.129 治疗前、治疗后微笑像。

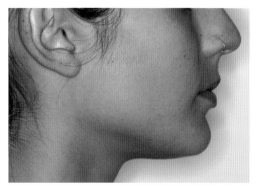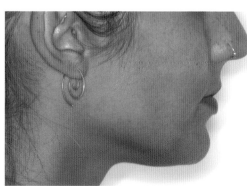

图20.130 治疗前、治疗后侧面像。

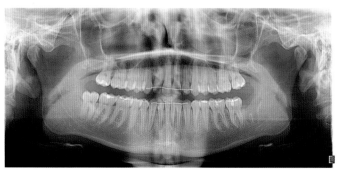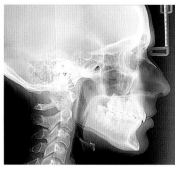

图20.131 治疗后曲面体层片和头颅侧位片。

### 20.2.10 上颌结节微螺钉辅助上牙列整体远中移动（图20.132～图20.143）

#### 诊断

27岁女性，骨性Ⅱ类高角，下颌骨后缩。安氏Ⅱ类2分类，双侧磨牙远中尖对尖关系，上颌前牙舌倾，上颌尖牙和前磨牙冠舌向倾斜。牙弓形态对称，唇闭合不全，鼻唇角大。

图20.132　同时远中移动上颌前牙和前磨牙。

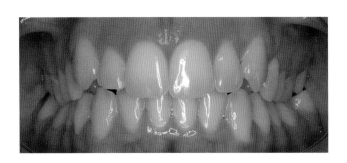

#### 治疗计划

- 在治疗开始时，利用上颌结节的微螺钉和Horse rein同时远中移动上颌磨牙
- 使用微螺钉增强上颌支抗远中移动磨牙时，不需要Ⅱ类牵引
- 同时进行下颌扩弓和下颌前牙的内收（下颌前牙邻面去釉提供间隙），确保前牙有足够的覆盖以解决Ⅱ类关系

#### 对技师的要求

- 上颌第一磨牙和第二磨牙同时远中移动，与此同时上颌切牙进行冠唇向转矩控制
- 磨牙远中移动到位后，内收上颌前磨牙和前牙，与此同时上颌切牙进行根舌向转矩控制

#### 治疗总结

- 上颌磨牙远中移动阶段，矫治器更换周期为7天
- 上颌结节植入12mm微螺钉，上颌第一磨牙、第二磨牙（颊、舌侧开窗）与微螺钉间放置Horse rein
- 完成第一套总共35副隐形矫治器的佩戴后，申请附加矫治器进行精调
- 治疗结束时，双侧建立安氏Ⅰ类咬合关系，前牙覆𬌗覆盖正常，上下牙列中线正，上颌前牙唇倾度正常
- 总治疗时长为15个月，除在治疗后期用于调整咬合外，Ⅱ类牵引未在其余时间使用
- 保持阶段，患者佩戴Vivera保持器

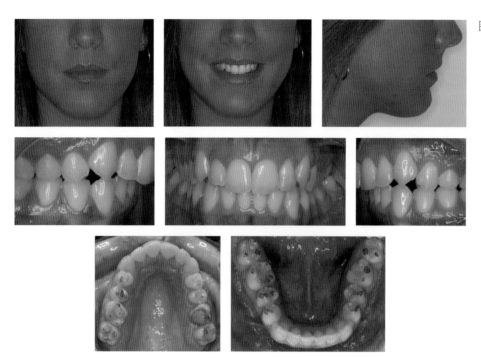

图20.133　治疗前面像和口内像。

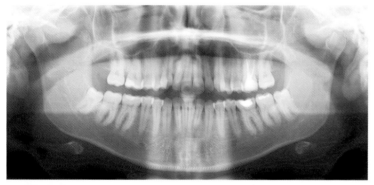

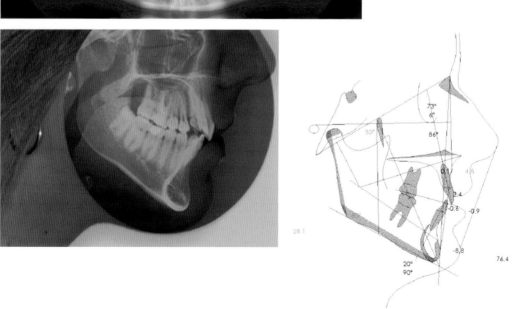

图20.134　治疗前曲面体层片、头颅侧位片及头影测量分析。

图20.135 上下牙列 ClinCheck视图。

上颌：
- 序列远中移动上颌磨牙，同时内收上颌前磨牙和前牙
- 上颌切牙根舌向转矩控制
- 上颌结节植入微螺钉

下颌：
- 扩弓 + 邻面去釉提供间隙解除拥挤
- 直立下颌前牙，增加前牙覆盖
- Ⅱ类牵引

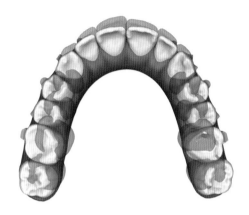
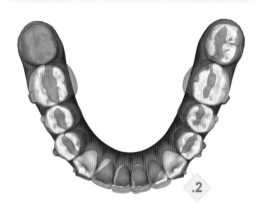

图20.136 下颌前牙邻面去釉提供间隙直立下颌前牙。

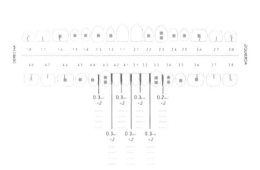
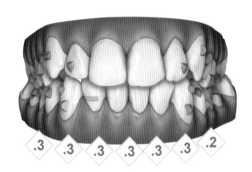

图20.137 ClinCheck侧方视图。

- 位于上颌结节的微螺钉辅助上颌第二磨牙和第一磨牙提供直接支抗，内收上颌前磨牙和前牙，同时使用Ⅱ类牵引

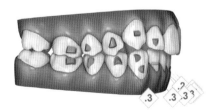
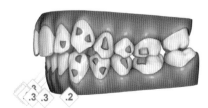

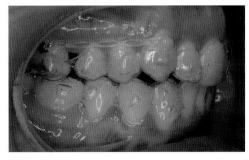

图20.138　在上颌第一磨牙和尖牙间进行颌内牵引，同时内收上颌前磨牙和前牙。

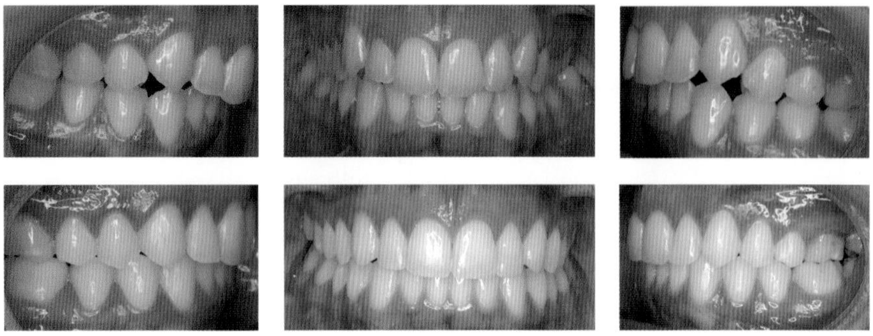

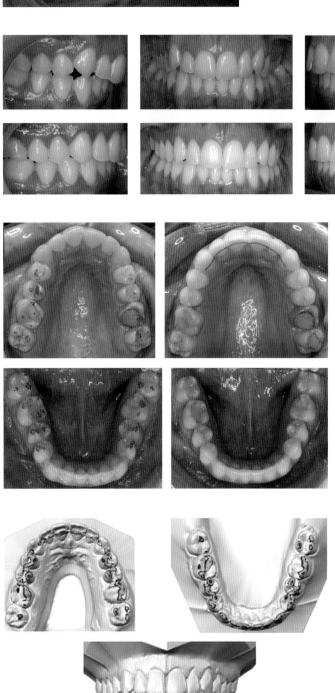

图20.139　治疗前、治疗后口内像。

图20.140　治疗前、治疗后上下𬌗面像。

图20.141　治疗后咬合接触情况。

图20.142 治疗前、治疗后微笑像。

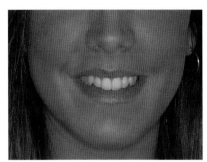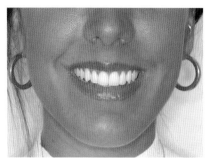

图20.143 治疗后曲
面体层片和头颅侧位
片：使用上颌微螺钉
远中移动上牙列可以
避免使用Ⅱ类牵引，
维持下颌前牙的转矩。

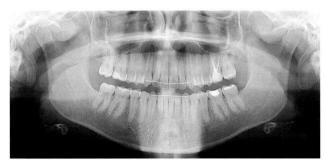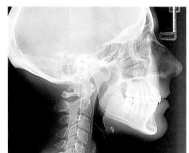

## 20.2.11 利用Top Jet远中移动上颌磨牙（图20.144～图20.155）

**诊断**

38岁女性，骨性Ⅰ类短面型，安氏Ⅱ类咬合。患者左侧磨牙完全远中关系，右侧磨牙远中尖对尖，轻度拥挤，上颌前牙唇倾，上牙列中线不正，微笑时两侧口角不对称。

图20.144 Top Jet矫治装置。

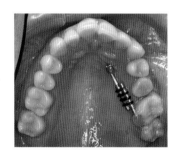

**治疗计划**

- 为了缩短治疗时间，使用Top Jet远中移动左侧磨牙
- 左侧磨牙接近Ⅰ类咬合关系后，开始隐形矫治，上牙列序列远中移动纠正错𬌗畸形
- 在隐形矫治器生产之前，远中移动的磨牙通过佩戴压膜保持器进行保持

**对技师的要求**

- 当准备进行隐形矫治时，患者左侧的磨牙关系已经接近中性，因此从第一副隐形矫治器开始，上牙列设计双侧序列远中移动
- 在磨牙远中移动过程中，上颌侧切牙唇侧切端放置楔形附件、舌侧放置椭圆形附件增加前牙支抗

### 治疗总结

- 在隐形治疗之前，患者先进行了3.5个月的Top Jet矫治，Top Jet每14天加力一次
- 在3.5个月的Top Jet矫治后，开始佩戴隐形矫治器。第一套总共43副隐形矫治器，矫治器更换周期为10天，Ⅱ类牵引全天佩戴
- 第一套隐形矫治器佩戴结束后，申请附加矫治器
- 总治疗时长为18个月
- 双侧建立安氏Ⅰ类咬合关系，上下牙列中线正，头颅侧位片显示上下颌前牙角度正常（图20.155）

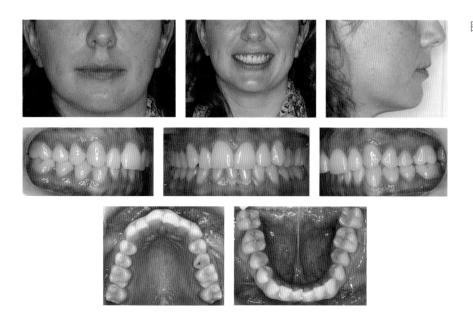

图20.145 治疗前面像和口内像。

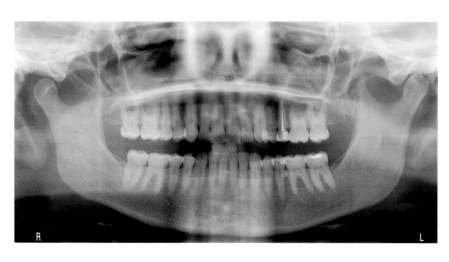

图20.146 治疗前曲面体层片、头颅侧位片及头影测量分析。

图20.146（续）

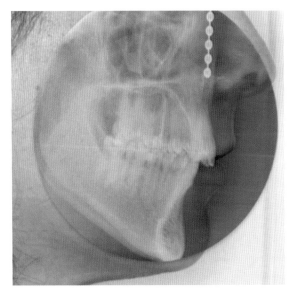
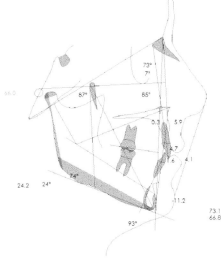

图20.147 在隐形矫治之前使用Top Jet远中移动左侧磨牙。

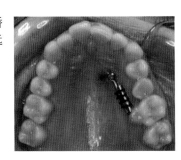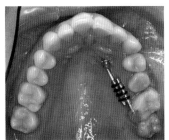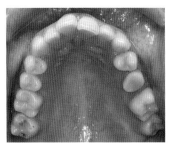

图20.148 通过Ⅱ类牵引序列远中移动。

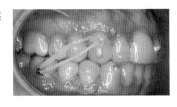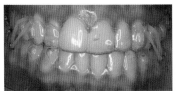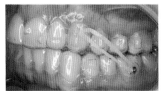

图20.149 上下牙列ClinCheck视图。

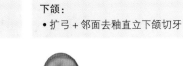

**上颌：**
- 上牙列序列远中移动
- 纠正上牙列中线偏斜

**下颌：**
- 扩弓 + 邻面去釉直立下颌切牙

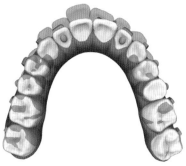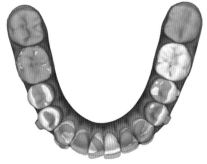

上颌双侧序列远中移动（之前通过Top Jet远中移动了26、27）
- 支抗附件：上颌第一前磨牙和第一磨牙水平附件，上颌尖牙垂直附件
- Ⅱ类牵引

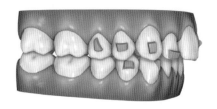 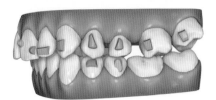

图20.150　ClinCheck侧方视图。

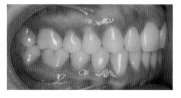 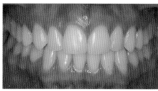 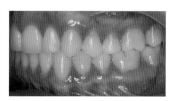

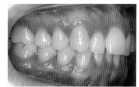 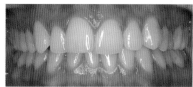 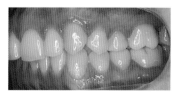

图20.151　治疗前、治疗后口内像显示上下牙列中线正，双侧磨牙Ⅰ类咬合关系。

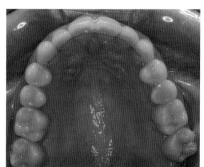

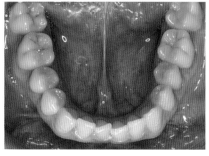 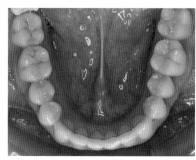

图20.152　治疗前、治疗后上下𬌗面像。

图20.153  治疗前、治疗后前牙覆盖像。

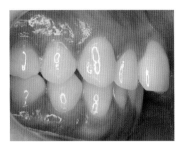
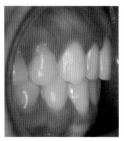
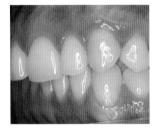
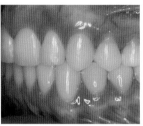

图20.154  治疗前、治疗后正面笑像。

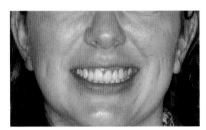
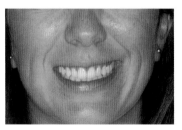

图20.155  治疗后曲面体层片和头颅侧位片。

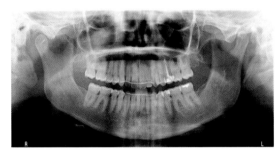
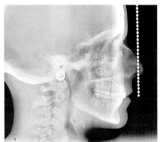

## 20.2.12  下颌前牙唇倾的安氏Ⅱ类病例（图20.156～图20.167）

**诊断**

29岁女性，骨性Ⅰ类短面型，安氏Ⅱ类，右侧磨牙远中尖对尖，左侧磨牙中性偏远中，下颌前牙唇倾。患者既往有正畸治疗史，治疗期间使用Ⅱ类牵引，现错𬌗畸形复发。

图20.156  初始口内像。

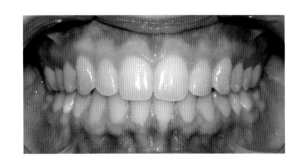

### 治疗计划

- 序列远中移动上牙列，为避免下牙列近中移动，尽量减少使用Ⅱ类牵引
- 下牙列邻面去釉，下颌切牙增加根舌向转矩，使下颌前牙直立于牙槽骨中

### ClinCheck 1：对技师的要求（图20.157～图20.161）

上颌：

- 使用左上象限的牙列作为支抗，远中移动右侧磨牙，磨牙移动到位后进行少量上颌扩弓
- 序列远中移动的速率减慢1/2，同时结合扩弓减少牙弓长度

下颌：

- 扩弓 + 邻面去釉
- 下颌切牙使用转矩嵴增加根舌向转矩控制，使牙齿直立于牙槽骨中

### 治疗总结

- 总治疗时长为20个月，矫治器每14天更换一副，精调阶段仅夜间佩戴Ⅱ类牵引
- 第一套总共28副隐形矫治器佩戴完后，申请20副附加矫治器
- 双侧建立安氏Ⅰ类咬合关系，CBCT显示下颌前牙角度改善，位于牙槽骨中（图20.164）

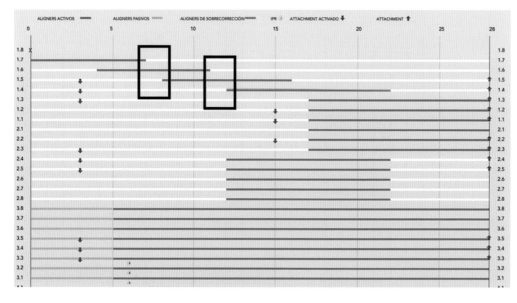

图20.157 上牙列延缓序列远中移动，由于不能使用Ⅱ类牵引，为了增强支抗，一些牙齿的远中移动"单独"进行。

图20.158 治疗前口内像。患者曾进行过正畸治疗，但下颌前牙唇倾。

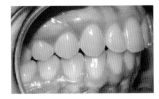 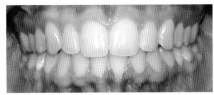 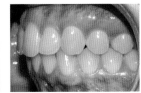

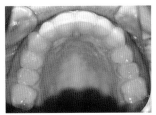 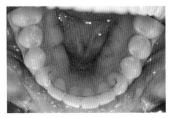

图20.159 治疗前面像和头影测量分析。

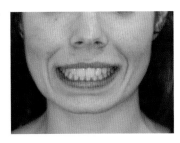 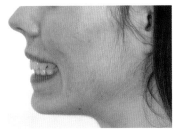 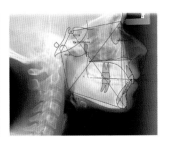

图20.160 治疗初始位置ClinCheck视图。

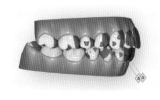 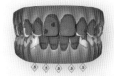 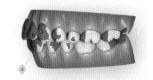

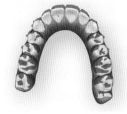 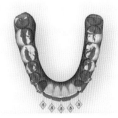

图20.161 精调前口内像。

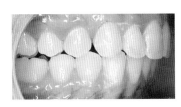 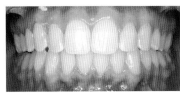 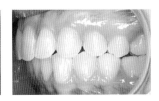

**ClinCheck 2：对技师的要求（图20.162～图20.167）**

- 上牙列序列远中移动，夜间佩戴Ⅱ类牵引

- 扩弓提供间隙进行前牙内收

- 前牙压低＋后牙伸长进行前牙深覆𬌗和后牙开𬌗的过矫治

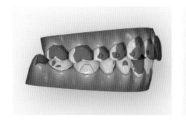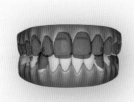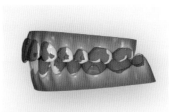

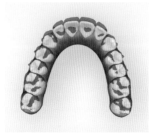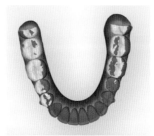

图20.162　精调时ClinCheck。

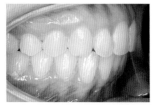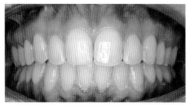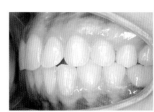

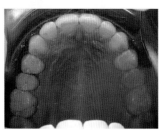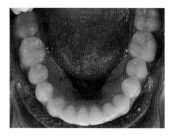

图20.163　治疗后口内像显示下颌切牙位置改善，稳定的安氏Ⅰ类咬合关系。

图20.164 CBCT显示下颌切牙直立于牙槽骨中。

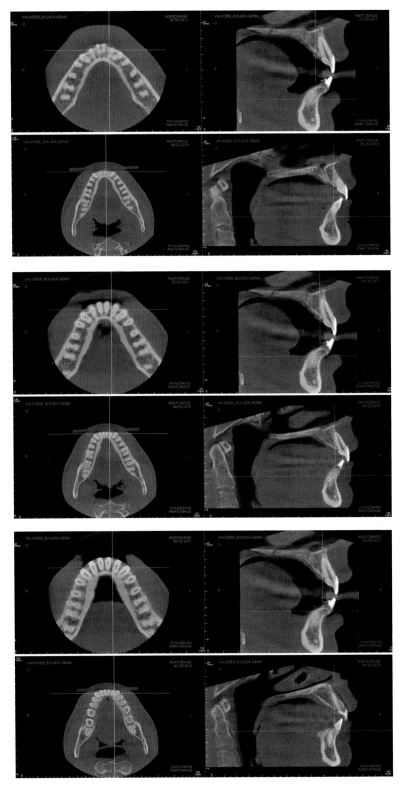

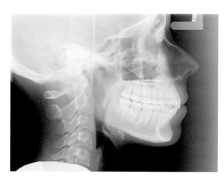
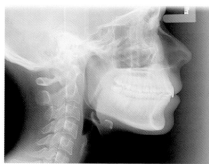

图20.165 治疗前、治疗后头颅侧位片。

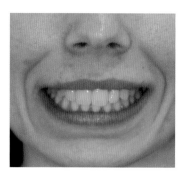
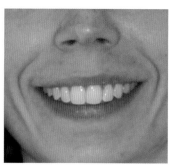

图20.166 治疗前、治疗后正面微笑像。

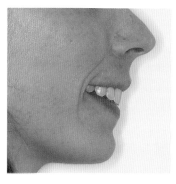
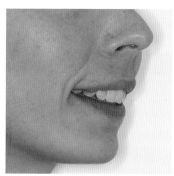

图20.167 治疗前、治疗后侧面微笑像。

### 20.2.13 磨牙完全远中关系伴后牙反𬌗的安氏 II 类病例（图20.168～图20.177）

**诊断**

34岁，骨性 II 类短面型。右侧磨牙完全远中关系，左侧磨牙中性关系，右侧后牙反𬌗，前牙深覆𬌗。

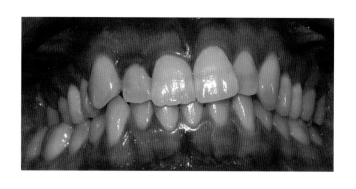

图20.168 初始口内像。

#### 治疗计划

- 右上后牙序列远中移动，同时下牙列近中移动
- 上牙列扩弓的同时，患者佩戴交互牵引解决右侧后牙反𬌗
- 在右侧牙弓移动过程中，左侧牙弓提供支抗

#### ClinCheck 1：对技师的要求（图20.169 ~ 图20.173）

上颌：

- 在右上前磨牙远中移动到位之前，左上象限牙列不移动以提供支抗。移动到位之后，左上后牙少量外展扩弓
- 在上颌磨牙的腭侧和下颌磨牙的颊侧设计精密切割，进行交互牵引
- 当后牙反𬌗解除后，在13处人工增加精密切割，进行Ⅱ类牵引
- 将前文提到的生物力学概念应用于本病例中，上颌序列远中移动的同时纠正前牙转矩
- 远中序列移动的同时进行扩弓（在上颌第一磨牙腭侧和下颌第二磨牙颊侧进行牵引，牵引力可以产生Ⅱ类牵引和扩弓的效果）

下颌：

- 左下后牙区扩弓，利用右下后牙作为支抗唇倾下颌前牙
- 当下颌前牙唇倾后，将下颌扩弓获得的间隙预留在下颌切牙的远中，近中移动右下后牙。当后牙反𬌗解除时，患者开始进行Ⅱ类牵引

#### 治疗总结

- 总治疗时长为20个月，矫治器每7天更换一副
- 交互牵引直至后牙反𬌗解除
- 反𬌗解除后进行Ⅱ类牵引
- 第一套总共61副隐形矫治器戴完后，申请22副附加矫治器
- 双侧建立安氏Ⅰ类咬合关系，通过纠正前牙深覆𬌗、上下颌扩弓使患者获得了满意的微笑

图20.169　13手工增加的精密切割不应妨碍优化附件，否则需要更换到一个不需要控根移动的位置。

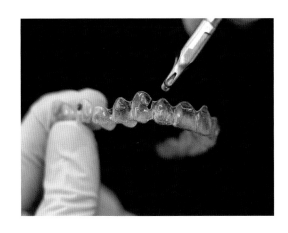

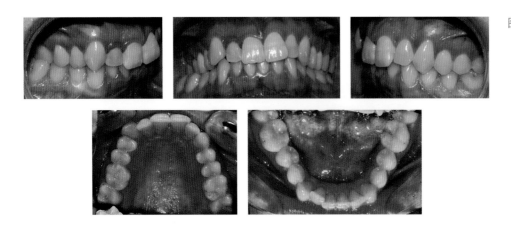

图20.170 治疗前口内像。

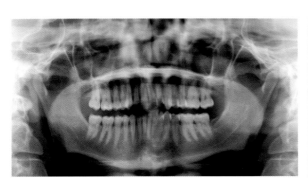 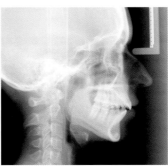

图20.171 治疗前曲面体层片和头颅侧位片。

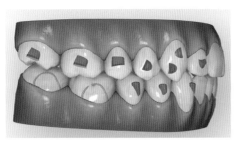 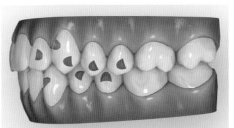

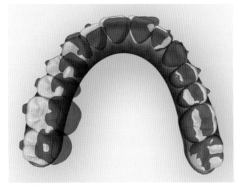 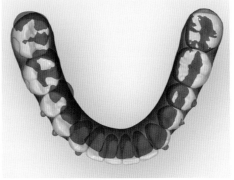

图20.172 治疗初始位置ClinCheck视图。

图20.173 精调前口内像。

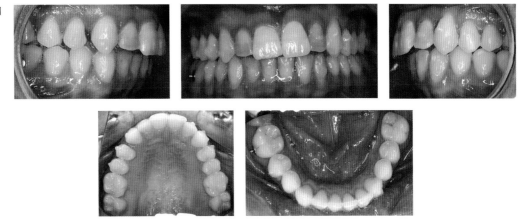

### ClinCheck 2：对技师的要求（图20.174~图20.177）

- 利用左上后牙作为支抗
- 后牙开窗进行垂直牵引，全天佩戴
- 13区进行精密切割，夜间佩戴Ⅱ类牵引

图20.174 精调时ClinCheck视图。

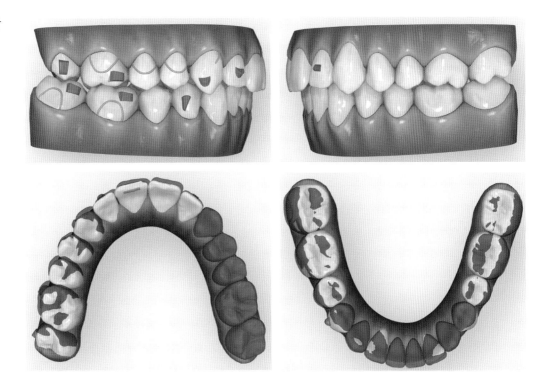

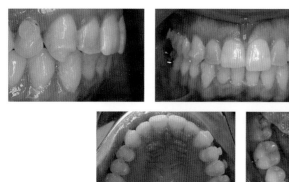

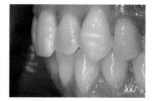

图20.175 治疗后口内像。

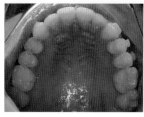

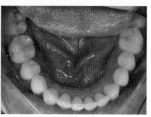

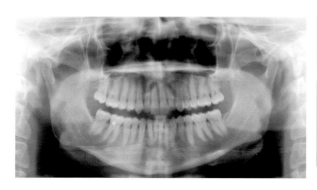

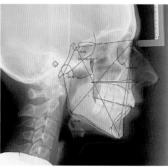

图20.176 治疗后曲面体层片和头颅侧位片。

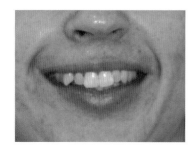

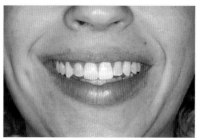

图20.177 治疗前、治疗后正面微笑像（治疗后还未进行前牙美观修复）。

### 20.2.14 前牙开𬌗、反𬌗的安氏Ⅱ类病例（图20.178～图20.189）

**诊断**

20岁男性，骨性Ⅱ类，双侧磨牙远中尖对尖，22反𬌗，上颌切牙暴露过少，前牙开𬌗趋势，后段牙弓狭窄。

图20.178 初始口内像。

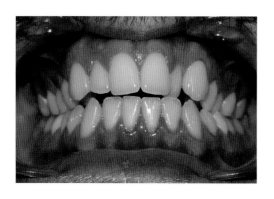

### 治疗计划

- 正畸治疗前拔除上颌第三磨牙
- 纠正前牙反𬌗
- 扩弓改善微笑美学
- 压低后牙，下颌逆时针旋转，改善前牙开𬌗的同时，有利于Ⅱ类关系的纠正

### ClinCheck 1：对技师的要求（图20.179~图20.184）

- 前牙伸长附件辅助后牙的压低
- 扩弓的同时前牙转矩丢失，辅助前牙的相对伸长
- 远中移动上牙列的同时进行上颌后牙的压低，结束时后牙开𬌗
- 下颌前牙压低及调整转矩后，利用Ⅱ类牵引进行下牙列的近中移动
- 在22设计根唇向转矩过矫治，辅助牙根位置的纠正
- 为了避免影响前牙美观，在上颌前牙进行伸长移动时再放置附件

### 治疗总结

- 总治疗时长为17个月
- 完成44副隐形矫治器（每7天更换）的佩戴后，申请11副附加矫治器
- 持续佩戴Ⅱ类牵引
- 双侧安氏Ⅰ类咬合关系，牙弓宽度扩展，微笑得到了改善
- 佩戴Vivera保持器，增加后牙𬌗面保持器的厚度，避免复发

图20.179　治疗前口内像。

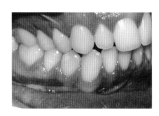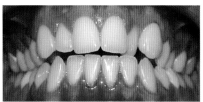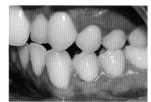

图20.180　治疗前模型展示安氏Ⅱ类咬合关系（上颌第三磨牙拔除之前）。

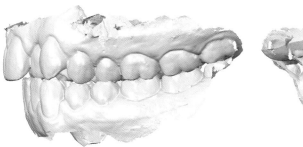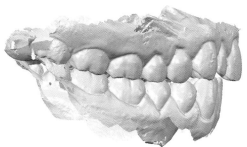

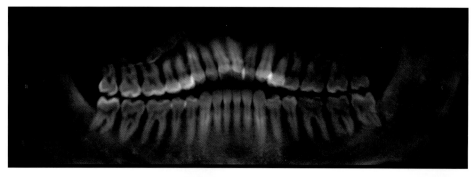

图20.181　治疗前曲面体层片、头颅侧位片及头影测量分析。

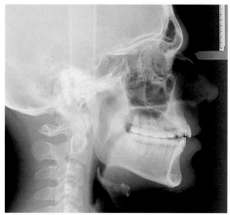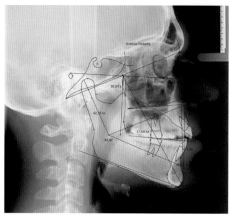

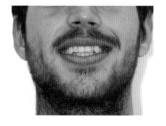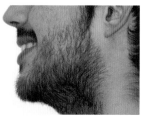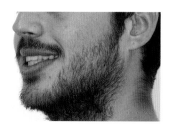

图20.182　治疗前面像。

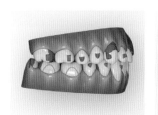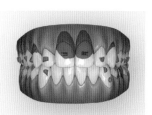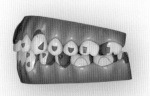

图20.183　治疗初始位置ClinCheck视图。

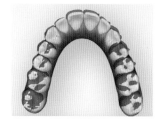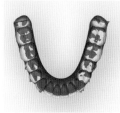

图20.184 精调前口内像。

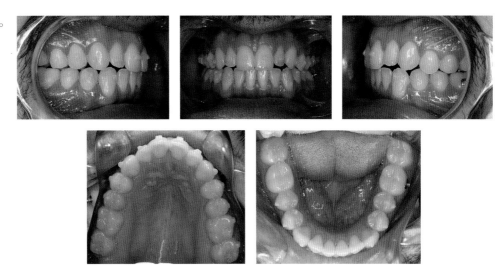

## ClinCheck 2：对技师的要求（图20.185～图20.189）

- 后牙开窗进行垂直牵引，改善后牙咬合关系
- 上颌侧切牙伸长附件激活的同时进行上颌中切牙压低，产生一个交互移动
- 牙弓少量过矫治扩展，改善后牙咬合情况
- 在上颌中切牙的舌侧手工进行精密切割形成舌刺，帮助解决吐舌习惯，避免复发

图20.185 精调时ClinCheck视图。

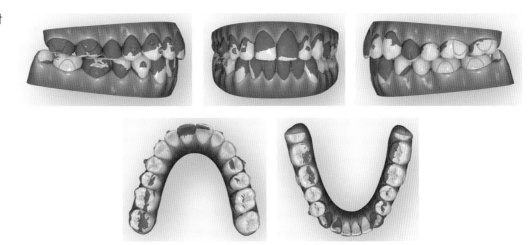

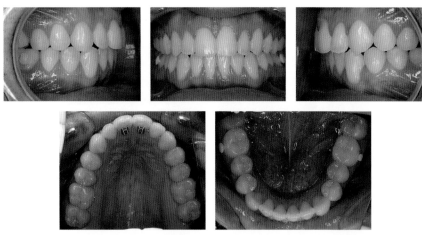

图20.186　治疗后口内像（上颌前牙舌侧粘有舌刺）。

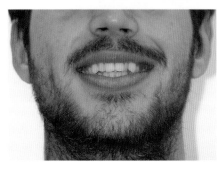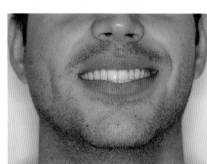

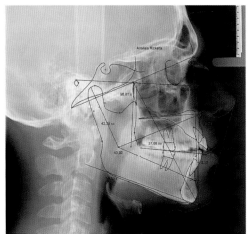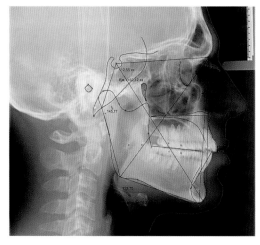

图20.187　治疗前、治疗后正面微笑像显示上颌前牙暴露量改善。

图20.188　治疗前、治疗后头影测量分析。

图20.189　治疗后曲面体层片。

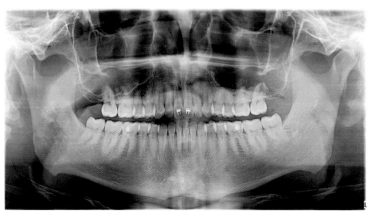

（郭润智　译）

## 20.3  安氏Ⅲ类病例

处于生长发育时期的骨性Ⅲ类患者进行生长改良时，第一阶段需要进行矫形治疗。这种生长改良通常需要联合治疗，首先应用功能矫治器如Hyrax扩弓器扩开腭中缝，然后再应用隐形矫治器，具体的矫治方法在生长发育章节中详细描述。

对于牙性或轻度骨性Ⅲ类的成人/生长发育完成的患者，可以通过扩弓、下颌邻面去釉或下牙列远中移动尝试进行非拔牙矫治。

如果骨性错𬌗畸形比较严重，但仍具有正畸掩饰性治疗的可能，这类病例可能需要进行拔牙矫治。Ⅲ类错𬌗畸形的常见拔牙模式是拔除下颌第一前磨牙。

严重的骨性Ⅲ类错𬌗畸形，尤其是伴不对称的患者，则需要联合正颌手术进行治疗。

**Ⅲ类矫治的特点**

Ⅲ类矫治的特点与Ⅱ类矫治相同：

- 精密切割
- 开窗
- 转矩嵴
- 优化控根附件

**精密切割和开窗**

- 通常情况下，上颌第一磨牙处需要设计开窗，下颌尖牙处需要设计精密切割（对于同时需要上颌扩弓的病例，在上颌第一磨牙舌侧处设计开窗）
- 从上颌第一磨牙到下颌尖牙的弹性牵引将对上颌整个牙弓产生向近中的力，对下颌整个牙弓产生向远中的力

**转矩嵴**

转矩嵴通常设计在下颌切牙上，防止在磨牙远中移动后或关闭隙时下颌切牙内收出现舌向倾斜。

**优化控根附件**

在矫治Ⅲ类错𬌗畸形时，优化控根附件可以使下颌前磨牙和尖牙在远中移动时保持整体移动。如果软件没有设计这类附件，可以要求技师增加优化控根附件或者设计垂直矩形附件，防止下牙列远中移动过程中出现远中倾斜。

### 20.3.1  后牙邻面去釉

后牙邻面去釉在Ⅲ类病例中用于（图20.190和图20.191）：

- 解除拥挤

- 内收下颌切牙，解除前牙反𬌗
- 减少为矫治Ⅲ类关系所需的下牙列远中移动的总量
- 纠正前牙Bolton比不调

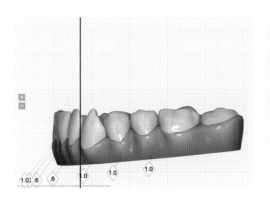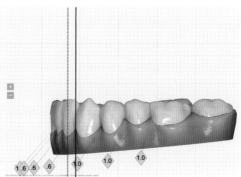

图20.190 后牙邻面去釉有助于获得间隙（治疗前后ClinCheck视图）。

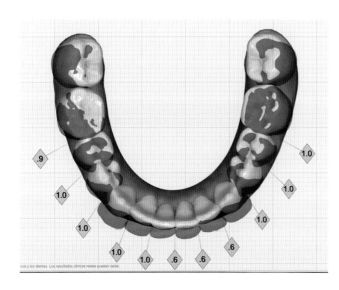

图20.191 后牙每个邻接点最多可去釉1mm（每颗牙0.5mm），前牙每个邻接点最多去釉0.6mm（每颗牙0.3mm）。

### 20.3.2 下牙列序列远中移动

- 下牙列远中移动2mm是可预测的（图20.192）
- 下牙列远中移动前需要拔除下颌第三磨牙，正如在Ⅱ类错𬌗矫治中拔除上颌第三磨牙一样，利用加速成骨现象而加快牙齿的远中移动
- 最好的方法是拔除下颌第三磨牙后再3D扫描或取印模：这样下颌第二磨牙的远中面可以被完全暴露，并被隐形矫治器包裹
- 开始下牙列远中移动时，需要全程佩戴从上颌第一磨牙到下颌尖牙的弹性牵引
- 如果下牙列远中移动3mm或者更多，则需要在磨牙后区植入微螺钉（图20.193）

图20.192 可预测的下牙列序列远中移动最多2mm（治疗前后ClinCheck视图）。

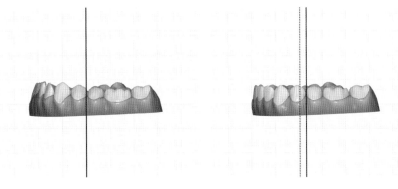

图20.193 在Ⅲ类病例中，支抗设计极其重要。如果Ⅲ类不太严重，可以仅通过Ⅲ类牵引加强支抗，否则需要在磨牙后区植入微螺钉加强支抗。

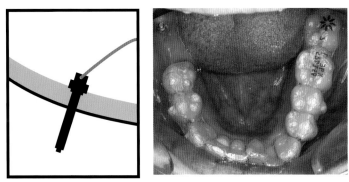

如果患者治疗前上颌前牙唇倾，为了预防Ⅲ类牵引使上颌前牙更加唇倾，需要在上颌第一磨牙远中植入微螺钉，在上颌第一磨牙和微螺钉之间钢丝结扎，防止Ⅲ类牵引所导致的上牙弓近中移动。

在伴下颌磨牙缺失的Ⅲ类病例中，为了提供矫治Ⅲ类错𬌗畸形所需的支抗，需要在治疗前植入种植体并戴入临时冠（图20.194）。

图20.194 种植体上的临时冠有助于提供后牙支抗，当达到终末位置后，更换为永久的烤瓷冠。

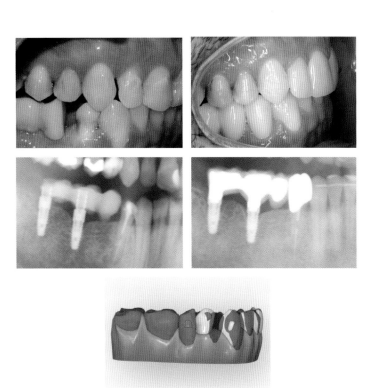

- 当患者存在前牙反𬌗时，需要优先解决矢状向问题，并不是先扩弓，优先解决矢状向问题可以使矫治更有效
- 首先：唇倾上颌切牙，使切牙的牙根接触皮质骨增强前牙支抗
- 其次：上颌扩弓，近中移动上牙列，同时内收上颌切牙
- 在下颌切牙完全直立之前，不能使用Ⅲ类牵引
- 对于存在前牙反𬌗或CO-CR移位的病例，矫治器可以充当𬌗垫使牙齿脱离咬合
- 对于不对称的病例，隐形矫治器可以很好地矫治中线
- 在Ⅲ类病例中，矫治结束后下牙弓应保留平缓的Spee曲线不矫治，以增加最终咬合时的前牙覆𬌗

### 前牙反𬌗矫治步骤

上颌：

- 第一步：唇倾上颌切牙，使切牙的牙根接触皮质骨增强前牙支抗
- 第二步：上颌扩弓并利用扩弓间隙使后牙区近中移动，同时软件设计前牙内收。上颌第一前磨牙和第一磨牙需要设计4mm斜向龈方水平楔形附件

下颌：

- 如果下颌切牙舌向倾斜，治疗开始时应增加冠唇向转矩，当下颌切牙直立于牙槽骨时，进行邻面去釉并内收（根据情况下牙列最大可以远中移动3mm）

### Ⅲ类矫治要点

- 上颌扩弓过矫治（设计实际扩弓量的1.5倍）
- Ⅲ类牵引：当下颌切牙垂直于𬌗平面时应尽早应用Ⅲ类牵引
- 要求切牙终末覆盖1.5mm、尖牙终末覆盖1mm
- 下颌远中移动最大距离为3mm（通过牙冠远中倾斜而不移动牙根）
- 在下颌序列远中移动过程中，下颌磨牙放置4mm附件增强支抗

### 混合牙列

- 为正在萌出的恒牙创造比预期需求多1mm的间隙
- 如果治疗后下颌继续生长，可能需要手术治疗，需和患者进行有效沟通
- 对于松动或需要拔除的乳牙，先进行扫描，在第一次戴隐形矫治器之前拔除

### 20.3.3 伴前牙反殆的安氏Ⅲ类病例（图20.195～图20.208）

**诊断**

44岁女性，安氏Ⅲ类亚类，左侧近中关系，前牙反殆和双侧后牙反殆。患者有牙周病和前牙咬合创伤，下颌不对称且前突，面中部发育不足。上牙列中线正，下牙列中线右偏。

图20.195 初始口内像。

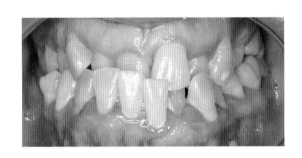

**治疗计划**

- 首先，外科医生在下颌右侧植入种植体，在下颌左侧植入微螺钉。后牙支抗对于成功矫治前牙反殆至关重要
- 解决前牙反殆和后牙反殆，建立足够的切导，结合下颌序列远中移动矫治Ⅲ类错殆

**对技师的要求**

首先，提供上颌矢状向牙弓移动。

上颌：

- 设计上颌后牙不移动，唇倾上颌切牙使牙根接触皮质骨增强前牙支抗
- 然后以上颌前牙为支抗，同时进行扩弓和后牙的近中移动
- 在上颌尖牙使用咬合导板来协助前牙咬合跳跃

下颌：

- 下牙列远中移动和调整下颌中线同时进行
- 下牙弓邻面去釉有助于内收下颌切牙

**治疗总结**

- 在正畸治疗开始之前，外科医生在47的位置植入种植体，并戴入临时冠，在左侧磨牙后区植入微螺钉
- 患者总共佩戴39副隐形矫治器，每10天更换一副；患者目前已经治疗12个月，接下来准备精调设计附加矫治器
- 患者从第4副隐形矫治器开始，全天佩戴从上颌第一磨牙舌侧到下颌尖牙唇侧的Ⅲ类牵引
- 后牙和前牙反殆已解除，上下颌中线基本居中

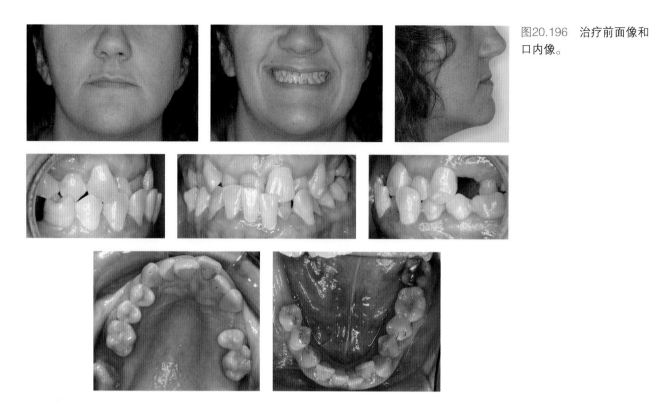

图20.196　治疗前面像和口内像。

图20.197　隐形矫治前植入47种植牙。

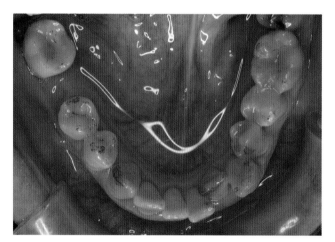

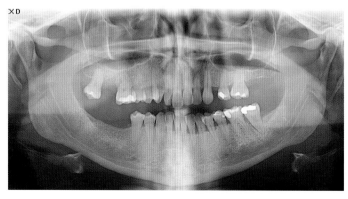
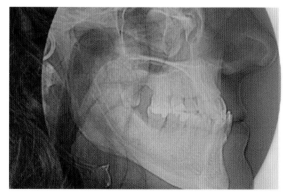

图20.198　治疗前曲面体层片和头颅侧位片。

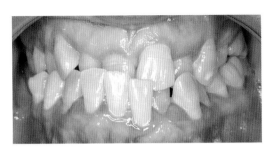

图20.199 治疗前口内像。

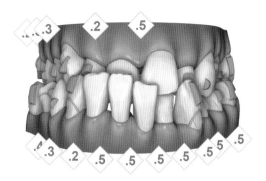

图20.200 ClinCheck正面视图。

图20.201 治疗前的咬合接触关系。

**治疗目标:**

- 通过上颌切牙唇倾和下颌切牙内收来矫正前牙反殆
- 利用种植体上的临时冠增强后牙支抗
- Ⅲ类牵引有助于下牙列远中移动和上牙列近中移动

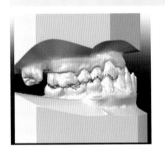
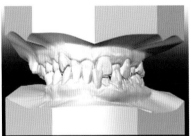
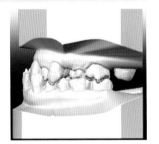

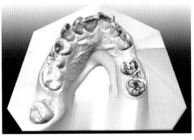
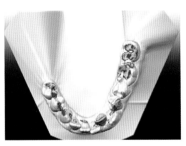

图20.202 优先矢状向移动解除前牙反殆。牙周炎患者可以通过邻面去釉使牙根靠近,减小"黑三角"。

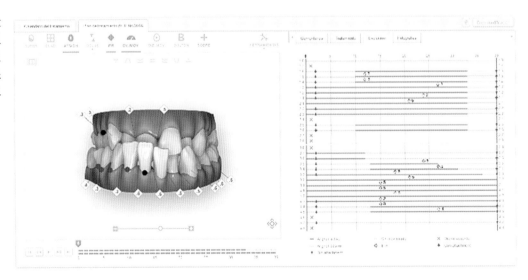

• 上颌扩弓 + 上颌切牙唇倾 + 下颌切牙内收

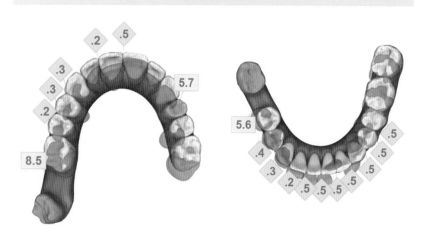

图20.203　上下牙列ClinCheck视图。

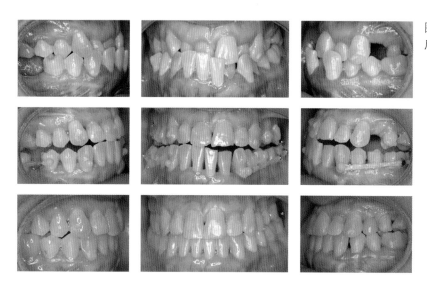

图20.204　治疗前、治疗中、治疗12个月后口内像。

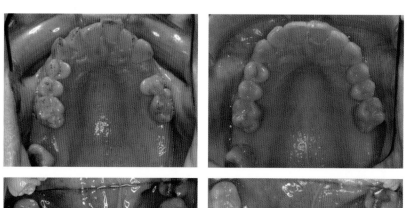

图20.205　治疗12个月后牙弓形态变化。

图20.206 ClinCheck侧方视图。

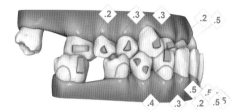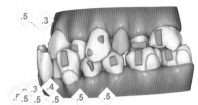

图20.207 治疗12个月后牙弓变化。

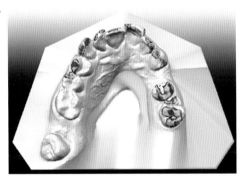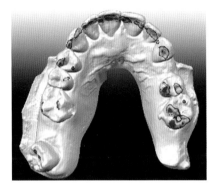

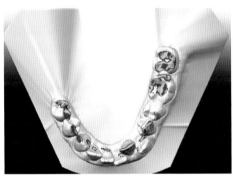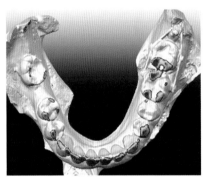

图20.208 治疗前、治疗后前牙覆盖像和微笑像。

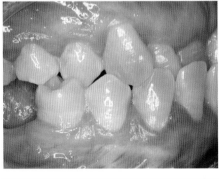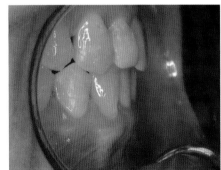

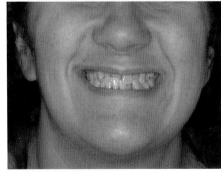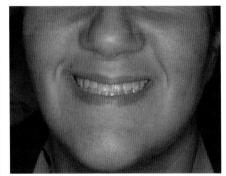

### 20.3.4 伴牙槽骨前突的骨性 Ⅲ 类病例（图20.209 ~ 图20.220 ）

**诊断**

47岁女性，骨性Ⅲ类，前牙切刃，开𬌗倾向，前牙覆盖较小，伴牙槽骨前突，27伸长，37缺失。此外，该患者12反𬌗，伴上牙列中线右偏。由于口角不对称，患者微笑时不对称。

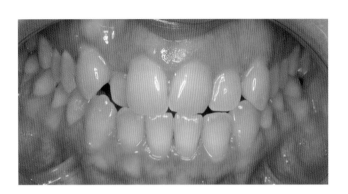

图20.209　初始口内像。

**治疗计划**

- 矫治12反𬌗
- 增加前牙覆盖
- 增加前牙覆𬌗
- 压低27
- 为缺失的37创造修复治疗空间

**对技师的要求**

- 下颌3–3邻面去釉，下颌切牙内收，增加前牙覆盖
- 在27的邻牙上放置水平附件以协助27的压低
- 在隐形矫治器的下颌尖牙处设计精密切割和上颌第一磨牙舌侧处开窗，治疗过程中佩戴Ⅲ类牵引，协助内收下颌切牙
- 在12放置斜向龈方水平楔形附件以增加侧切牙根唇向扭矩
- 在上牙列近中移动过程中，上牙列中线要与面中线一致
- 终末位置需要设计12根唇向转矩、27压低和下颌切牙伸长的过矫治

**治疗总结**

- 总治疗时长为12个月
- 患者总共佩戴29副隐形矫治器，每7天更换一副
- 未佩戴过矫治矫治器，为了压低27重新设计了附加矫治器
- 在精调时再放置压低27的临时冠，因为隐形矫治器首先需要为37种植牙创造间隙

图20.210　治疗前面像和口内像。

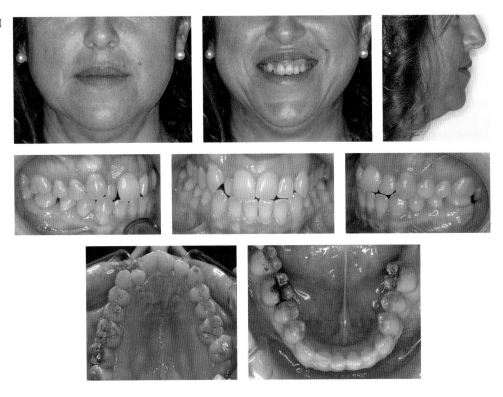

图20.211　治疗前曲面体层片、头颅侧位片及头影测量分析。

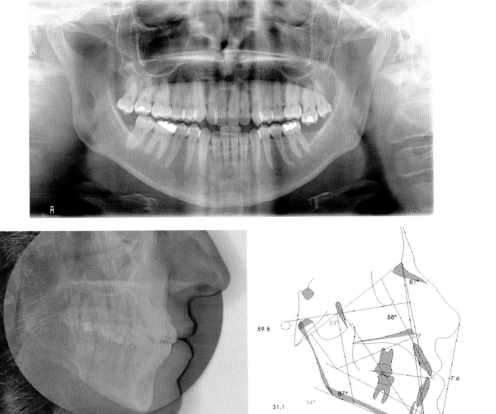

1. 上颌对称性扩弓
2. **邻面去釉** + 下颌前牙内收
3. Ⅲ类牵引
4. 微螺钉压低27（在27的近中和远中）或37种植体 + 临时冠

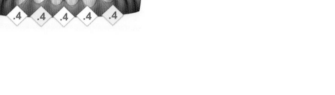

图20.212　邻面去釉。

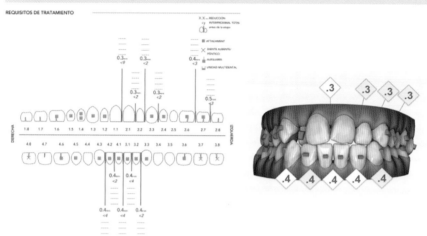

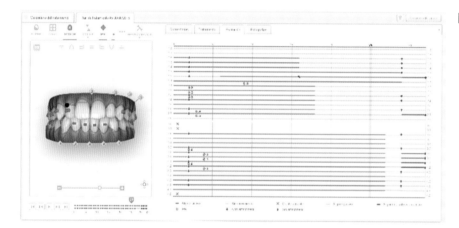

图20.213　所有牙齿同步移动的模式。

1. 矫治12反𬌗，12唇向移动时增加根唇向转矩控制
2. 增加前牙覆盖和覆𬌗（通过相对伸长下颌切牙）
3. 压低27

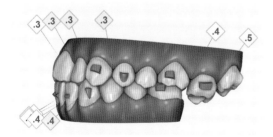

图20.214　37缺失导致27伸长。

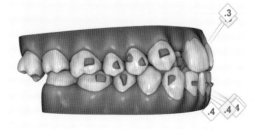

图20.215　12反𬌗。

图20.216　上下牙列ClinCheck视图。

上颌：
- 12放置4mm斜向龈方水平楔形附件
- 上颌第二磨牙和第三磨牙不设计移动，作为上颌扩弓和切牙唇倾的支抗

下颌：
- 前磨牙和磨牙根舌向转矩
- 邻面去釉 + 内收下颌切牙
- Ⅲ类牵引

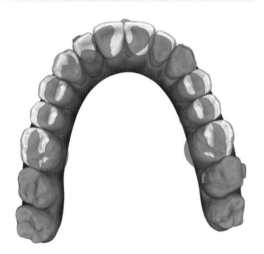
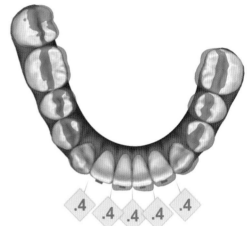

- 矫治12反𬌗，12唇向移动时增加根唇向转矩控制
- 增加前牙覆盖和覆𬌗（通过相对伸长下颌切牙）
- 压低27

- 上颌对称性扩弓
- 邻面去釉 + 下颌前牙内收
- Ⅲ类牵引
- 37种植体 + 临时冠协助压低27

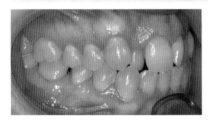
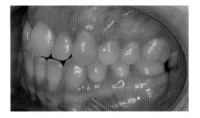
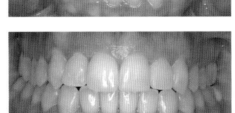
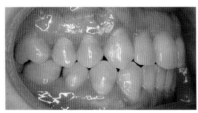
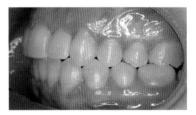

图20.217　治疗前、治疗后口内像。

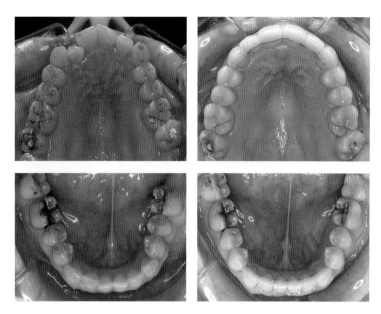

图20.218 治疗前、治疗后上下殆面像。

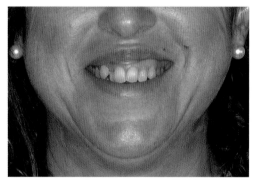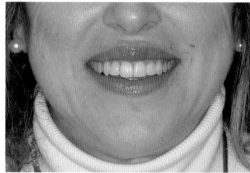

图20.219 治疗前、治疗后微笑像。

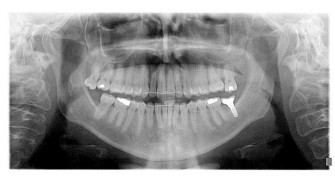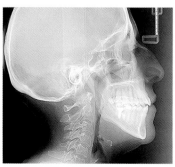

图20.220 治疗后曲面体层片和头颅侧位片。

### 20.3.5 伴上颌发育不足和牙槽骨代偿的骨性 Ⅲ 类前牙反𬌗（图20.221～图20.233）

**诊断**

35岁男性，骨性 Ⅲ 类，前牙反𬌗，深覆𬌗倾向，36缺失，下颌散在间隙，上颌后缩及上颌发育不足。

图20.221 初始口内像。

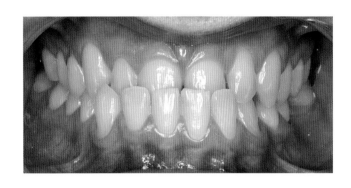

**治疗计划**

- 矫治前牙反𬌗
- 减小上牙弓宽度，上颌后牙增加根腭向转矩控制
- 利用下颌间隙内收下颌切牙、减小下牙弓宽度
- 直立37为36种植开展间隙

**ClinCheck 1：对技师的要求（图20.222～图20.228）**

上颌：

- 上颌第二磨牙不设计移动，增强支抗
- 同步移动：上牙弓后段缩窄结合上颌后牙根舌向转矩控制
- 前牙转矩嵴有助于12–22转矩控制

下颌：

- 37作为支抗牙
- 利用现有间隙和额外的邻面去釉内收下颌前牙，设计转矩嵴增加下颌前牙根舌向转矩以获得整体移动

**治疗总结**

- 总治疗时长为15个月
- 患者总共佩戴36副主动矫治器和20副附加矫治器，每7天更换一副
- 主动矫治器期间，24小时佩戴 Ⅲ 类牵引
- 治疗结束时双侧达到 Ⅰ 类关系，上下牙弓宽度缩窄，牙齿很好地位于牙槽骨中

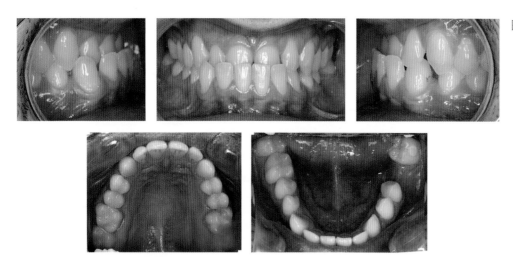

图20.222 治疗前口内像。

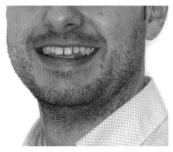
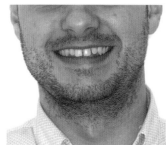
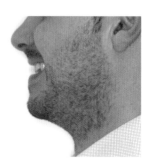

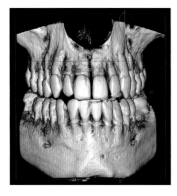
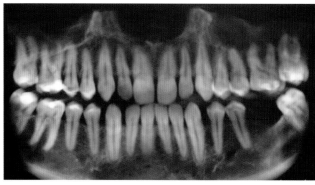

图20.223 治疗前面像。

图20.224 治疗前锥形束计算机断层扫描片和曲面体层片。

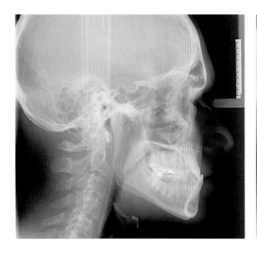
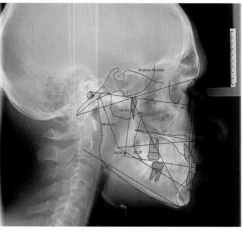

图20.225 治疗前头颅侧位片和头影测量分析。

图20.226 治疗初始位置
ClinCheck视图。

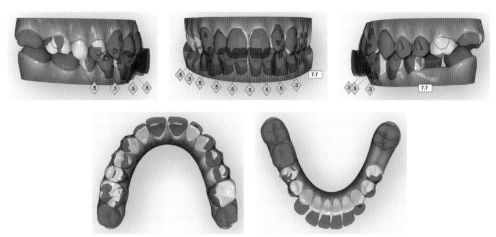

图20.227 精调前口内像。

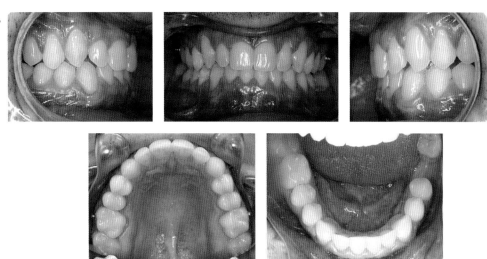

图20.228 精调前面像。

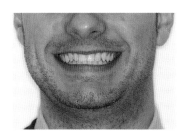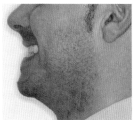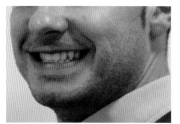

ClinCheck 2：对技师的要求（图20.229~图20.233）

上颌：

- 前牙转矩嵴调整12-22转矩，增加前牙覆盖，解决后牙开𬌗，在第一套矫治器结束后，患者咬合关系为"安氏Ⅱ类"

下颌：

- 通过使用虚拟"螺旋弹簧"直立37开展间隙，为36创造超过12mm的修复空间，左下牙列近中移动获得Ⅰ类咬合关系

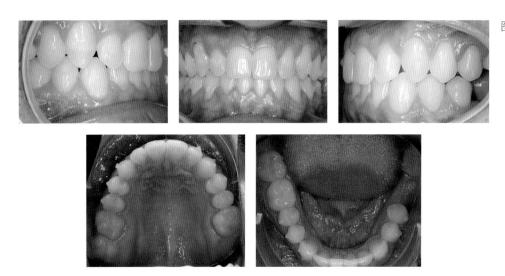

图20.229　现阶段口内像。

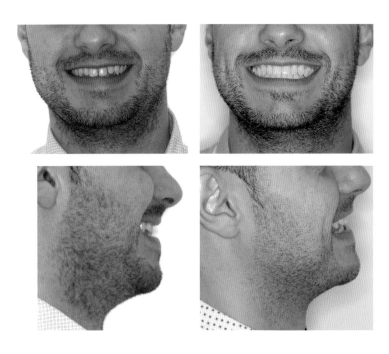

图20.230　现阶段微笑像。

图20.231　现阶段头影测量分析。

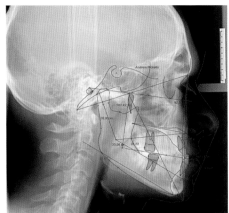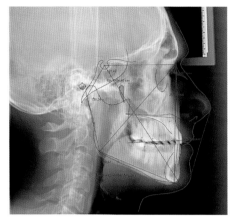

图20.232　治疗前、治疗后锥形束计算机断层扫描片。

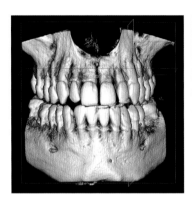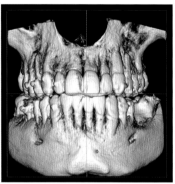

图20.233　治疗后微笑像。

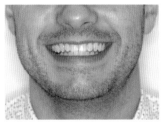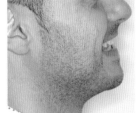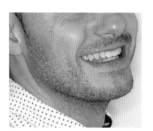

### 20.3.6　使用微螺钉辅助上颌快速扩弓（MARPE）结合隐形矫治器矫治伴上颌发育不足的骨性Ⅲ类前牙反𬌗（图20.234~图20.247）

**诊断**

34岁男性，骨性Ⅲ类，前牙反𬌗，上颌骨发育不足。患者在小时候拔除了13和23，38在治疗开始前被拔除。

图20.234　初始口内像。

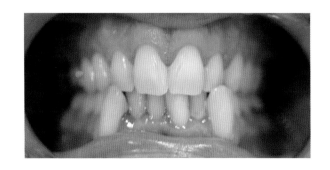

### 治疗计划

初始阶段：

- 使用Ⅲ类牵引远中移动下牙列获得正常的前牙覆盖。由于患者上颌尖牙缺失，无法正常考虑经典的Ⅰ/Ⅱ/Ⅲ类矢状向关系
- 患者拒绝手术治疗（例如，SARPE或MARPE）

治疗6个月后：

- 因为被告知不用MARPE很难获得很好的治疗效果，患者决定使用MARPE矫治器进行扩弓
- 他还接受了腭中缝的皮质切开术，由于骨皮质切开术的加速成骨效应（RAP）使治疗进度加快
- 因此更改治疗计划：应用MARPE获得的前牙间隙，配合使用Ⅲ类牵引

### ClinCheck 1：对技师的要求（图20.235～图20.242）

上颌：

- 前5副隐形矫治器，以每副矫治器0.25mm的速率打开前牙间隙
- 利用上颌第三磨牙作为支抗进行扩弓，建立更好的上颌弓形
- 手工制备用于Ⅲ类牵引的精密切割
- 在上颌磨牙带环的牵引钩和下颌尖牙处的精密切割间进行Ⅲ类牵引

下颌：

- 双侧下牙列远中移动的速率减缓1/2，以确保下颌切牙在治疗中不唇倾
- 下颌进行邻面去釉可以避免出现"黑三角"并有助于防止下颌切牙唇倾
- 因为患者存在牙龈退缩需要改善，下颌设计额外的根舌向转矩
- 在下颌尖牙舌面上手工制备开窗，进行Ⅲ类牵引时有助于同时解决旋转和矢状向不调

### 治疗总结

- 总治疗时长为18个月
- 患者总共佩戴36副主动矫治器和20副附加矫治器，每7天更换一副
- 24小时佩戴Ⅲ类牵引
- 通过手术和隐形矫治的多学科联合治疗，获得了良好的矢状向、水平向和垂直向关系

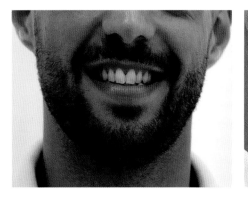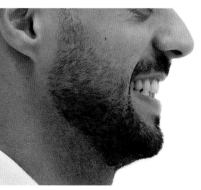

图20.235 初始微笑像。

图20.236　初始曲面体层片和头颅侧位片。

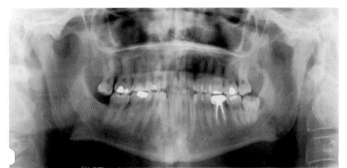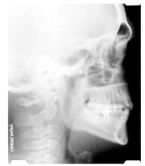

图20.237　重启前口内像：治疗6个月，患者决定进行微螺钉辅助快速腭开展。

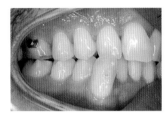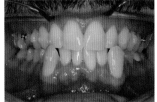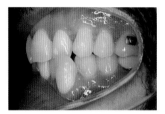

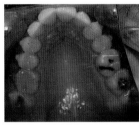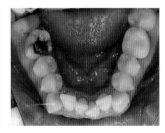

图20.238　为了使用微螺钉辅助快速腭开展，局部麻醉下离断腭中缝。

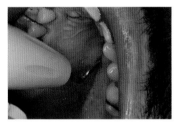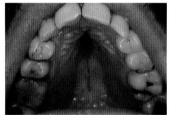

图20.239　手术过程不同方位图像。

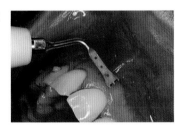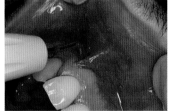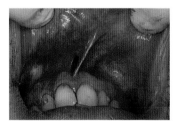

图20.240　14天后，8mm的螺旋扩弓器完全打开。腭部表面已愈合，隐形矫治器从上颌第二前磨牙处向后进行手工修整，确保金属带环可以放置在磨牙上。

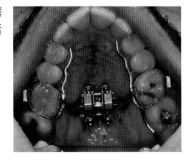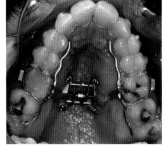

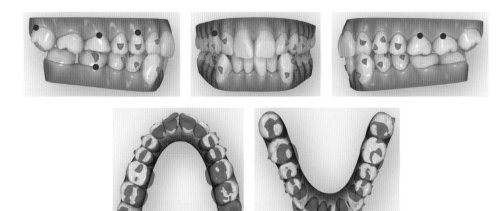

图20.241 精调时ClinCheck视图。

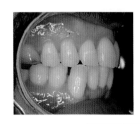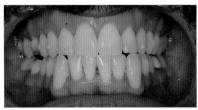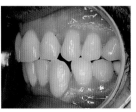

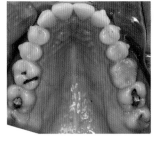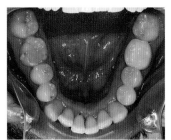

图20.242 第二次精调时口内像。

### ClinCheck 2：对技师的要求（图20.243～图20.247）

- 设计少量的邻面去釉进行最后的调整
- 保留下颌尖牙舌侧的精密切割，上颌磨牙到下颌尖牙舌侧的Ⅲ类牵引帮助调整下颌尖牙扭转
- 下颌尖牙设计额外的根舌向转矩以改善牙周状况

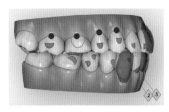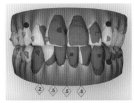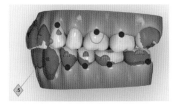

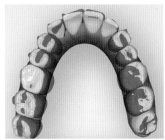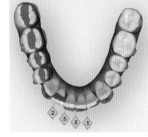

图20.243 第二次精调时ClinCheck视图。

图20.244 治疗后口内像。

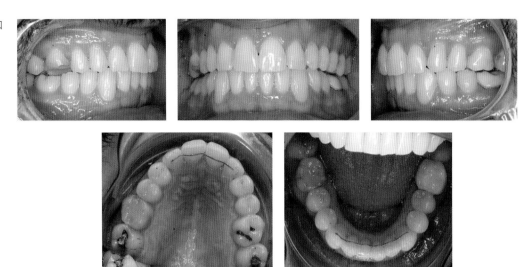

图20.245 治疗后微笑像。

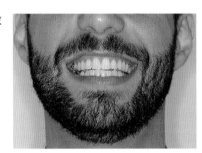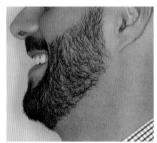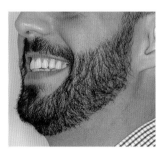

图20.246 治疗后头颅侧位片和头影测量分析。

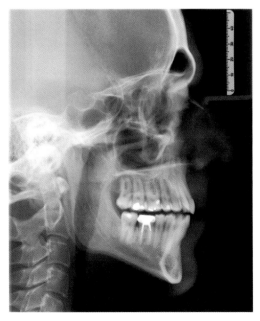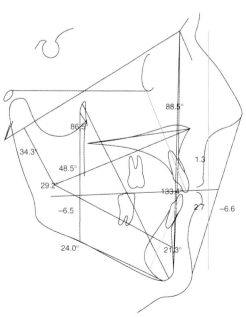

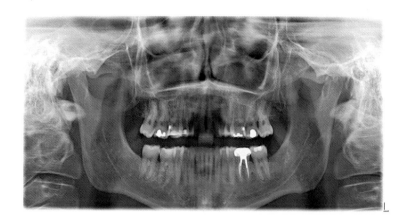

图20.247 治疗后曲面体层片。

（杨瑞莉 译）

### 20.3.7 骨性Ⅲ类前牙反𬌗（图20.248～图20.258）

**诊断**

26岁女性，骨性Ⅲ类，前牙反𬌗，上颌发育不足，低角，伴前牙区和后牙区露龈笑。

图20.248 初始口内像。

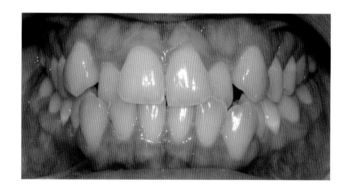

**治疗计划**

- 患者拒绝拔除4颗牙的矫治方案
- 计划扩宽上牙弓，唇倾上颌前牙
- 远中移动下牙列，避免下颌切牙在治疗过程中出现唇倾
- 通过上颌扩弓和唇倾上颌前牙，尽量改善露龈笑

**ClinCheck 1：对技师的要求（图20.249～图20.253）**

上颌：

- 扩宽上牙弓，唇倾上颌前牙
- 为了更好控制侧切牙的转矩，在两个侧切牙上增加额外的根舌向转矩，并在中切牙和侧切牙上同时设计伸长附件
- 在隐形矫治器磨牙处进行开窗，避免上颌前牙过度唇倾

下颌：

- 远中移动下牙列解决矢状向问题
- 以下颌切牙的初始位置为参考，与治疗前相比，下颌前牙治疗后不能更唇倾
- 下颌前磨牙区邻面去釉，避免下颌前牙唇倾
- 在下颌尖牙上设计牵引钩，利用Ⅲ类牵引最大程度控制下颌前牙转矩

图20.249　治疗前口内像。

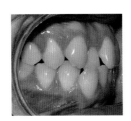
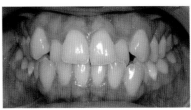
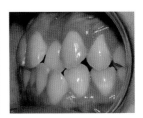
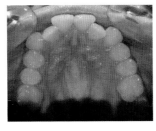
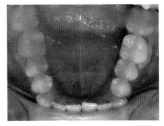

图20.250　治疗前曲面体层片、头颅侧位片及头影测量分析。

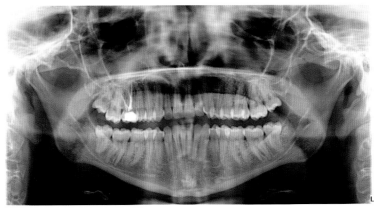
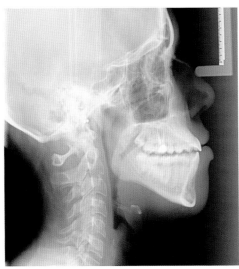
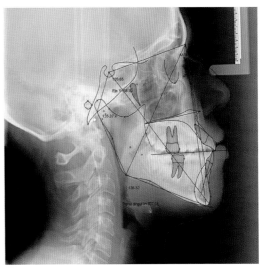

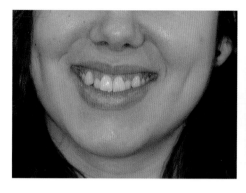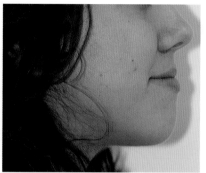

图20.251　治疗前面像。

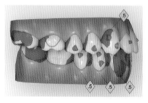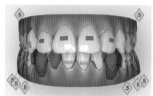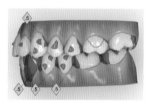

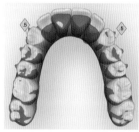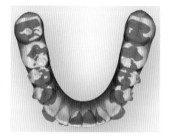

图20.252　治疗初始位置ClinCheck视图。

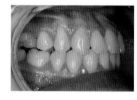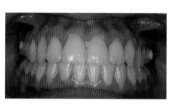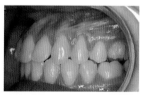

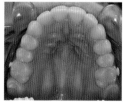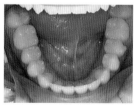

图20.253　精调前口内像。

### ClinCheck 2：对技师的要求（图20.254～图20.258）

- 16处设计开窗，用于Ⅲ类牵引
- 左侧后牙区设计开窗，用于矫治后牙开𬌗
- 使用3D控制进行最后的咬合调整，改善咬合关系

图20.254 精调时ClinCheck视图。

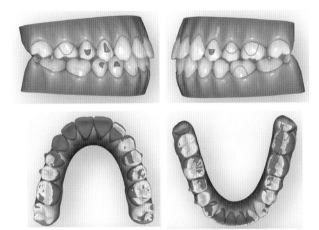

图20.255 精调后面像。

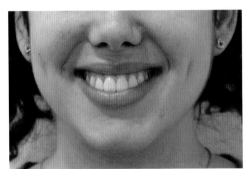
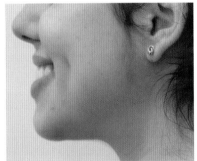

图20.256 治疗后口内像。

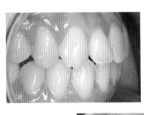
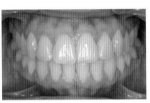
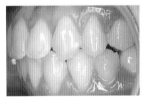
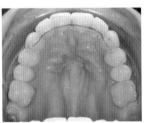
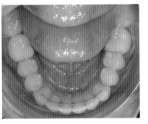

图20.257 治疗后面像。

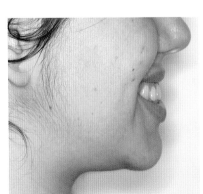
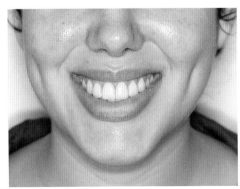

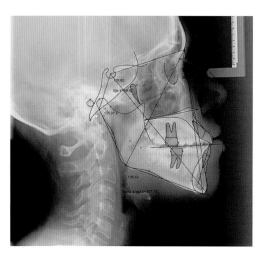
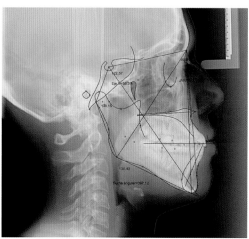

图20.258 治疗前、治疗后头影测量分析。

## 20.4 伴牙弓前突的骨性Ⅱ类病例

### 20.4.1 同步远中移动上下牙列流程（图20.259～图20.272）

**诊断**

35岁女性，骨性Ⅱ类高角，双牙弓前突伴严重牙列拥挤，14缺失，有牙周病和露龈笑。18、28、38在位，48缺失，前牙覆盖7mm，前牙开𬌗倾向，无切导。

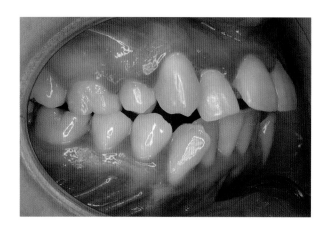

图20.259 初始口内像。

**治疗计划**

- 拔除24、34、44，内收上颌前牙，解决前牙深覆盖
- 患者拒绝此治疗方案，她担心因为牙周问题将来可能会丧失更多牙齿。该患者第三磨牙牙周袋深度超过5mm，她接受了拔除第三磨牙的替代治疗方案，该方案在不影响前牙牙周状况下，远中移动上下牙列，改善突度
- 确定治疗方案后，牙周专科医生对患者的牙周病进行系统治疗
- 拔除第三磨牙后，将病例上传至爱齐科技

### 对技师的要求

- 同时远中移动上下颌磨牙，当上下颌磨牙远中移动2mm时，开始同时远中移动上下牙列的5-5
  - 使用垂直附件来控制牙列远中移动过程中尖牙和前磨牙的牙轴
  - 在上下颌切牙内收过程中保持上下颌切牙的转矩，避免转矩丢失

### 治疗总结

- 在双侧上颌结节和下颌磨牙后区植入种植支抗（10mm），为同时远中移动上下牙列提供支抗
- 在上下牙列的磨牙上粘接牵引扣，将链状圈从第一磨牙颊侧的牵引扣绕过远中种植支抗连接到第一磨牙舌侧的舌侧扣（Horse rein）
- 允许上下牙列同时远中移动
- 患者总共佩戴49副隐形矫治器，但在佩戴第31副隐形矫治器时，因链状圈力量过大，导致磨牙倾斜，需要在第一磨牙和第二磨牙上使用片段弓解决磨牙倾斜问题
- 为了更好地调整磨牙区咬合，设计了附加矫治器
- 患者目前已经接受了23个月的治疗，隐形矫治器每10天更换，目前正在等待附加矫治器，关闭剩余的后牙间隙
- 患者治疗前有露龈笑，因此没有通过伸长切牙来纠正前牙开𬌗。上颌结节和下颌磨牙后区的种植支抗在远中移动上下牙列的同时，可以压低上下颌磨牙，逆时针旋转下颌骨，改善颏部形态
- 正畸治疗明显改善了患者切牙的牙周状况，患者的微笑也变得更有美感

图20.260  治疗前面像和口内像。

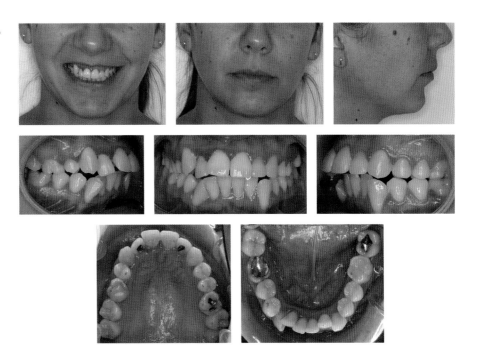

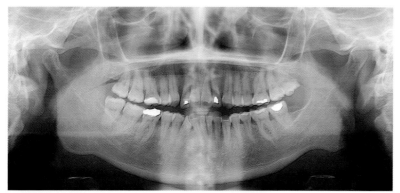

图20.261　治疗前曲面体层片、头颅侧位片及头影测量分析。

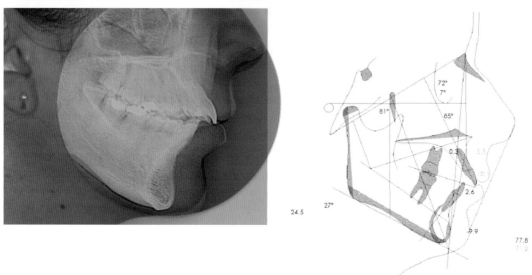

图20.262　上下牙列同时远中移动的牙齿分步移动图。

图20.263 上下牙列ClinCheck视图。

上牙列同时远中移动需配合:
- 在上颌结节处植入种植支抗
- 拔除18、28、48

下牙列同时远中移动需配合:
- 在下颌磨牙后区植入种植支抗
- 前牙3-3邻面去釉
- Ⅱ类牵引

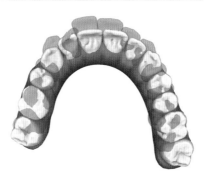
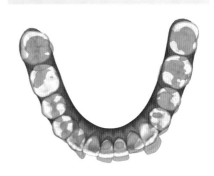

图20.264 为了不唇倾下颌前牙,下颌前牙区邻面去釉非常必要。

解除前牙拥挤和深覆盖:
- 治疗结束时咬合为双侧尖牙中性关系,右侧磨牙远中关系,左侧磨牙中性关系

- 扩弓 + 牙列远中移动 + 下颌邻面去釉

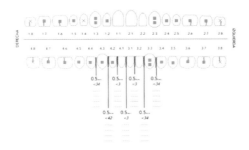
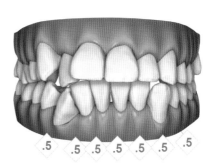

图20.265 ClinCheck侧方视图。

- 实现双侧尖牙中性关系
- 治疗结束时右侧磨牙远中关系
- 通过切牙内收减小前牙覆盖

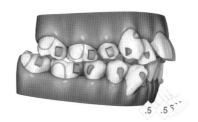
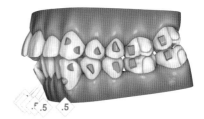

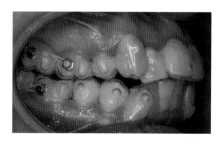 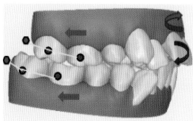

图20.266 位于上颌结节和下颌磨牙后区的种植支抗与Horse rein间链状圈弹性加力。

避免上下颌前牙唇倾：
- 扩弓 + 上下牙列的远中移动
- 通过上下颌前牙内收（相对伸长）纠正前牙开𬌗
- 通过扩弓、牙列远中移动和邻面去釉解除拥挤

- 在上颌结节区和下颌磨牙后区植入长度为10mm的种植支抗
- 在磨牙上放置垂直附件防止磨牙倾斜
- 在尖牙上放置优化附件

- 在上颌结节区植入长度为10mm的种植支抗
- 先远中移动磨牙，然后同时远中移动5-5

图20.267 通过上颌结节区的种植支抗同时远中移动上牙列。

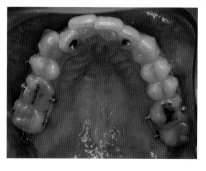 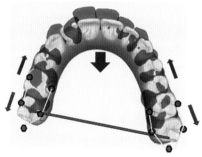

- 通过下牙列远中移动和邻面去釉，解除下牙列拥挤

图20.268 通过下颌磨牙后区的种植支抗同时远中移动下牙列。

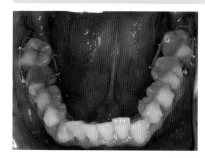 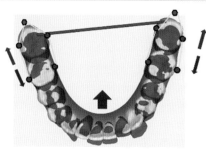

图20.269 治疗前、治疗17个月时、治疗后口内像。

- 位于下颌磨牙后区的种植支抗
- 同时远中移动磨牙
- 当磨牙远中移动到位后，开始同时远中移动5–5

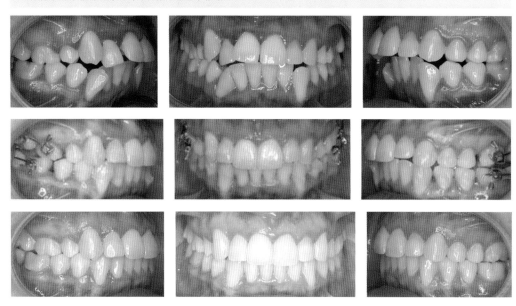

图20.270 23个月完成牙弓形态的调整。用链状圈将上下颌第一磨牙与种植支抗连接，同时远中移动上下牙列。

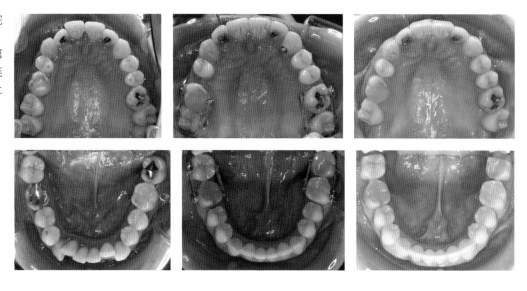

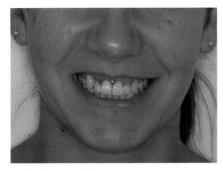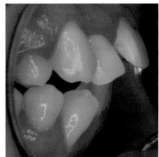

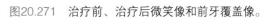
图20.271 治疗前、治疗后微笑像和前牙覆盖像。

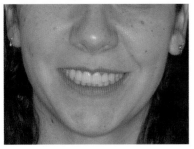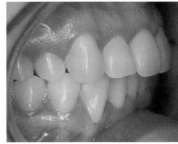

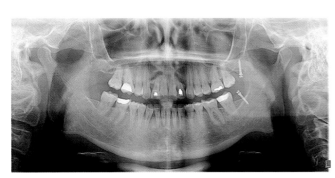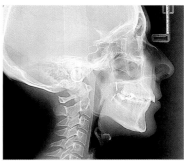
图20.272 治疗后曲面体层片和头颅侧位片。

（韩奕能 译）

# 21

# 垂直向问题

## 21.1 开殆

为了纠正开殆，我们需要考虑导致开殆的原因，开殆的病因可能来自水平向、矢状向或垂直向不调（图21.1~图21.3）。

确定了开殆的病因后，纠正开殆的关键是（图21.4）：

- 通过扩弓，改善前牙开殆
- 舌倾上下颌切牙，使其相对伸长

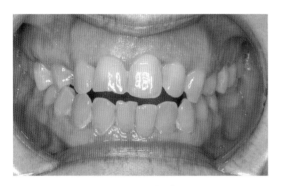

图21.1 垂直向不调：后面高过长。

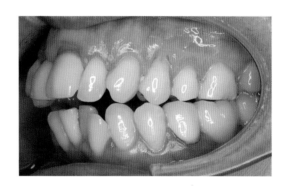

图21.2 矢状向牙槽骨前突。

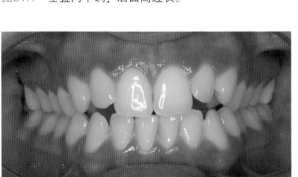

图21.3 宽度不调：后牙舌倾。

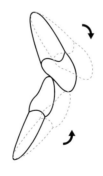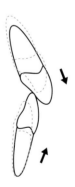

图21.4 通过舌倾上下颌切牙使其相对伸长，是成功治疗前牙开殆的一个关键因素。

*Aligner Techniques in Orthodontics*, First Edition. Susana Palma Moya and Javier Lozano Zafra.
© 2021 John Wiley & Sons Ltd. Published 2021 by John Wiley & Sons Ltd.
Companion website: www.wiley.com/go/lozano-zafra/aligner-techniques

**影响开𬌗矫治策略的因素**

*微笑分析*

如果患者有露龈笑，则需要通过压低后牙来纠正开𬌗，但如果是低笑线患者，则可以通过伸长上颌切牙来纠正开𬌗（图21.5和图21.6）。

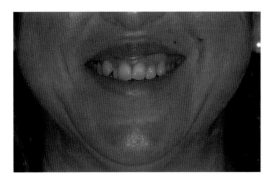

图21.5 露龈笑。

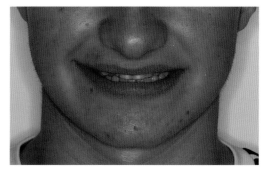

图21.6 低笑线，上颌前牙暴露不足。

*患者的面型*

伸长后牙会导致下颌骨顺时针旋转，增加前面高，这可能有益于改善患者面部美观，但也可能恶化患者的面型（图21.7）。

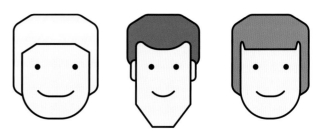

图21.7 是否压低后牙取决于患者面下1/3的高度。

*后牙支抗分析*

上颌前牙的伸长需要足够的后牙支抗，通过以下方式增强后牙支抗：

- 在伸长上颌前牙时不移动后牙
- 在4和6上放置5mm的水平矩形附件
- 在4个上颌切牙舌侧放置附件，在扩弓过程中增加支抗
- 在尖牙上放置优化附件或者传统垂直附件

**前牙开𬌗的附件**

虽然伸长前牙会对后牙产生压低的反作用力，有利于开𬌗的矫治，但仍然有必要在需要伸长的前牙上放置附件。

在扩弓过程中需要上颌后牙的附件来控制磨牙转矩，防止磨牙颊倾加重开𬌗（图21.8）。

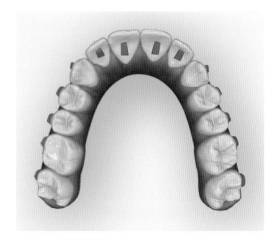

图21.8 支抗附件。

**对技师的要求（图21.9和图21.10）**

- 尽快开始水平向开展上下牙弓，为切牙内收（相对伸长）提供间隙
- 在扩弓时，建议使用上颌前牙舌侧附件来增加前牙支抗
- 将前牙的绝对伸长放在治疗的最后：维持转矩伸长前牙，磨牙不设计移动，去除前牙舌侧斜向龈方水平楔形附件，改为唇侧优化伸长附件（利用前牙伸长和后牙压低的相互作用力）
- 咬胶有利于纠正开𬌗程度较轻的病例
- 对于需要压低后牙（例如，露龈笑的病例）或存在骨性开𬌗的病例，需配合使用种植支抗

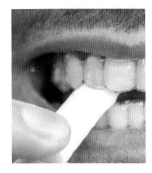
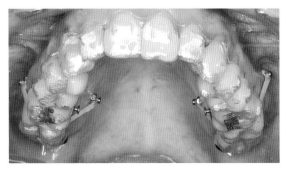
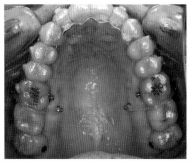

图21.9 咬胶对于开𬌗程度较轻的病例十分有效。

图21.10 对于需要后牙绝对压低3mm以上的病例，在上颌第一、二磨牙间颊舌侧植入微螺钉，患者需要佩戴越过隐形矫治器的牵引。

**前牙开𬌗的生物力学分析（图21.11）**

切牙的相对伸长：通过扩弓获得间隙，用于内收切牙。

- 通过调整后牙转矩进行扩弓 + 同时内收切牙 + Ⅱ类牵引辅助
- 治疗结束时进行后牙压低0.5mm + 前牙伸长的交互移动
- 有助于上颌切牙伸长的附件：
  - 上颌4、5放置支抗附件
  - 在尖牙上放置优化附件或者垂直矩形附件

图21.11 开𬌗需要细致的生物力学设计。

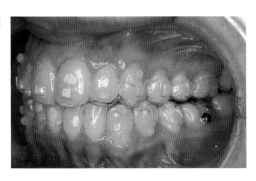
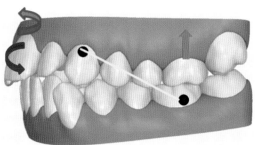

**通过组牙优化伸长附件进行切牙的绝对伸长（图21.12和图21.13）**

- 医生必须仔细检查患者的微笑，确定上颌前牙是否需要伸长
- 上下颌后牙压低，会导致下颌向前上方向（逆时针方向）旋转。在ClinCheck中显示为虚拟咬合跳跃

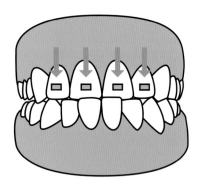 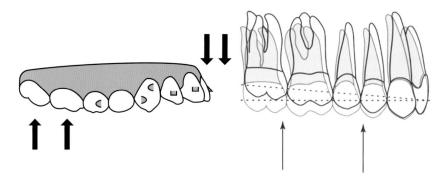

图21.12　如果在治疗最后阶段设计合理的前牙伸长并保持后牙不动，其伸长效果是高度可预测的。

图21.13　压低后牙会产生矢状向影响，使下颌逆时针方向旋转。

**开𬌗的处方表（图21.14）**

- **简单病例：** 开𬌗 < 2.5mm，是可预测的（如果治疗方案不涉及后牙压低，治疗结果的可预测性更高）
- **中等病例：** 开𬌗 = 2.5mm，需要后牙压低量在1mm以内
- **复杂病例：** 开𬌗 > 2.5mm，需要辅助装置

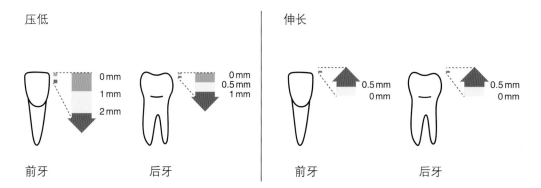

图21.14　为了明确是否需要辅助装置，我们必须知道垂直向移动的可预测性。

***处方表的第6个问题：***

- 如何矫治开𬌗
- 只伸长前牙
- 通过前牙伸长和后牙压低
- 其他方式如手术（填写特殊要求）

**开𬌗矫治的具体特点**

前牙伸长：

- 优化伸长附件（单颗牙需要伸长0.5mm以上）（图21.15）
- 软件根据伸长量自动放置
- 只放置在上下颌前牙上
- 最大伸长量为0.5mm
- 附件放置的位置取决于牙冠大小和解剖形态

    组牙伸长优化附件（将所有的上颌切牙作为整体进行伸长）：

- 组牙伸长优化附件的优先级将要高于这些牙齿上的其他任何附件
- 同时放置
- 附件位置由软件自动设计
- 最大伸长量为0.5mm（图21.16）

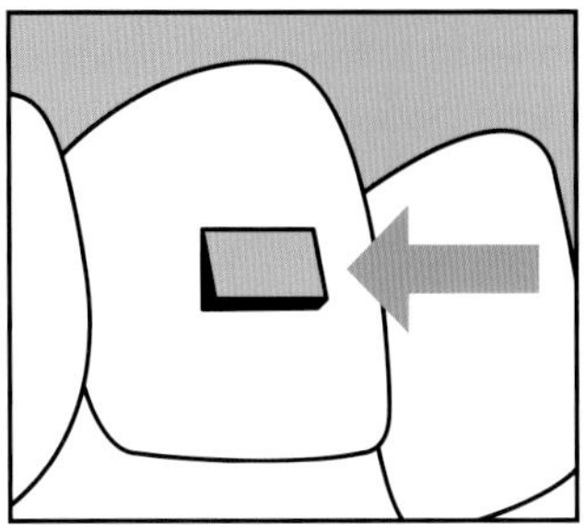

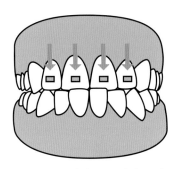

图21.15　单个优化伸长附件。

**开𬌗治疗效果的可预测性**

在以下情况下，开𬌗治疗的可预测性高：

- 牙性开𬌗，而不是骨性开𬌗
- 治疗前切牙唇倾，可以内收前牙而产生相对伸长
- 牙弓狭窄，可以扩弓为切牙内收提供间隙
- 可以仅通过前牙伸长（＜2.5mm）纠正开𬌗，不需要后牙压低

图21.16　治疗最后阶段，在后牙不动的情况下设计前牙伸长，通常是可预测的。

**过矫正（图21.17）**

过矫正包括治疗结束时，达到磨牙轻微开𬌗，或前牙重咬合接触，前牙深覆𬌗（≥2mm）。

**𬌗面附件（图21.18）**

可以有效地增加后牙的压低力，类似于前牙的精密咬合导板。𬌗面附件可以填充树脂，然后粘接到磨牙𬌗面上，也可以不填充树脂，在隐形矫治器上留空，这样也会比普通的隐形矫治器咬合力更大。

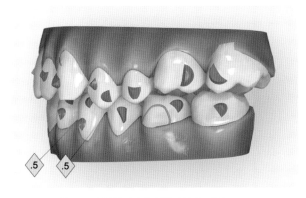

图21.17　后牙开𬌗是该病例过矫正的方式之一。

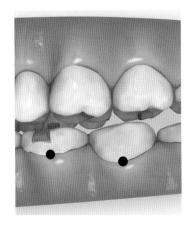

图21.18　通过上下后牙的𬌗面附件增加咬合力，辅助后牙压低。

### 21.1.1 由于矢状向和水平向不调引起的前牙开𬌗（图21.19～图21.30）

**诊断**

31岁女性，骨性Ⅰ类均角，牙弓狭窄，后牙露龈笑，牙列轻度拥挤。

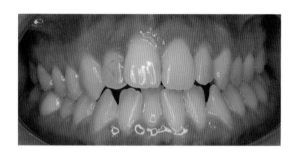

图21.19 使用轻度套装纠正前牙开𬌗。

**治疗计划**

- 通过内收上下颌前牙纠正前牙开𬌗
- 在治疗最后阶段进行上颌前牙的伸长和后牙的压低
- 在治疗开始时扩弓，为前牙内收提供间隙

**对技师的要求**

上下颌扩弓结合邻面去釉获得间隙，改善前牙突度，减小覆盖。

- 采用隐形矫治器轻度套装，磨牙作为支抗不设计移动
- 下颌邻面去釉，内收切牙，避免切牙的进一步唇倾
- 在前牙伸长过程中，作为交互移动，后牙设计0.5mm压低

**治疗总结**

- 总治疗时长为14个月
- 患者第一阶段总共佩戴14副隐形矫治器，每14天更换一副，之后佩戴14副附加矫治器
- 患者在治疗过程中夜间佩戴Ⅱ类牵引和垂直牵引
- 患者扩弓后，微笑明显改善
- 上颌𬌗曲线整平
- 在治疗结束时，12进行了漂白和树脂贴面修复

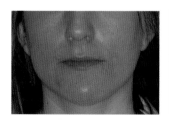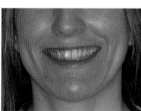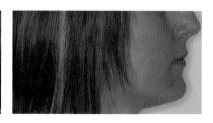

图21.20 治疗前面像和口内像。

图21.20（续）

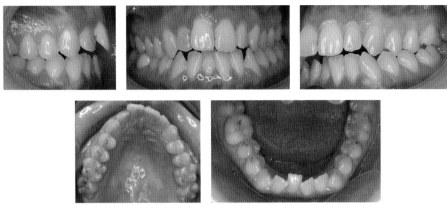

图21.21 治疗前咬合接触关系。

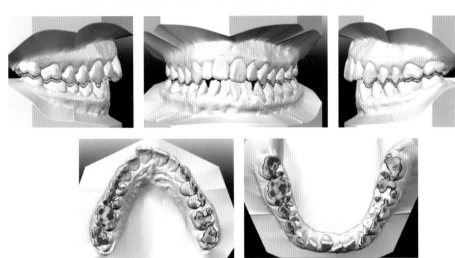

图21.22 治疗前曲面体层片、
头颅侧位片及头影测量分析。

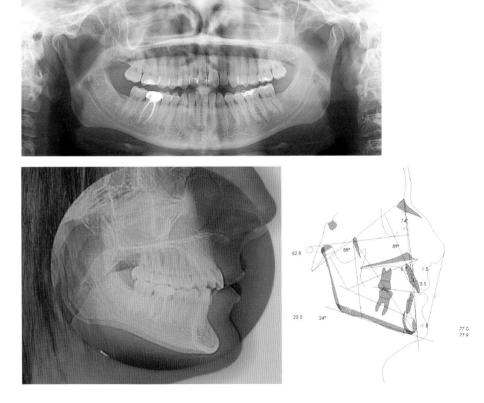

- 上颌：对称性扩弓，同时内收上颌前牙
- 下颌：扩弓 + 邻面去釉

- 通过调整后牙转矩进行扩弓
- 在上颌第一磨牙上放置斜向龈方水平楔形附件
- 在尖牙上放置优化附件

图21.23 治疗前上下牙列ClinCheck视图。

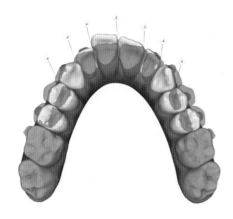
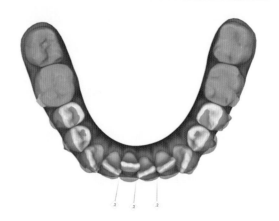

图21.24 治疗前ClinCheck侧方视图。

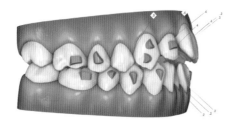
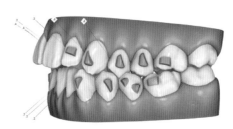

- 将上颌前牙绝对伸长推迟到治疗最后阶段
- 在伸长前牙时，磨牙不移动以提供足够的支抗

- 后牙支抗附件
- Ⅱ类牵引辅助前牙内收 + 上颌前牙相对伸长

图21.25 上下颌切牙相对伸长时，邻面去釉是必要的。

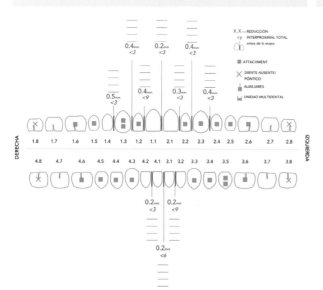
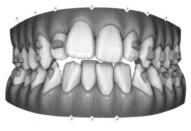

图21.26 治疗前、
精调前口内像。

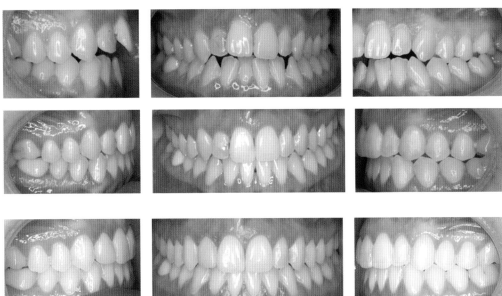

图21.27 治疗后口
内像。

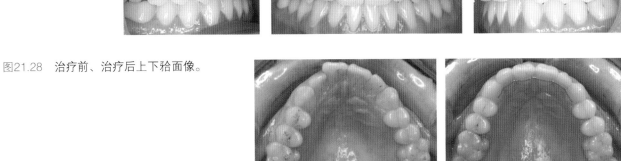

图21.28 治疗前、治疗后上下殆面像。

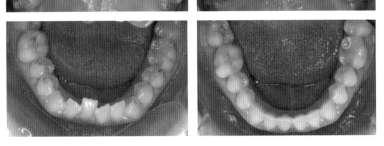

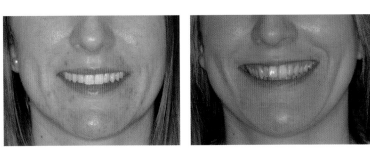

图21.29 治疗前、治疗后微笑像。

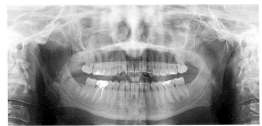

图21.30 治疗后曲面体层片和头颅侧
位片。

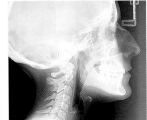

### 21.1.2 由于水平向、矢状向和垂直向不调引起的前牙开𬌗（图21.31～图21.45）

**诊断**

62岁女性，骨性Ⅱ类高角，前牙开𬌗，伴水平向、矢状向和垂直向不调。上下牙列前突，唇闭合不全，上牙列中线正，牙弓狭窄，11和21冠修复。

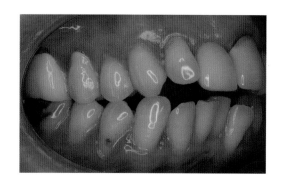

图21.31 初始口内像。

**治疗计划**

- 扩弓、牙列序列远中移动、邻面去釉（为了内收和相对伸长切牙），并同时内收切牙
- 为解决患者的问题，需要从各个维度进行分析：
  - 水平向：扩弓过程中需控制前磨牙和磨牙的转矩
  - 矢状向：通过牙列序列远中移动纠正Ⅱ类磨牙关系和前牙深覆盖（因此，需要去除下颌的固定桥修复体）
  - 垂直向：通过相对和绝对伸长切牙来纠正前牙开𬌗

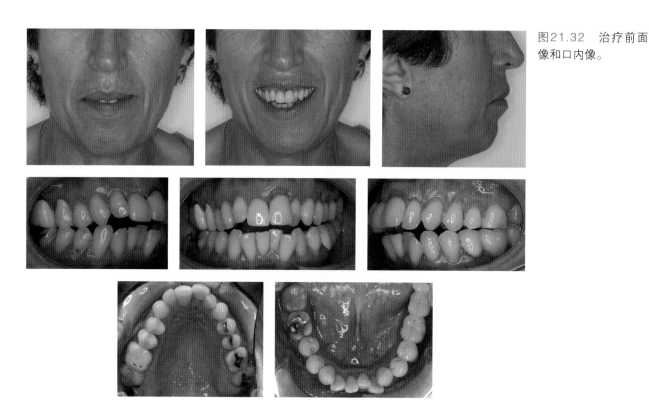

图21.32 治疗前面像和口内像。

图21.33 治疗前曲面体层片。

通过扩弓、牙列远中移动和同时内收上下颌前牙进行矫治

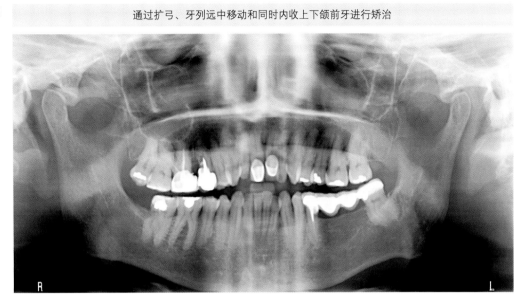

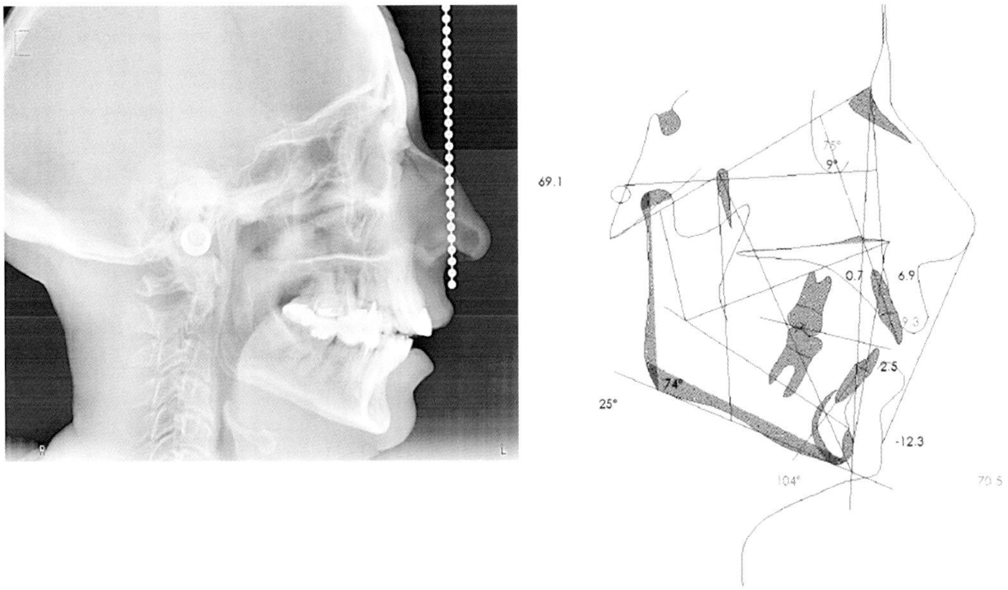

图21.34 头颅侧位片显示上下颌切牙唇倾，下颌联合狭窄。

患者左下象限有一个固定桥修复体。为了远中移动下牙列，并防止下颌前牙唇倾，需将固定桥拆开

## 对技师的要求（图21.35和图21.36）

- 通过增加上下颌前磨牙和磨牙冠唇向转矩进行扩弓
- 邻面去釉，同时内收切牙，使切牙相对伸长
- 在上颌切牙舌侧放置3mm的斜向龈方水平楔形附件，在扩弓过程中提供支抗
- 在扩弓同时，序列远中移动上牙列矫治Ⅱ类错𬌗

图21.35 治疗前上下牙列 ClinCheck视图。

上颌：
- 第一阶段：扩弓，同时唇倾11和22，使上颌切牙转矩一致
- 第二阶段：邻面去釉＋内收上颌切牙（相对伸长上颌切牙）

下颌：
- 下牙列远中移动＋扩弓＋邻面去釉＋内收下颌切牙（避免下颌切牙唇倾）

- 支抗附件：在上颌第一前磨牙和第一磨牙上放置5mm的水平附件
- 在尖牙上放置优化附件
- 扩弓时在上颌切牙舌侧放置3mm斜向龈方水平楔形附件，并在上颌前牙内收时去除上颌切牙舌侧的附件，改成唇侧优化伸长附件

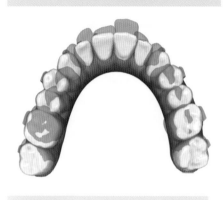

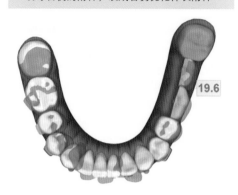

治疗目标：
- 水平向：扩弓
- 矢状向：安氏Ⅰ类
- 垂直向：增加前牙覆𬌗

- 通过改变转矩进行牙弓开展＋邻面去釉＋同时缩短牙弓长度
- 双牙弓前突＋开𬌗＝邻面去釉
- 上颌切牙相对伸长：Ⅱ类牵引

图21.36 邻面去釉，为上下颌切牙相对伸长创造间隙。

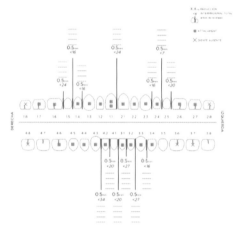

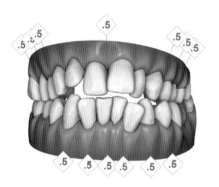

## 解决水平向不调（图21.37）

上颌：

- 通过改变转矩进行扩弓（不移动根尖，使牙冠颊倾）＋上颌第一磨牙近中向外旋转＋邻面去釉

- 在上颌第一前磨牙和第一磨牙上放置5mm的水平附件

- 上颌尖牙上放置优化附件

- 在上颌切牙舌侧放置斜向龈方水平楔形附件（3mm）（防止扩弓过程中上颌切牙被压低）

下颌：

- 扩弓＋下牙列序列远中移动＋邻面去釉

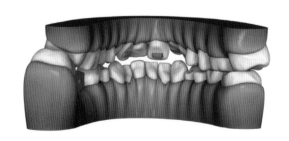

图21.37 在上颌切牙舌侧放置附件，防止扩弓过程中上颌切牙被压低。

**解决矢状向不调（图21.38和图21.39）**

- 邻面去釉 + Ⅱ类牵引（4.5盎司）
- 当宽度合适时立刻开始弹性牵引
- 直立下颌切牙（避免唇倾）
- 上下牙列远中移动
- ClinCheck上的最终覆盖应为1.5mm
- 使用Ⅱ类三角弹性牵引使尖牙在矢状方向和垂直方向上移动

图21.38　治疗前ClinCheck侧方视图。

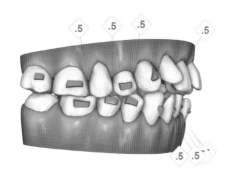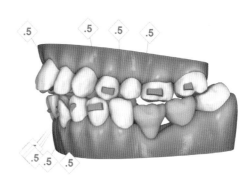

图21.39　Ⅱ类的三角牵引。要求技师在上牙列序列远中移动过程中，伸长上颌切牙的同时压低上颌磨牙0.5mm。

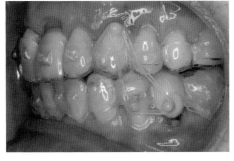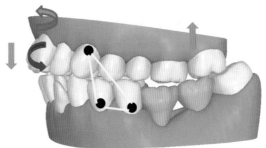

**解决垂直向不调（图21.40和图21.41）**

在开始前牙伸长之前：

- 去除上颌切牙舌侧附件
- 在上颌切牙上使用优化伸长附件
- 上颌前牙伸长的同时设计上颌后牙压低（0.5mm）

图21.40　前牙伸长和后牙压低的相互作用力。

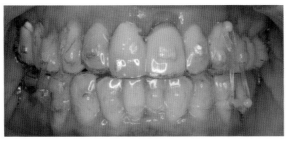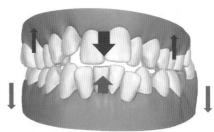

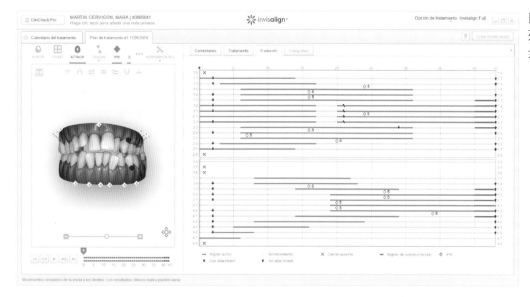

图21.41　上下牙列序列远中移动的牙齿分步移动图。

### 治疗总结

- 总治疗时长为23个月

- 治疗第一阶段共40副隐形矫治器，每14天更换一副，之后佩戴附加矫治器，每10天更换一副

- 治疗过程中患者仅在夜间使用Ⅱ类牵引和垂直牵引，引导尖牙最终形成Ⅰ类关系

- 开𬌗纠正，但没有增加患者的露龈笑

- 患者治疗后在切牙做了美学贴面，进一步改善笑容

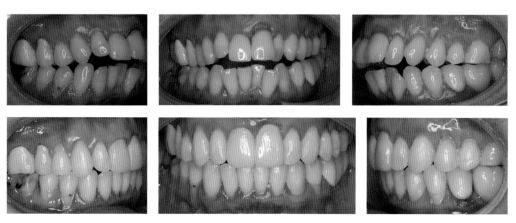

图21.42　治疗前、治疗后口内像。

图21.43 治疗前、治疗后上下骀面像。

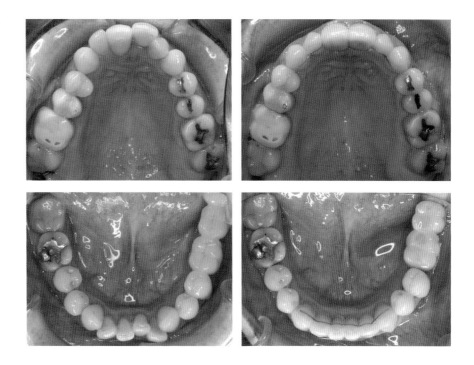

图21.44 治疗前、治疗后微笑像和前牙覆盖像。

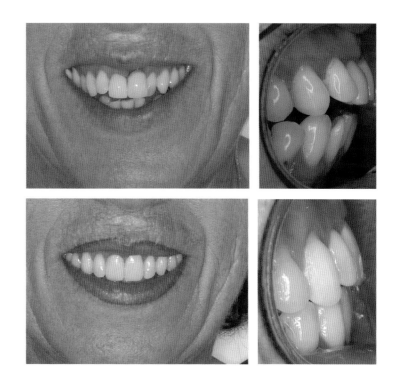

图21.45 治疗后曲面体层片和头颅侧位片。

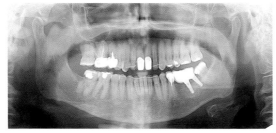
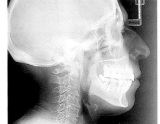

### 21.1.3 使用种植支抗解决垂直向不调引起的前牙开殆（图21.46～图21.59）

**诊断**

60岁女性，患有糖尿病，存在矢状向和垂直向不调引起的前牙开殆，骨性Ⅲ类高角，上下牙列前突，唇闭合不全，上牙列中线右偏，13和36缺失。

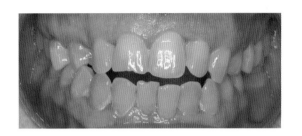

图21.46 初始口内像。

**治疗计划**

- 为了避免露龈笑，该患者通过扩弓，远中移动牙列和压低磨牙来矫治前牙开殆
- 为早失的13开展间隙
- 对齐上下颌中线
  - 矢状向：使用位于上颌结节和下颌磨牙后区的种植支抗同时远中移动上下牙列，开展13间隙，纠正前牙开殆
  - 垂直向：通过种植支抗压低上下颌磨牙和相对伸长切牙来矫治前牙开殆

**对技师的要求（图21.50～图21.52）**

- 在上下牙列远中移动的同时，给上下颌前磨牙和磨牙施加冠唇向转矩进行扩弓
- 同时远中移动磨牙，当上下颌磨牙远中移动到位时，开始同时远中移动上下牙列的5–5

**治疗总结（图21.53～图21.59）**

- 总治疗时长为25个月
- 治疗第一阶段共45副隐形矫治器，每10天更换一副，之后佩戴附加矫治器精细调整咬合关系。在牙列远中移动过程中，夜间佩戴三角牵引来维持Ⅰ类关系
- 在治疗过程中植入36种植体，在治疗结束时植入13种植体
- 为了植入13种植体，使用Power Arm直立右上第一前磨牙的牙根
- 前牙开殆纠正且没有增加患者的露龈笑
- 在种植体骨整合过程中，用树脂贴面修复13

**前牙开殆的矫治要点**

- 在三维方向上对开殆进行矫治（水平向、矢状向和垂直向）
- 骨性开殆及牙性开殆的鉴别诊断对治疗方案的选择至关重要
- 对于骨性垂直向不调导致的开殆，同时伸长前牙和压低后牙来矫治开殆更为可取

- 提交病历之前检查是否存在磨牙支点
- 伸长前牙过程中应提供足够的后牙支抗，后牙不设计移动，并在后牙使用支抗附件
- 在伸长前牙之前，应先纠正上下颌前牙的唇倾度，排齐后再伸长前牙
- 在治疗之前应评估患者的微笑情况，对于露龈笑患者，不应采用伸长上颌切牙的方式矫治前牙开殆
- 在后牙殆面间留有0.5mm的间隙，有利于防止治疗后前牙开殆的复发

### 对技师的要求

上颌：

- 扩弓同时内收上颌前牙（相对伸长）
- 在治疗结束时，前牙的绝对伸长量和后牙的压低量应互相协调，但后牙压低量不应超过0.5mm

下颌：

- 扩弓 + 邻面去釉 + 相对伸长（直立的下颌切牙至−1°转矩）

图21.47  治疗前面像和口内像。

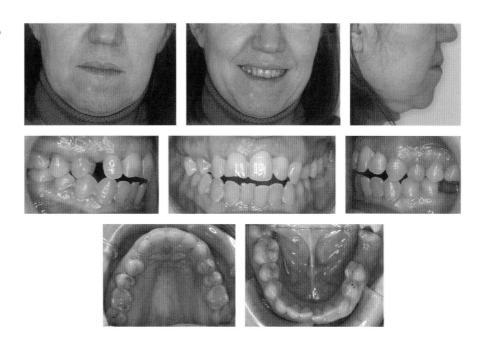

图21.48  治疗目标：通过上下牙列远中移动和前牙相对伸长矫治前牙开殆。

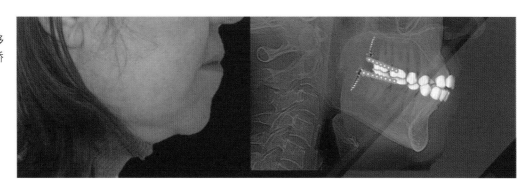

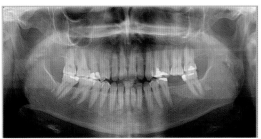

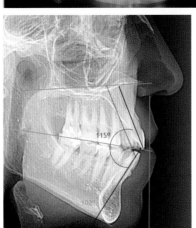

| | 下颌切牙区皮质骨菲薄 |
|---|---|
| • 第三磨牙缺失 | • 骨性Ⅲ类高角 |
| • 13、36缺失 | • 牙弓前突 |
| | • 上下切牙唇倾 |

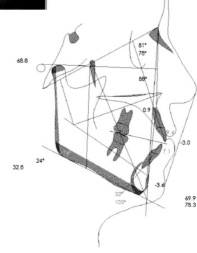

图21.49 治疗前曲面体层片、头颅侧位片及头影测量分析。

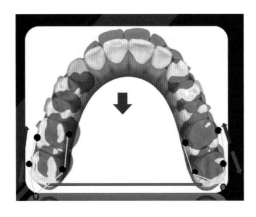

图21.50 位于上颌结节的种植支抗辅助上牙列远中移动的力学机制。

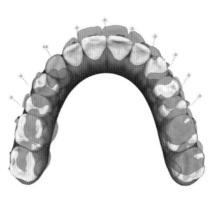

扩弓
牙列远中移动
磨牙压低

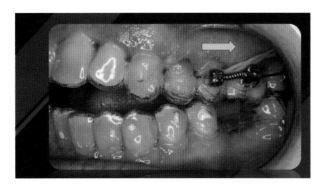

图21.51 位于左侧上颌结节处的种植支抗脱落，在26、27之间重新植入种植支抗，使用片段弓完成左上牙列的远中移动。

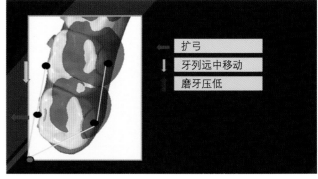

图21.52 上颌结节处使用种植支抗的力学机制。

图21.53 上下牙列同时远中移动的力学机制。为缺失的13开展间隙。

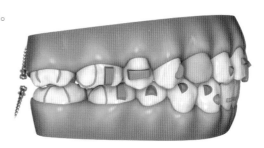

图21.54 在磨牙后区使用种植支抗同时远中移动下牙列。

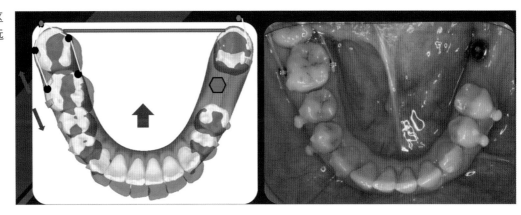

图21.55 精调前口内像。开展13间隙，直立14为将来种植体植入做准备，植入36种植体并临时冠修复。

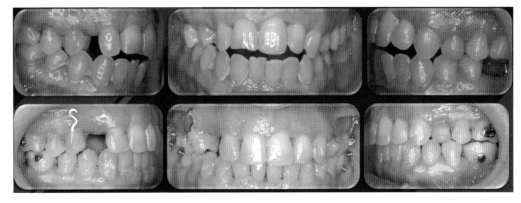

图21.56 治疗后曲面体层片，13种植体已植入，微螺钉尚未去除。

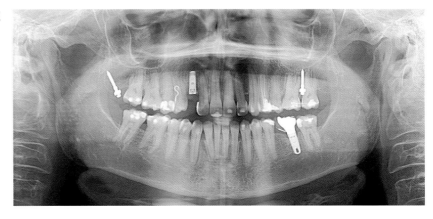

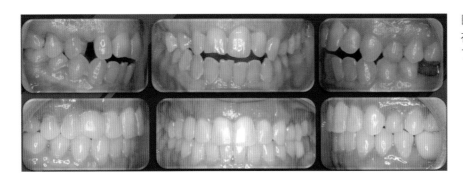

图21.57 治疗前、治疗后口内像，在等待13种植体骨整合时，13进行了树脂贴面修复。

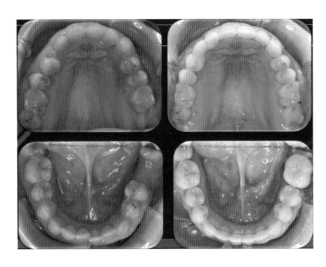

图21.58 治疗前、治疗后上下颌𬌗面像（13为树脂贴面）。

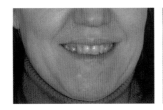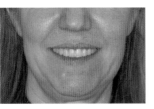

图21.59 治疗前、治疗后微笑像。通过压低磨牙而不是伸长前牙来矫治前牙开𬌗，可以避免露龈笑的产生。

（韩奕能 译）

### 21.1.4 伴吐舌习惯的前牙开𬌗（图21.60~图21.71）

**诊断**

26岁女性，存在矢状向和垂直向不调引起的前牙开𬌗，不良吐舌习惯，牙弓后段狭窄、后牙区露龈笑。右侧磨牙关系轻度Ⅱ类。上颌中切牙暴露不足。上颌中线左偏。

图21.60 初始口内像。

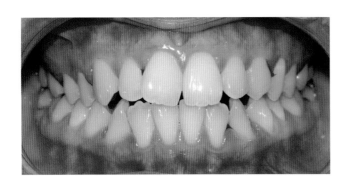

### 治疗计划

- 通过扩弓及前牙内收来相对伸长前牙，纠正前牙开𬌗
- 牙列远中移动结合后牙压低减轻后牙区露龈笑，下颌前上旋转纠正前牙开𬌗
- 不对称性扩弓改善后牙转矩
- 伸长前牙改善中切牙暴露不足
- 在隐形矫治器11–21舌侧手工制备精密切割，放置舌挡纠正吐舌习惯

### ClinCheck 1：对技师的要求（图21.61～图21.65）

- 右侧牙列扩弓，利用左侧作为支抗
- 右上牙列序列远中移动
  - 同时进行扩弓
  - 利用交互支抗同时进行前牙转矩的调整
- 手工制备精密切割，进行Ⅱ类牵引
- 下颌邻面去釉
  - 可以在整平Spee曲线时（压低前牙）内收前牙（前牙相对伸长）
  - 有利于前牙排齐
- 为了避免前牙的往复移动，通常在治疗开始时就进行邻面去釉。但是在此病例中，由于前牙间没有良好的邻接点，因而推迟邻面去釉。这类似于传统固定矫治中，通常是先用镍钛丝排齐前牙后再进行邻面去釉，之后用弹力链关闭间隙

### 治疗总结

- 总治疗时长为22个月
- 治疗第一阶段，43副隐形矫治器，每7天更换一副。之后设计40副附加矫治器及最终12副隐形矫治器进行咬合的精细调整
- 在牙列远中移动过程中，患者右侧佩戴Ⅱ类牵引
- 由于未谨慎考虑43牙根的终末位置，在治疗结束时，43的牙龈明显退缩。因此患者进行43的软组织移植

图21.61　初始口内像。

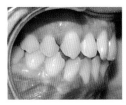
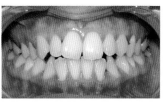
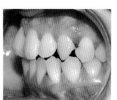
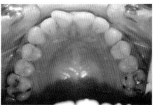
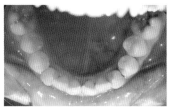

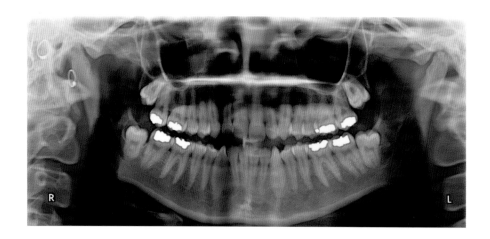

图21.62 治疗前曲面体层片。

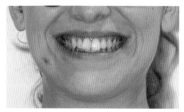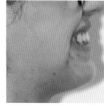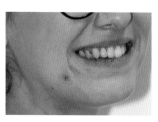

图21.63 治疗前面像。

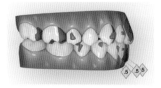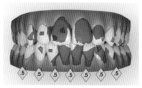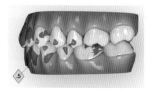

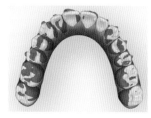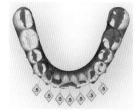

图21.64 初始ClinCheck视图。

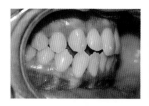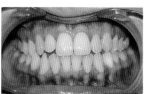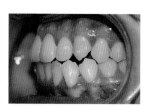

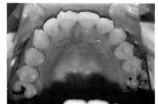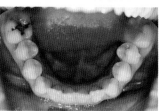

图21.65 重启时口内像。

### ClinCheck 2：对技师的要求（图21.66～图21.71）

在第一阶段的矫治结束之前，临床检查发现患者前牙殆干扰，前牙覆盖过小，这与前牙内收和上颌右侧远中移动有关。因此我们重新进行了口内扫描设计附加矫治器，增加了下牙的邻面去釉，加大前牙覆盖，并维持原有的力学设计。

- 在下牙列进行邻面去釉
- 33–43增加根舌向转矩，下颌前牙整体移动并防止牙龈退缩
- 在矫治器右侧设计精密切割，进行Ⅱ类牵引
- 在扩弓和调整牙弓形态的同时调整中线

图21.66　重启时ClinCheck视图。

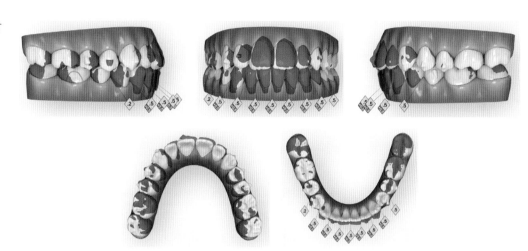

图21.67　重启时面像。

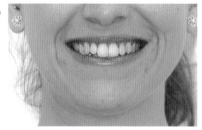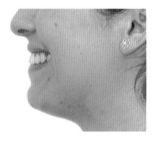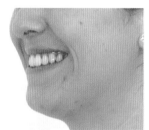

图21.68　精调：为了矫治结果的稳定和美观，我们为患者制订了第三阶段的矫治器。此时患者上颌前牙区仍佩戴舌习惯破除装置，以防止吐舌导致开殆复发。

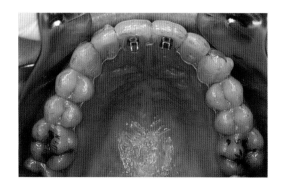

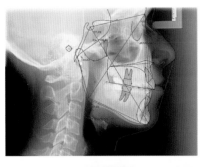
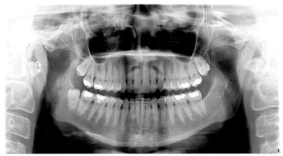

图21.69 治疗结束后的头颅侧位片和曲面体层片，尽管第三磨牙存在，我们对上牙列进行了远中移动纠正矢状向不调。

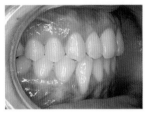
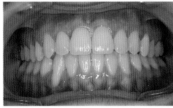
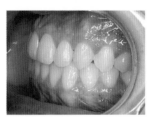

图21.70 治疗后口内像。

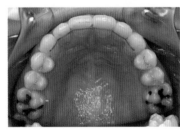
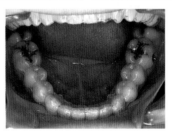

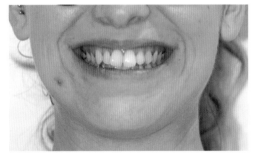
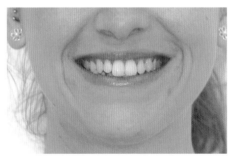

图21.71 治疗前、治疗后微笑像。

### 21.1.5 伴切牙暴露不足的前牙开𬌗（图21.72～图21.81）

**诊断**

44岁女性，存在矢状向和垂直向不调引起的前牙开𬌗，不良吐舌习惯。右侧磨牙关系轻度Ⅱ类，牙弓后段狭窄，上颌切牙暴露不足。

图21.72 初始口内像。

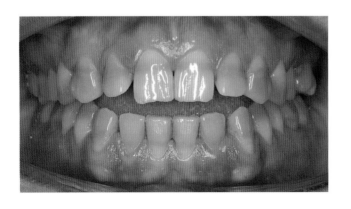

### 治疗计划

- 前牙内收伴随前牙的相对伸长矫治前牙开𬌗，通过以下两种方式实现：
  - 扩弓
  - 前牙间隙的关闭及内收
- 调整27的位置，为26的种植修复提供空间
- 牙弓后段压低，用以旋转下颌、解除前牙开𬌗
- 上颌前牙伸长改善切牙暴露不足
- 在隐形矫治器11–21舌侧手工制备精密切割，放置舌挡纠正吐舌习惯

### ClinCheck 1：对技师的要求（图21.73～图21.77）

- 后牙𬌗面粘接附件从而增加后牙咬合力，压低后牙
- 上牙列左侧序列远中移动
- 手工制备精密切割，进行Ⅱ类牵引
- 下牙列邻面去釉，用于：
  - 前牙内收（前牙相对伸长）
  - 由于Bolton比不调进行牙量调整

### 治疗总结

- 总治疗时长为12个月
- 治疗第一阶段，31副隐形矫治器，每7天更换一副。随后追加了14副附加矫治器
- 治疗过程中，使用Ⅱ类牵引
- 患者使用了舌习惯破除装置来纠正吐舌习惯，防止远期复发

图21.73　治疗前口内像。

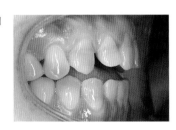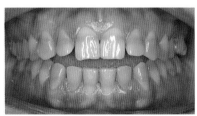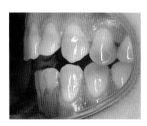

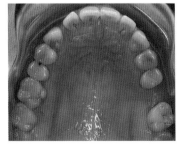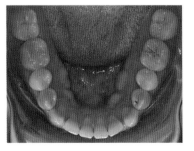

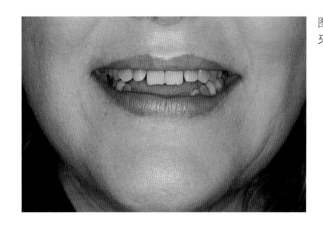

图21.74 治疗前微笑像：前牙暴露不足需要改善，同时关闭前牙开𬌗。

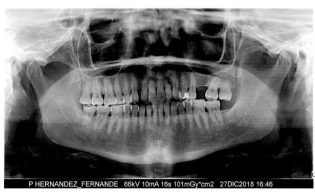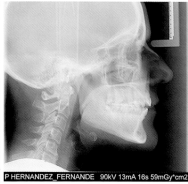

图21.75 治疗前曲面体层片和头颅侧位片。

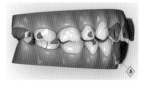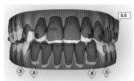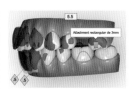

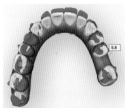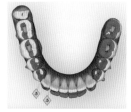

图21.76 治疗前ClinCheck视图。

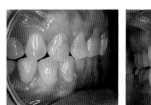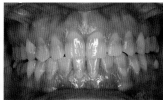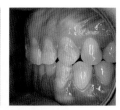

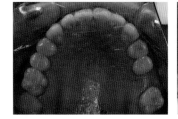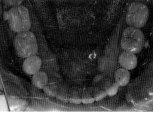

图21.77 精调前口内像。

### ClinCheck 2：对技师的要求（图21.78～图21.81）

- 右侧前磨牙处开窗，V形牵引伸长右侧前磨牙

- 23区开窗，进行Ⅱ类牵引，避免影响前牙转矩

- 11–22设计转矩嵴，增加12–22的根腭向转矩

- 对下颌切牙增加根舌向转矩和邻面去釉，使下颌前牙整体内收，改善前牙覆盖

图21.78 精调时 ClinCheck视图。

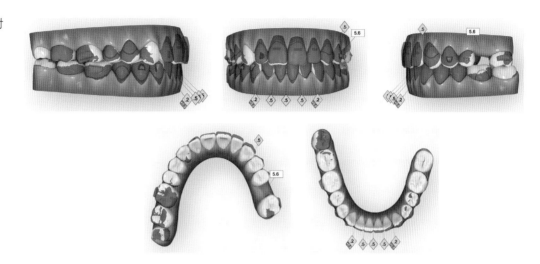

图21.79 治疗后口 内像。

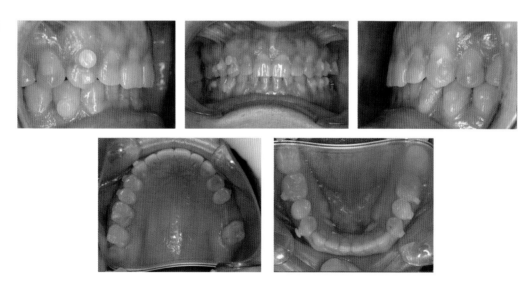

图21.80 治疗前、 治疗后微笑像。

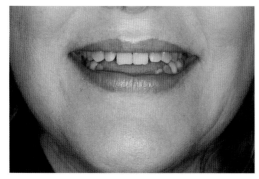
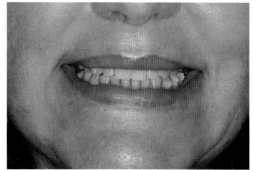

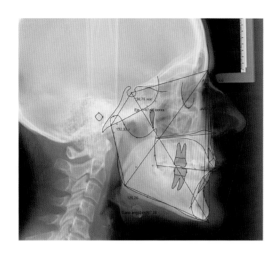

图21.81 治疗后头颅侧位片。

### 21.1.6 每4天更换隐形矫治器治疗前牙开殆（图21.82～图21.94）

**诊断**

29岁男性，存在矢状向和水平向不调，前牙开殆，伴不良吐舌习惯。双侧磨牙关系轻度Ⅱ类。牙弓后段狭窄，上颌前牙暴露不足。

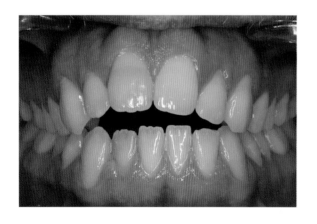

图21.82 初始口内像。

**治疗计划**

- 前牙内收伴随前牙的相对伸长矫治前牙开殆，通过以下两种方式实现：
  - 扩弓
  - 前牙间隙的关闭及内收
- 后牙压低，实现咬合跳跃
- 伸长上颌前牙，改善切牙暴露不足
- 在隐形矫治器11–21舌侧手工制备精密切割，放置舌习惯破除装置纠正吐舌习惯
- 按照制造商的说明书使用Orthopulse装置（图21.83）

图21.83　Orthopulse装置可以帮助加速治疗进程、提高治疗效果。将右图的装置和智能手机APP连接后，正畸医生可以每天收到有效的信息反馈，提高患者的依从性。

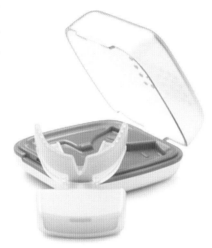
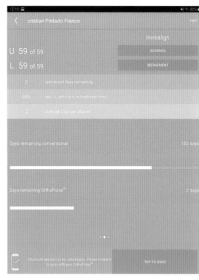

### ClinCheck 1：对技师的要求（图21.84 ~ 图21.90）

- Ⅱ类牵引辅助双侧上牙列序列远中移动，远中移动速率减缓1/2
- 当内收12–22时，增加额外的根舌向转矩控制，以防前牙转矩丢失
- 制备精密切割进行Ⅱ类牵引
- 下颌切牙伸长结合磨牙压低，使后牙开𬌗

### 治疗总结

- 总治疗时长为15个月
- 治疗第一阶段，59副隐形矫治器，患者每4天更换一副。随后追加了49副附加矫治器，每2天更换一副
- 使用Ⅱ类牵引

图21.84　治疗前口内像。

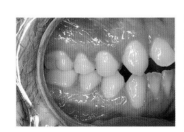
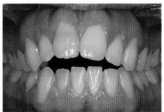
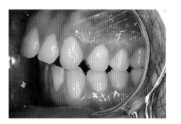
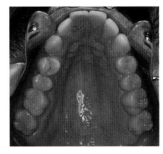
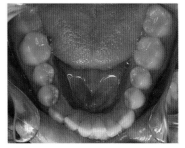

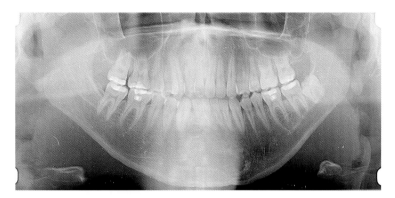

图21.85 治疗前曲面体层片、头颅侧位片及头影测量分析。

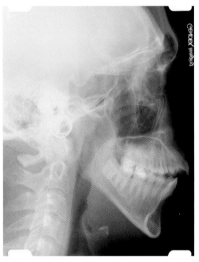

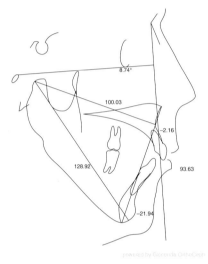

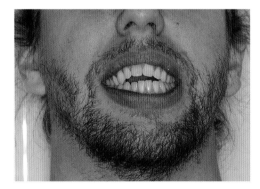

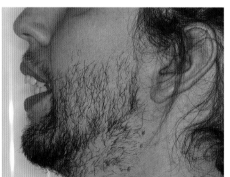

图21.86 治疗前面像。

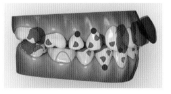

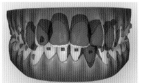

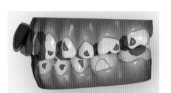

图21.87 治疗前ClinCheck视图，黄色标记显示跳跃。

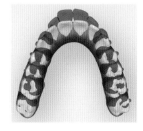

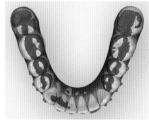

图21.88 精调时口内像。

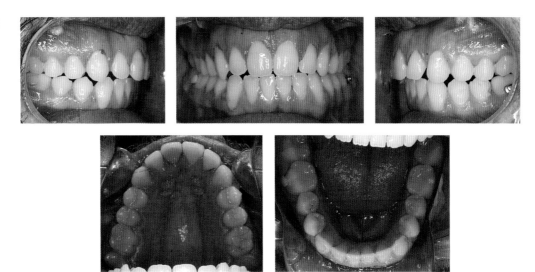

图21.89 精调时头颅侧位片和曲面体层片。

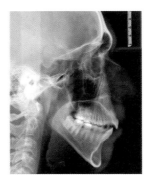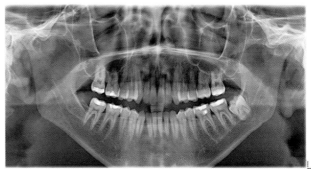

图21.90 精调时侧貌和微笑像。

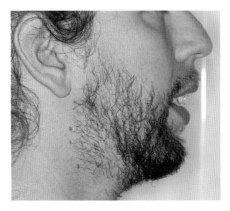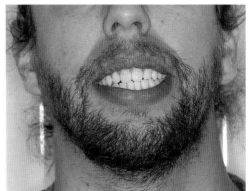

## ClinCheck 2：对技师的要求（图21.91～图21.94）

- 在远中移动后牙之前，先关闭散隙内收前牙

- 当内收12-22时，增加额外的根舌向转矩控制，以防前牙转矩丢失

- 设计精密切割，进行Ⅱ类牵引

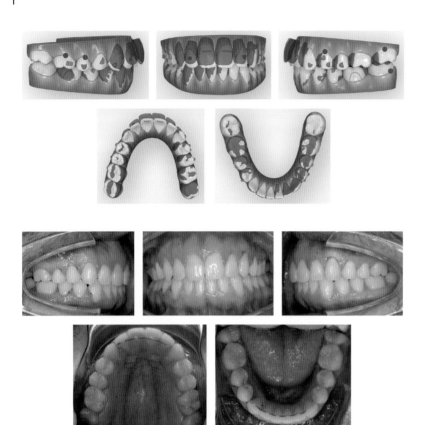

图21.91 精调时ClinCheck视图。

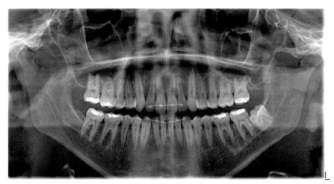

图21.92 现阶段口内像。

图21.93 现阶段曲面体层片、头颅侧位片及头影测量分析。

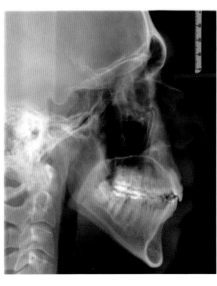

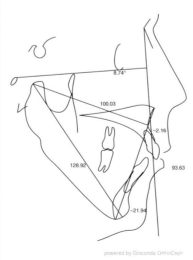

图21.94 治疗后微笑像。

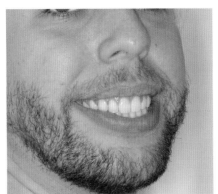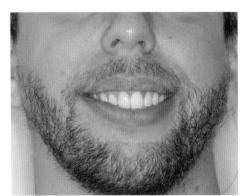

## 21.2 前牙深覆𬌗：根据复杂程度进行分类

**前牙深覆𬌗的处方表**

问题6：通过何种方式矫治前牙深覆𬌗？

- 仅压低前牙
- 压低前牙和伸长后牙
- 其他方式（手术、其他矫治装置）

问题7：是否使用咬合导板（切牙咬合导板/尖牙咬合导板）（图21.95）？

图21.95 牙齿垂直向移动量的预测对决定是否使用辅助装置十分重要。

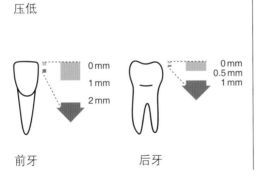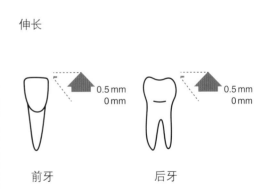

**前牙深覆𬌗矫治的具体特点**

*压力区（图21.96）*

- 压力区的设计是为了更好地控制前牙压低和前磨牙伸长，整平Spee曲线，从而获得更好的深覆𬌗矫治效果

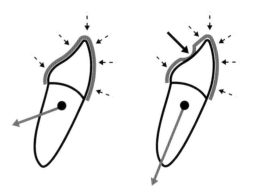

图21.96 优化压力区与优化附件相结合，可以使矫治力更利于前牙压低。

### 深覆𬌗优化附件（图21.97）

- 通过在前磨牙上设计附件来抵抗切牙和尖牙压低的反作用力
- 如果软件没有自动设计深覆𬌗优化附件，则在前磨牙上设计斜向𬌗方水平楔形附件

### 精密咬合导板（图21.98）

- 使后牙咬合脱离接触，提高隐形矫治深覆𬌗的效率
- 放置于上颌切牙的舌面，维持前牙咬合接触，咬合力促进上下颌前牙的压低
- 解除后牙咬合接触，有利于前磨牙的伸长
- 如果前牙覆盖较大，咬合导板应放置于尖牙处

### 优化支持附件（图21.99）

- 当尖牙或中切牙的压低量≥1mm时，应在相邻侧切牙上放置优化支持附件

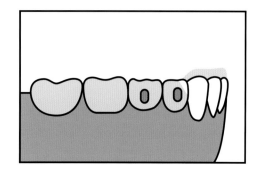
图21.97 在压低前牙时，前磨牙的优化伸长附件会产生相反的作用力。

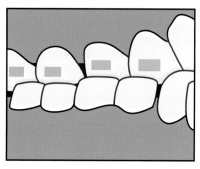
图21.98 精密咬合导板使后牙咬合脱离接触，在上下颌切牙产生压低力。

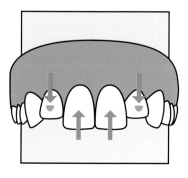
图21.99 优化支持附件可以辅助中切牙的压低。

#### 前牙深覆𬌗的诊断

前牙深覆𬌗的主要原因：

- 切牙直立或内倾（这样的病例需相对压低切牙，其预后效果较好）
- 上颌切牙过度萌出（需进行切牙的绝对压低）
- 下颌Spee曲线过深
- 短面综合征或者低角型

#### 深覆𬌗的诊断基于以下因素

- 微笑像评估（图21.100和图21.101）：
  - 低位笑线：不应通过压低上颌切牙，而应通过压低下颌切牙纠正深覆𬌗
  - 露龈笑：通过压低上颌切牙纠正深覆𬌗
- 骨型
  - 高角型：压低切牙
  - 低角型：使用咬合导板，前牙压低结合后牙伸长

- 深覆𬌗的严重程度
  - 重度，上颌切牙完全覆盖下颌切牙：优先矫治矢状向不调，不扩弓并唇倾上颌切牙
  - 轻度：先施加后牙正转矩，再唇倾前牙
- 扩弓的可能性
  - 牙弓越狭窄（后牙表现为负转矩），前牙深覆𬌗的矫治越容易
- 切牙转矩（图21.102和图21.103）
  - 相对压低：在切牙过度舌倾造成的深覆𬌗病例中，唇倾切牙时，切牙相对压低
  - 绝对压低：沿切牙长轴进行的压低。切牙转矩正常或者唇倾，这时候应该同时施加压低、内收以及根舌向转矩控制。在切牙压低时，应用片切砂条松解接触点。切牙的绝对压低需要过矫治

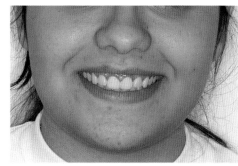 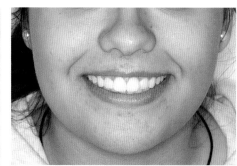

图21.100 患者治疗前存在露龈笑，前牙深覆𬌗。扩弓＋唇倾切牙＋压低上颌切牙完成矫治。

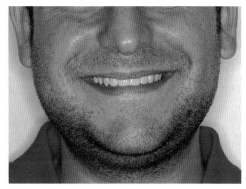 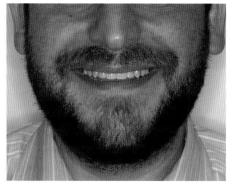

图21.101 治疗前、治疗后微笑像。患者治疗前存在低位笑线，前牙深覆𬌗。扩弓＋唇倾切牙＋压低下颌切牙完成矫治（对于生长发育期患者：同时进行下颌前牙压低和前磨牙的伸长）。

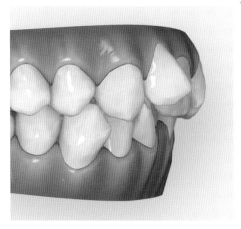

图21.102 当前牙舌倾时，相对压低容易实现。

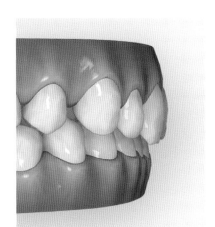

图21.103 当切牙需要绝对压低时，需要邻面去釉松解接触点。

### 内收切牙的矫治策略（图21.104）

压低切牙时，切牙不能处于舌倾的位置。因为在压低切牙之前，牙根应远离骨皮质。

- 唇倾
- 压低
- 内收同时施加根舌向转矩

这同样适用于下牙列。很多情况下，ClinCheck显示在压低下颌切牙整平Spee曲线时，并没有先将下颌切牙的牙根远离骨皮质。

有效地整平Spee曲线应按以下步骤进行：

- 唇倾下颌切牙，使下颌切牙直立于牙槽骨中
- 一旦牙根离开骨皮质，通过邻面去釉松解下颌切牙的接触点
- 下颌切牙的绝对压低
- 前牙压低需过矫治，直至前牙对刃
- 治疗结束时，后牙重咬合（红色咬合接触点）

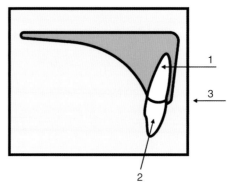

图21.104　深覆𬌗的切牙矫治策略：唇倾切牙、压低、前牙内收的同时进行根舌向转矩控制。

### 当前牙绝对压低量 > 4mm时（图21.105）

- 在侧切牙和尖牙之间植入8mm微螺钉
- 在12-21开窗并粘接牵引扣
- 嘱患者轻力弹性牵引（2盎司）
- 告知患者，治疗过程中可能需要牙龈成形术
- 设计每副隐形矫治器压低量为0.25mm
- 每6个月拍摄口内X线片检查牙根情况

#### *推荐的切牙转矩角度（图21.106）*

为了过矫治深覆𬌗，应唇倾上下颌切牙（相对压低）。

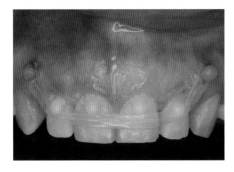

图21.105　微螺钉辅助前牙绝对压低。

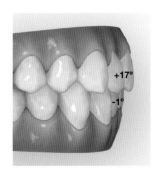

图21.106　为防止前牙𬌗干扰，上下颌切牙的推荐转矩分别为上颌 + 17° 和下颌 −1°。

**前牙深覆𬌗矫治的生物力学机制（图21.107和图21.108）**

- 唇向移动舌倾的上下颌切牙
- 整平Spee曲线应过矫治
- 前磨牙应选择性伸长（处于生长发育期的低角型患者）

　　前牙深覆𬌗必须在二维方向上都进行矫治

- 水平向：扩弓直至牙齿直立于牙槽骨中
  - 后牙在牙槽骨中直立
  - 最终转矩为0°
- 矢状向：唇倾切牙
  - 在压低前牙时必须避免牙根和皮质骨相接触
  - 增加冠唇向转矩和根舌向转矩控制
  - 在切牙唇倾过程中，作为交互作用力，设计第二磨牙间宽度的缩窄

　　对于前牙深覆𬌗的矫治，配对的转矩嵴是必不可少的。因为前牙转矩的控制需要两个作用力共同发挥作用[1]。对于只有颊侧转矩嵴的隐形矫治器来讲，矫治器发生不贴合的风险要远高于颊舌两侧均有转矩嵴的隐形矫治器。

　　通常情况下，一般不设计精密咬合导板，因为它和腭侧的转矩嵴不能互相兼容。另外，精密咬合导板会减少隐形矫治器和前牙腭侧的接触面积，导致对前牙转矩的控制减弱。

　　因此，推荐将配对的转矩嵴用于前牙转矩的控制。只有前牙转矩表达正确，前牙才能进行进一步压低和内收。配对的转矩嵴能够帮助医生在不使用精密咬合导板的前提下纠正前牙深覆𬌗。

- 垂直向：切牙绝对压低（同时后牙伸长）
  - 压低同时进行邻面去釉
  - 在前牙压低和后牙伸长时进行根舌向转矩控制

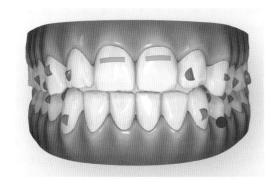

图21.107　Spee曲线的过矫治通常会造成前牙开𬌗倾向。

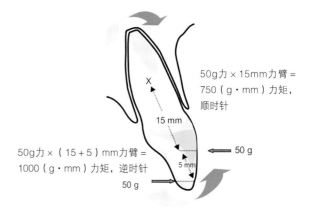

图21.108　单纯颊侧或单纯腭侧的转矩嵴可引起隐形矫治器与牙齿无法完全贴合，然而双侧转矩嵴则可以产生一个合适的转矩。

[1]Hahn et al. Torquing an upper central incisor with aligners—acting forces and biomechanicalprinciples. Eur J Orthod 2010: 32; 607-613.

### 支抗（图21.109）

当在前牙区施加压低力时，矫治器的后牙区会受到一个反作用力，反作用力有使矫治器脱离后牙的趋势。因此需要在前磨牙上设计支持附件或伸长附件防止矫治器脱位。如果没有这些附件，前牙压低的效率会大大降低。当然，我们也可以在后牙区开窗进行牵引来辅助后牙伸长。

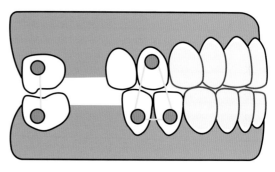

图21.109　可以通过优化伸长附件或者开窗配合颌间牵引（1/8'，6.5盎司）来实现后牙伸长。

### 前牙深覆𬌗的治疗要点

- 隐形矫治器纠正前牙深覆𬌗是通过牙弓的水平向和矢状向调整实现的，水平向进行牙弓的开展，矢状向上颌切牙唇向移动，后牙维持稳定，切牙按照一定的顺序进行移动
- 在切牙移动之前，应先将牙根远离皮质骨，然后再进行切牙的压低和内收，同时进行根舌向转矩控制
- 根据诊断确定前牙深覆𬌗的治疗方法。如果有露龈笑，应该压低上颌前牙；然而对丁一个笑线较低的短面型患者，则应该压低下颌前牙，并伸长前磨牙
- 在压低前牙时，支抗至关重要。如果技师没有设计优化附件，应在前牙的远中邻牙（前磨牙）放置水平附件来辅助前牙压低
- 在压低前牙之前，确保牙根已远离皮质骨。在唇倾前牙的时候，可以使用咬合导板，但在压低前牙时应停止使用，以便更换为压力区，确保压低力可以沿牙长轴施加到对应的牙齿上
- Vivera保持器是一种非常有效的保持装置，它可以防止被压低的牙齿再度萌长。另外，对于磨牙症患者，磨牙𬌗垫是最佳选择
- 第二磨牙间宽度缩窄提供的相互作用力可以提高切牙唇倾的效率

### 21.2.1　伴深覆𬌗和磨牙症的骨性Ⅰ类拥挤病例（图21.110 ~ 图21.118）

#### 诊断

32岁男性患者，骨性Ⅰ类低角，面型对称。患者笑线偏低，深覆𬌗（上颌前牙覆盖下颌前牙80%），中线正。患者儿时进行过固定矫治，已拔除4颗前磨牙。患者现在下牙列拥挤，Spee曲线深，上下颌切牙舌倾，且伴磨牙症。

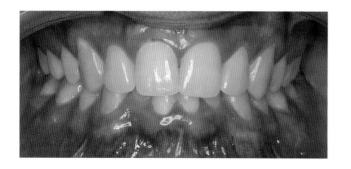

图21.110　初始口内像。

### 治疗计划

深覆𬌗应该在三维方向上进行矫治：

- 水平向：利用第二磨牙和第三磨牙作为支抗，将第一磨牙之前的牙弓进行扩展
- 矢状向：唇倾上颌前牙，根舌向转矩控制使牙根离开骨皮质，实现前牙相对压低
- 垂直向：压低前牙、伸长后牙（配合使用颌间垂直牵引）

### 对技师的要求

- 在第一前磨牙上使用斜向𬌗方支抗附件（第二前磨牙缺失），在第一磨牙上使用斜向龈方水平楔形附件控制扩弓时的后牙转矩，并提供前牙压低时的后牙支抗
- 应用：扩弓，前牙唇倾，下颌切牙压低和后牙伸长
- 尽量减少使用邻面去釉，可在矢状向和水平向扩弓
- 切牙移动步骤：在切牙牙根离开骨皮质之前，不可以进行压低移动
- 前牙的压低结合前磨牙和磨牙的伸长
- 过矫治：前牙压低至覆𬌗为0mm，后牙伸长至重咬合（后牙咬合接触点为红色）

### 治疗总结

- 此病例通过43副隐形矫治器完成，每14天更换一副矫治器
- 附加矫治器设计深覆𬌗的过矫治
- 总治疗时长为25个月
- 为保持疗效，在夜间使用磨牙𬌗垫

图21.111　治疗前面像和口内像。

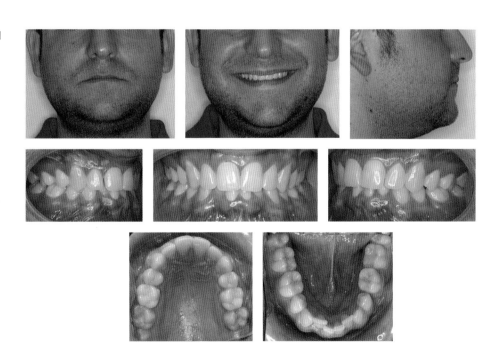

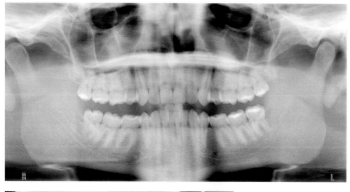

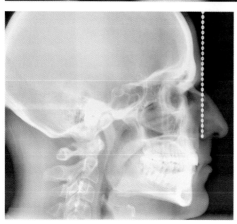

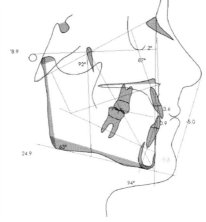

图21.112　治疗前曲面体层片、头颅侧位片及头影测量分析。

- 垂直向矫治：前牙压低，同时后牙伸长（配合后牙垂直牵引）
- 第一前磨牙使用斜向殆方水平楔形附件，第一磨牙使用斜向龈方水平楔形附件

- 水平向调整：扩弓（调整后牙转矩）
- 矢状向调整：前牙唇倾（相对压低）

图21.113　上下牙列ClinCheck重叠视图。

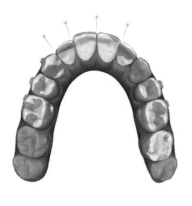

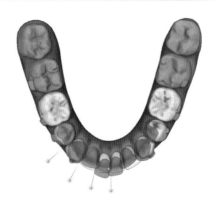

- 扩弓 + 前牙唇倾 + 下颌前牙压低及后牙伸长
- 尽量减少使用邻面去釉，可在矢状向和水平向扩弓

图21.114　治疗前ClinCheck侧方视图。

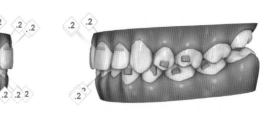

图21.115 邻面去釉。

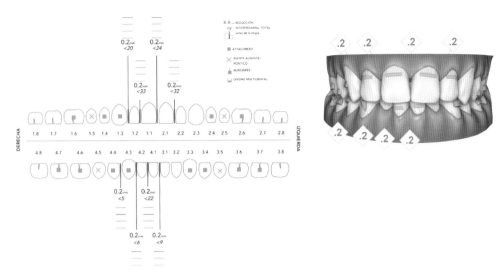

图21.116 治疗前、治疗后口内像。

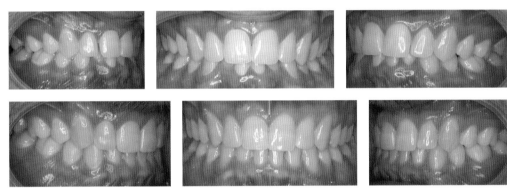

图21.117 治疗前、治疗后上下𬌗面像。

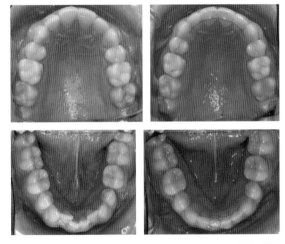

图21.118 治疗后曲面体层片和头颅侧位片。

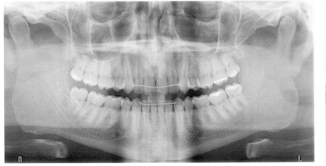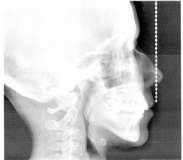

### 21.2.2 伴下颌严重拥挤的骨性Ⅱ类深覆𬌗病例（图21.119～图21.129）

**诊断**

42岁女性，骨性Ⅱ类均角，前牙深覆𬌗（上颌前牙覆盖下颌前牙的90%），安氏Ⅱ类2分类。Ⅱ类侧貌，面部基本对称，唇闭合功能正常。下牙列中线左偏，后牙舌倾，严重拥挤，26过长，37近中倾斜，47、48阻生。

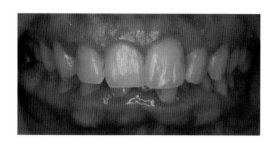

图21.119 初始口内像。

**治疗计划**

最初的治疗计划包括36进行种植及临时冠修复辅助压低26，或使用上颌种植支抗压低26；拔除48后，直立47。然而患者仅能接受隐形矫治器，并不愿接受任何手术操作，她拒绝此治疗方式。作为替代性方案，患者最终接受了包含两期的治疗方式。

- 第一阶段：上牙列5-5之间扩弓、唇倾上颌切牙。不移动磨牙，增强后牙支抗辅助前牙转矩的纠正。下牙列5-5之间扩弓，同时进行邻面去釉，解决牙列拥挤和中线偏斜
- 第二阶段（附加矫治器）：此阶段的主要目标是压低26，利用27和37的咬合接触及在邻牙上设计水平附件辅助26的压低。由于患者并不想拔除48，直立47不作为本次治疗的目标

**对技师的要求**

- 在上颌扩弓和切牙唇倾的过程中不设计磨牙移动
- 下颌在唇倾下颌切牙的同时调整中线
- 通过上下颌切牙的唇倾和下颌切牙的压低解决前牙深覆𬌗
- 在上颌尖牙处的精密切割及下颌磨牙处的开窗进行Ⅱ类牵引，辅助Ⅱ类关系的纠正

**治疗总结**

- 总治疗时长为30个月
- 第一治疗阶段共有49副隐形矫治器，每14天更换一副。附加矫治器进一步矫治前牙深覆𬌗并压低26
- 两个阶段的序列移动对前牙深覆𬌗的有效治疗至关重要
- 通过扩弓和邻面去釉解决拥挤

图21.120 治疗前面像和口内像。

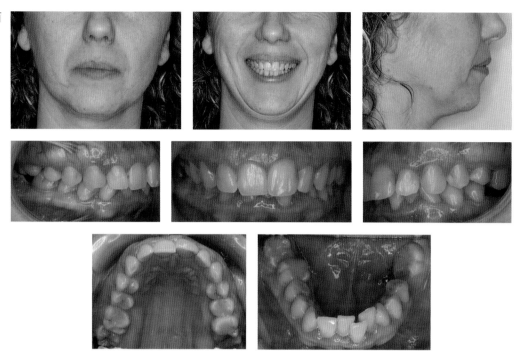

图21.121 治疗前曲面体层片、头颅侧位片及头影测量分析。

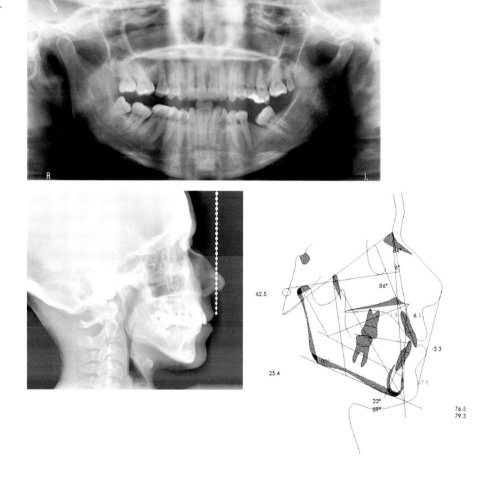

前牙拥挤的矫治：
- 在内收过程中将下颌中线和上颌中线对齐
- 扩弓 + 前牙唇倾 + 右下牙列邻面去釉

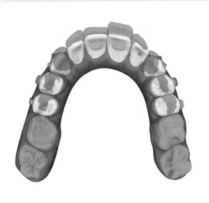
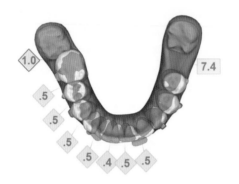

图21.122 治疗前上下牙列ClinCheck视图。

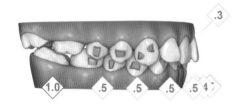
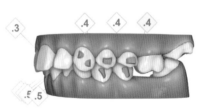

图21.123 治疗前ClinCheck侧方视图。

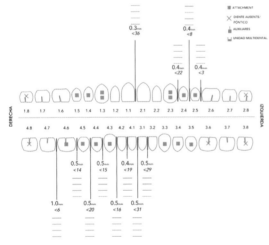
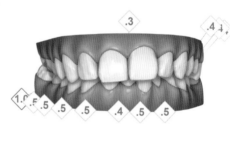

图21.124 在附加矫治器中，远中倾斜37的牙冠，与27建立咬合关系，压低26。由于患者拒绝拔除48，47的直立不作为本次的治疗目标。

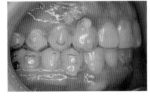
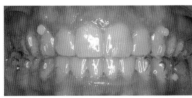
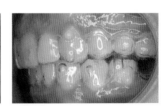

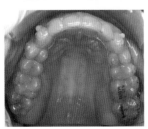
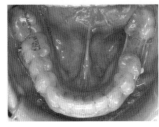

图21.125 精调前佩戴最后一副矫治器时的口内像。

图21.126 治疗前、治疗后口内像。

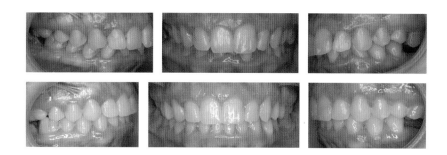

图21.127 治疗前、治疗后上下𬌗面像。

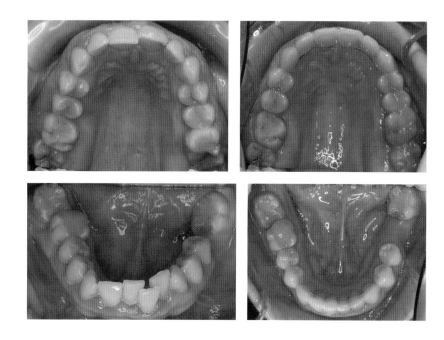

图21.128 治疗前、治疗后微笑像。

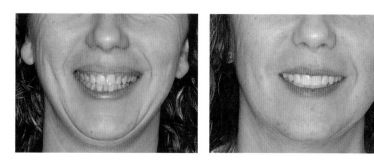

图21.129 治疗后曲面体层片和头颅侧位片。

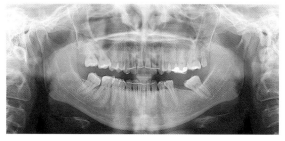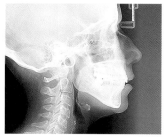

（王若茜 译）

### 21.2.3　骨性Ⅰ类深覆𬌗的矫治（图21.130～图21.142）

**诊断**

43岁女性，Ⅲ度深覆𬌗，笑线低，下牙列中度拥挤，上下颌切牙舌倾。

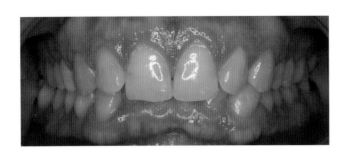

图21.130　初始口内像。

**治疗计划**

从三维上进行深覆𬌗治疗：

- 水平向：上颌第一磨牙间扩弓
- 矢状向：唇倾牙冠，加根舌向转矩，使牙根离开皮质骨并相对压低。同时，在扩弓过程中，左侧辅助Ⅱ类牵引使上颌左侧牙列远中移动，以达到安氏Ⅰ类关系。为了可视化牵引效果，在治疗结束时的ClinCheck视图中展示咬合跳跃
- 垂直向：通过压低前牙和伸长前磨牙来整平龈缘

**对技师的要求**

- 同时进行扩弓和颊倾，通过对前磨牙及磨牙提供冠颊向转矩实现扩弓（如果扩弓是通过牙齿整体移动实现的，那么冠颊倾延迟到扩弓后进行）
- 利用扩弓获得的间隙远中移动右上牙列以实现Ⅰ类咬合关系

**治疗总结**

- 总治疗时长为15个月
- 本病例总共26副矫治器，每10天更换一副
- 在第一阶段矫治中龈缘位置得以整平
- 重启阶段需使用一套附加矫治器来过矫治深覆𬌗的问题
- 深覆𬌗被完全矫正，并且未减少静息时患者的上颌切牙露齿量
- 保持阶段，使用舌侧固定保持丝，并制作Vivera保持器于夜间佩戴

图21.131 治疗前面像和口内像。

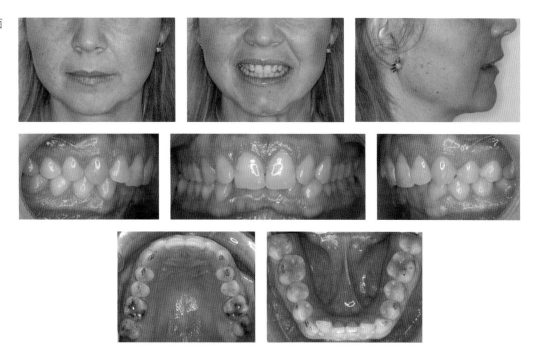

图21.132 治疗前曲面体层片、头颅侧位片及头影测量分析。

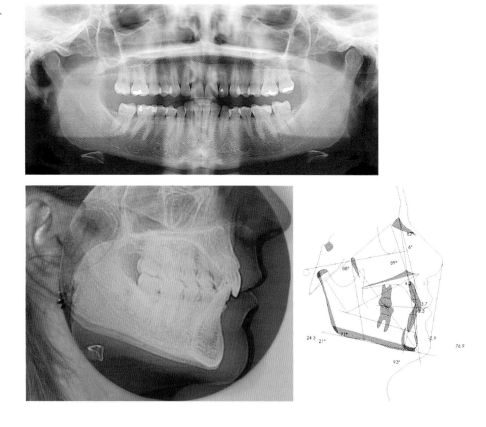

上颌：扩弓及上颌前牙唇倾（相对压低）

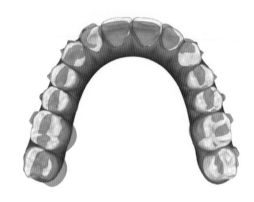

图21.133　上颌治疗前后ClinCheck重叠视图。

下颌：扩弓＋前牙唇倾＋邻面去釉

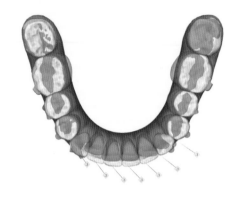

图21.134　下颌治疗前后ClinCheck重叠视图。

- 上下颌唇倾（相对压低）
- 下颌绝对压低

咬合跳跃模拟左侧Ⅱ类牵引效果

→

- 过矫治前牙压低，前牙咬合切对切
- 过矫治后牙压低

图21.135　治疗前ClinCheck侧方视图。

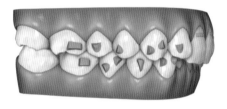

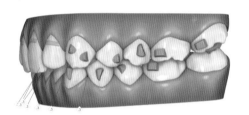

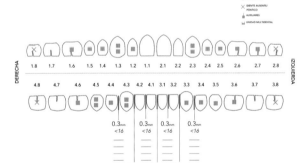

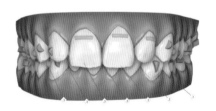

图21.136　治疗前ClinCheck正面视图显示邻面去釉。

图21.137　治疗前、治疗12个月时口内像。

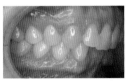
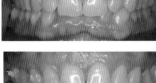
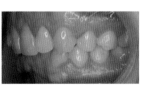
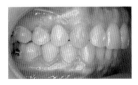
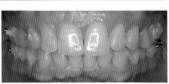
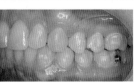

图21.138 治疗后口
内像。

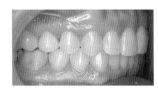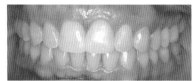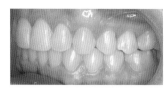

图21.139 治疗前、治疗后上下𬌗面像。

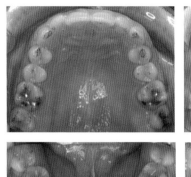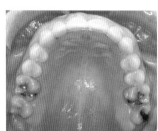
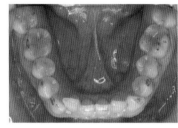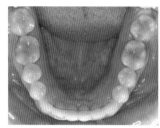

图21.140 治疗结束时咬合接触点。

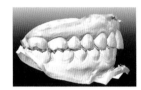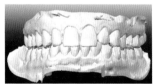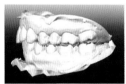
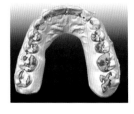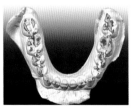

图21.141 治疗前、治疗后微笑像。

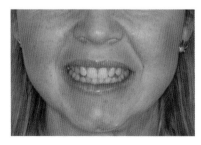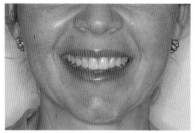

图21.142 治疗后曲面体层片和
头颅侧位片。

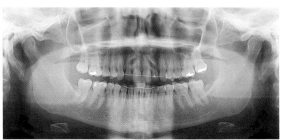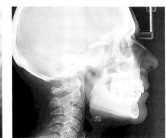

### 21.2.4 种植支抗辅助骨性Ⅱ类深覆𬌗的矫治（图21.143~图21.157）

#### 诊断

41岁女性，骨性Ⅱ类低角，面部基本对称，上颌中线正，Ⅲ度深覆𬌗。在儿童时期接受过固定矫治，两颗上颌前磨牙和一颗下颌切牙已被拔除。初诊时，患者下牙列拥挤，Spee曲线陡，上下颌切牙舌倾，深覆𬌗已复发。

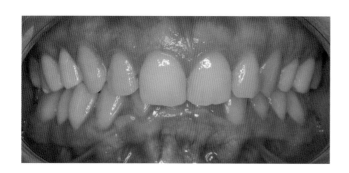

图21.143 初始口内像。

#### 治疗计划

从三维上进行深覆𬌗治疗：

- 水平向：第一磨牙间扩弓
- 矢状向：唇倾牙冠，加根舌向转矩，使牙根离开皮质骨并相对压低
- 在上颌第一磨牙和第二磨牙间植入微螺钉，为第一磨牙提供间接支抗力，使后部支抗足以使前牙区有效压低
- 垂直向：前牙压低，后牙伸长（使用颌间垂直牵引）

#### 对技师的要求

- 前磨牙区放置𬌗向支抗附件，磨牙区放置斜向龈方水平楔形附件，从而在扩弓过程中控制磨牙转矩，并且增强后牙支抗，防止在给切牙施加压低力时矫治器的翘动
- 施加：扩弓、唇倾、下颌切牙压低及后牙伸长力
- 切牙分步：在切牙牙根离开唇侧皮质骨之前不要施加压低力
- 使前磨牙与磨牙的伸长及前牙的压低同时进行，相对移动
- 切牙压低过矫治（覆𬌗为0mm），后牙伸长过矫治（参考红色的后牙咬合接触点）

#### 治疗总结

- 总治疗时长为18个月
- 本病例总共50副矫治器，每7天更换一副
- 追加21副矫治器过矫治深覆𬌗
- 保持阶段，使用舌侧固定保持丝，制作𬌗垫于夜间佩戴

图21.144 治疗前面像和口内像。

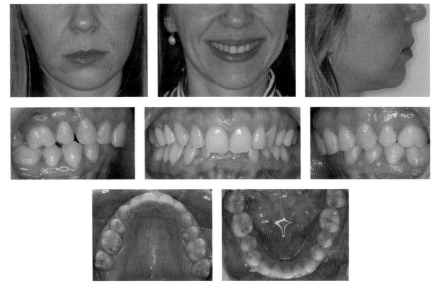

图21.145 治疗前咬合接触。

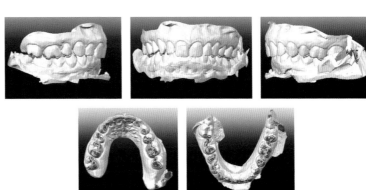

图21.146 治疗前曲面体层片、头颅侧位片及头影测量分析。

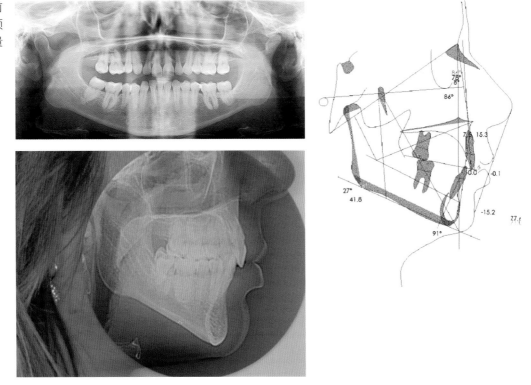

上颌：扩弓 + 16、26近中外翻
上颌切牙根舌向转矩 + 冠唇向转矩

下颌：1.扩弓；2.在唇倾过程中相对压低；3.下颌切牙压低

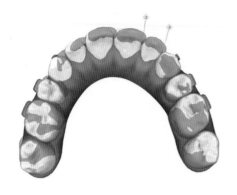

图21.147　上颌治疗前后ClinCheck重叠视图。

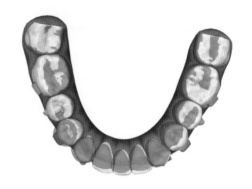

图21.148　下颌治疗前后ClinCheck重叠视图。

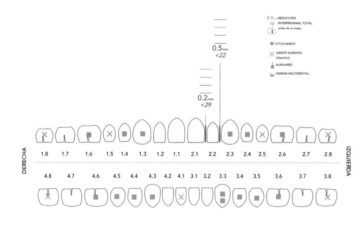

图21.149　仅在22的近远中邻面去釉，使之与12对称。

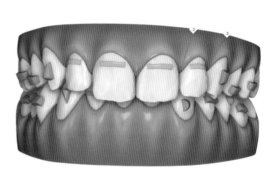

• 上下颌切牙分步：先通过唇倾使切牙牙根离开皮质骨，然后施加压低力 + 内收力 + 根舌向转矩

→

• II 类牵引矫正尖牙关系至 I 类
• 上颌第一磨牙、第二磨牙间的微螺钉提供强支抗/增强支抗，更好地控制上颌前牙转矩

图21.150　治疗前ClinCheck界面中的左右侧𬌗像。

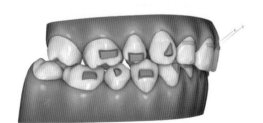
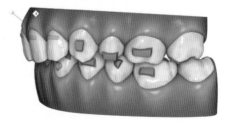

图21.151 种植支抗装置提供足够的后牙支抗,以有效压低前牙。

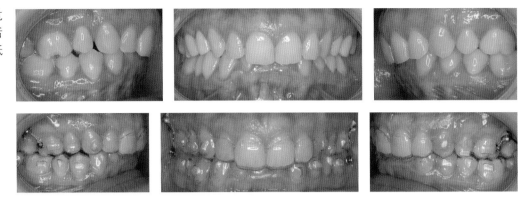

图21.152 精调矫治器佩戴结束时的治疗进展。使用颌间牵引改善咬合。

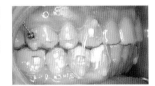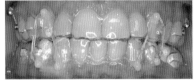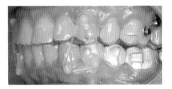

图21.153 治疗前、治疗后口内像。

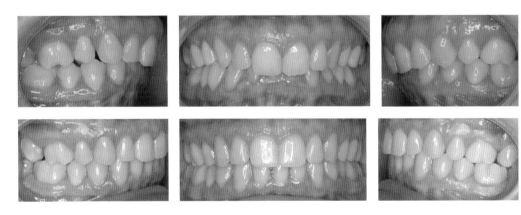

图21.154 治疗前、治疗后上下牙合面像。

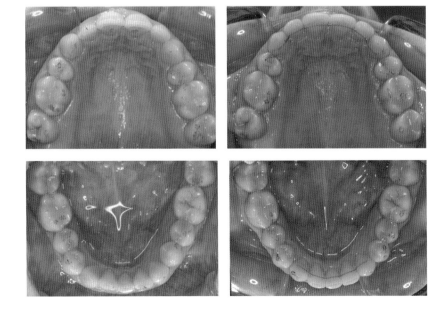

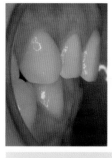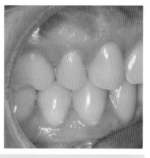

（总治疗时长为18个月［（50＋21）副矫治器）］
每7天更换一副

图21.155 治疗前、治疗后前牙深覆𬌗的纠正。

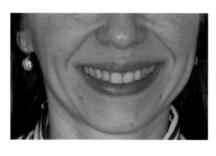

图21.156 治疗前、治疗后微笑像。

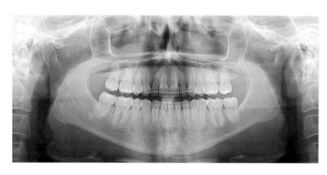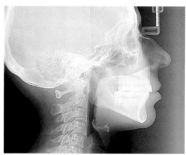

图21.157 治疗后曲面体层片和头颅侧位片，下颌切牙唇倾度正常。

## 21.2.5 采用隐适美轻度套装矫治深覆𬌗（图21.158～图21.169）

**诊断**

31岁女性，矫治后复发。骨性Ⅰ类低角，面部基本对称，牙列轻度拥挤，上牙列中线正，Ⅰ度深覆𬌗，存在主要由于上唇肌肉功能亢进引起的露龈笑（矫治露龈笑不作为矫治目标）。

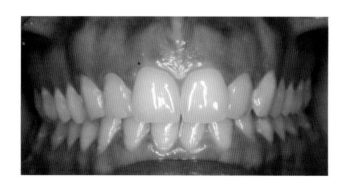

图21.158 初始口内像。

### 治疗计划

- 通过轻度套装矫正深覆𬌗，因为在14副矫治器内，前牙的压低情况难以预测
- 鉴于此，我们设计了3个以解决前牙开𬌗为目标的ClinCheck方案，从垂直向对深覆𬌗进行过矫治，从而在不使治疗方案更复杂的前提下获得最理想的垂直向结果

### 对技师的要求

- 后牙区放置伸长附件，防止前牙压低时矫治器的翘动
- 同时进行扩弓，切牙唇倾，下颌切牙压低及后牙伸长
- 矫治切牙压低过矫治（在14副矫治器中尽可能最大量压低）
- 设置后牙为绝对支抗

### 治疗总结

- 该病例使用了（14+14+14）副矫治器，每7天更换一副
- 总治疗时长为14个月
- Vivera保持器，增加后牙区厚度

图21.159 治疗前口内像。

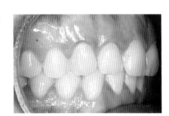
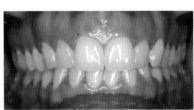
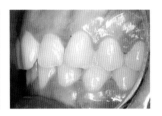
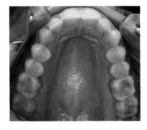
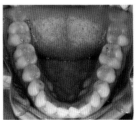

图21.160 治疗前曲面体层片和头颅侧位片。

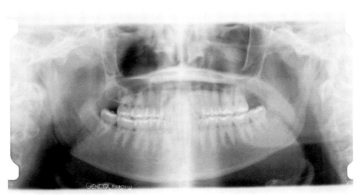
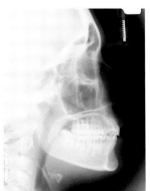

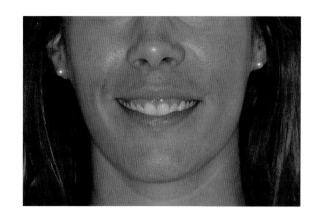

图21.161 治疗前微笑像。

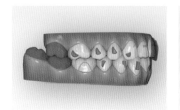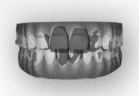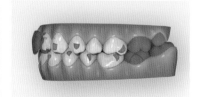

图21.162 治疗前 ClinCheck视图。

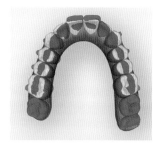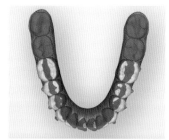

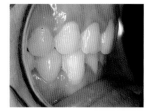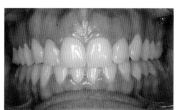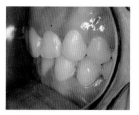

图21.163 第一次重启：口内像。牙齿排列有所改善，但深覆𬌗几乎与治疗前一致。这是由于前牙同步移动使覆𬌗的矫治效果难以预测。

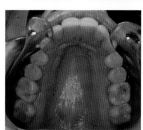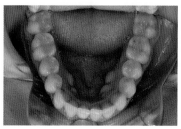

图21.164　第一次重启ClinCheck视图。由于14副矫治器不一定能够充分打开咬合，再次要求技师过矫治深覆𬌗至前牙开𬌗。

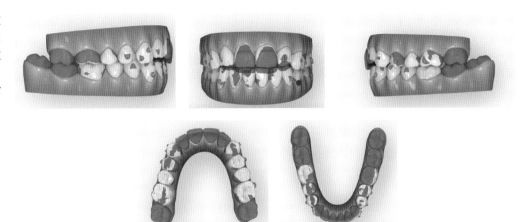

图21.165　第二次重启：第一次精调结束时矫治器贴合度良好，然而由于前牙同步移动，没有实现有效压低。

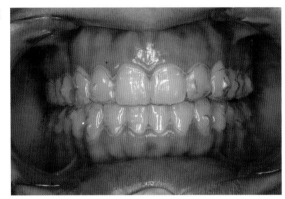

图21.166　第二次重启：口内像。牙齿排列有所改善，但深覆𬌗几乎未改善。这是由于前牙同步移动使覆𬌗的矫治效果难以预测。

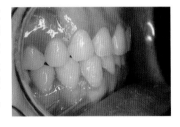
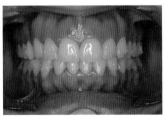
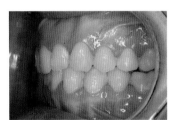
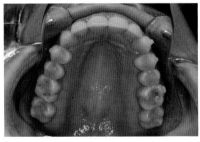
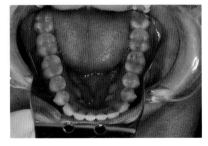

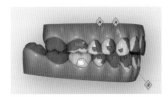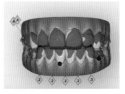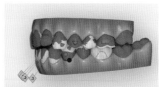

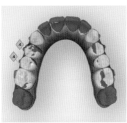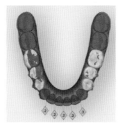

图21.167　第二次重启ClinCheck视图。由于14副矫治器不一定能够充分打开咬合，再次要求技师过矫治深覆𬌗至前牙开𬌗。

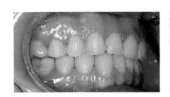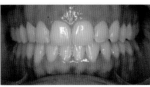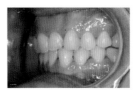

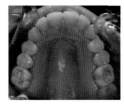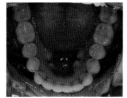

图21.168　治疗后口内像，通过轻度套装治疗过矫治改善了深覆𬌗。

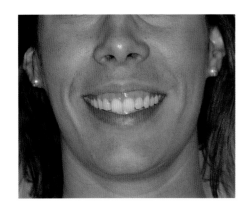

图21.169　患者笑容变得舒展，露龈笑仍存在，与治疗前预测的一致。

（王晨新　译）

# 22

## 不对称畸形

自1997年推出隐形矫治系统以来，产品研发方面的投入未曾停止。因此，隐形矫治系统的功能得到了长足的发展和完善（图22.1）。在众多新型设计中，SmartTrack材料的研发帮助实现了多种正畸中所需的生物力学设计，其中一些已在本书中展示。

隐形矫治器可以实现大多数形式的牙齿移动，（例如，高达50°的扭转和压低）。尽管隐形矫治效率较高，但其临床应用的发展在专业人士中仍然存在争议。一些医生认为其有很大的局限性，特别是对于复杂错𬌗畸形的矫治。

出于这个原因，本书在末尾涵盖了一些复杂的病例以展示隐形矫治技术的适应证。其优势已在上文中阐述。

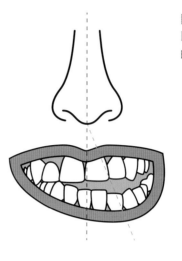

图22.1 不对称畸形可以借助特定隐形矫治器的生物力学解决。

## 22.1 生长发育期的不对称畸形

### 22.1.1 骨性Ⅱ类不对称畸形（图22.2～图22.12）

**诊断**

14岁男性，骨性Ⅱ类高角，面中部不对称，𬌗平面略倾斜。磨牙关系为安氏Ⅱ类亚类，右侧远中关系。上牙列中线左偏，上下牙列中线相差一个下颌切牙宽度，左侧单侧正锁𬌗导致了颜面不对称。患者伴右侧单侧咀嚼习惯。

图22.2 初始口内像。

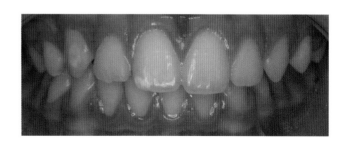

*Aligner Techniques in Orthodontics*, First Edition. Susana Palma Moya and Javier Lozano Zafra.
© 2021 John Wiley & Sons Ltd. Published 2021 by John Wiley & Sons Ltd.
Companion website: www.wiley.com/go/lozano-zafra/aligner-techniques

### 治疗计划

上颌：

- 缩窄左侧前磨牙段以协调上下弓形
- 缩窄左侧前磨牙段时允许同步增加牙弓长度，因此计划同步进行右上牙列的序列远中移动

下颌：

- 直立下颌切牙，增加覆盖以纠正Ⅱ类关系
- 近中移动右下牙列，以减少右上牙列所需的远中移动量

### 功能训练

- 要求患者在治疗中全程使用左侧咀嚼

### 对技师的要求

上颌：

- 缩窄左上牙段，同时序列远中移动右上牙列

下颌：

- 直立内收下颌切牙，第一前磨牙至第二磨牙近中移动，改善右侧Ⅱ类关系
- 在内收下颌切牙的过程中同步纠正下颌中线

### 治疗总结

- 总治疗时长为18个月
- 患者佩戴两个周期的矫治器，每10天更换一副
- 患者右侧24小时佩戴Ⅱ类牵引，左侧仅夜间佩戴
- 咬合纠正至Ⅰ类关系
- 内收阶段牙齿移动的精细管理是矫治成功的关键

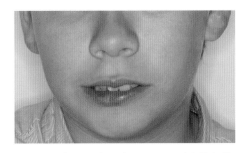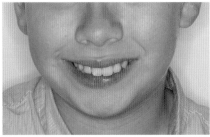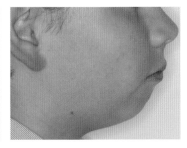

图22.3　安氏Ⅱ类亚类，上下牙列中线相差一个下颌切牙的宽度。左侧正锁𬌗导致颜面不对称。

图22.4 治疗前口内像。

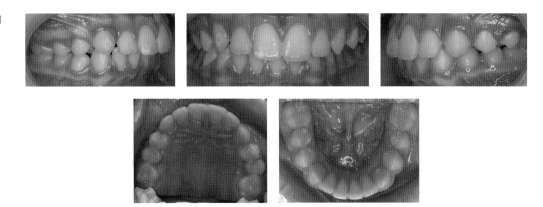

图22.5 治疗前曲面体层片和头颅侧位片。

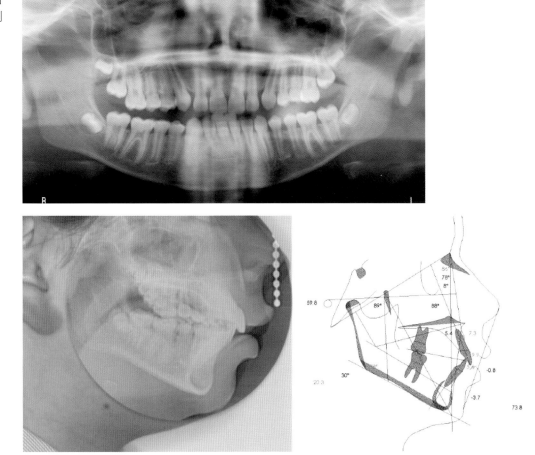

图22.6 治疗前ClinCheck正面视图。

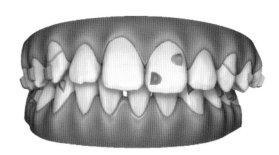

上颌：
- 缩窄左上前磨牙段有利于右侧的远中移动（同步进行）

下颌：
- 相对移动：下颌切牙内收＋下颌前磨牙及尖牙近中移动（所有移动同步进行）

图22.7　上下牙弓变化的ClinCheck视图以及对CAD设计师的要求。

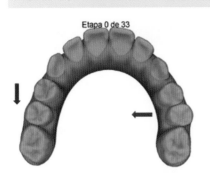
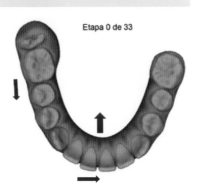

- 在下颌前磨牙及磨牙放置垂直附件，以防止其近中移动时的不良倾斜
- Ⅱ类牵引（右侧24小时，左侧夜间）
- 在内收时维持上颌切牙的转矩

图22.8　上下颌ClinCheck重叠视图及对CAD设计师的要求。

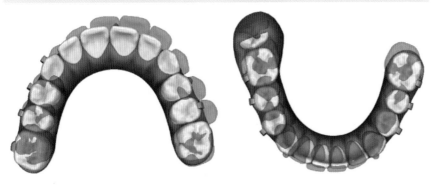

图22.9　ClinCheck侧方视图。

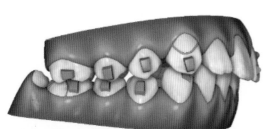
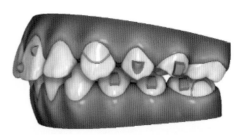

图22.10　治疗后口内像。

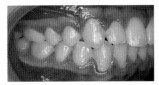
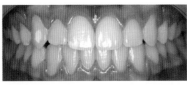
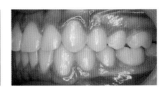
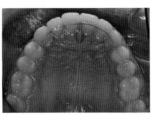
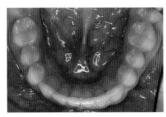

图22.11 治疗前、治疗后微笑像及覆盖像。

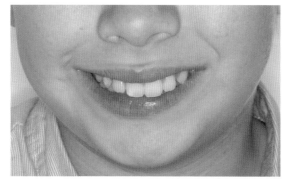
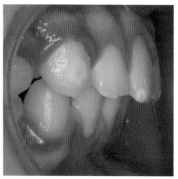
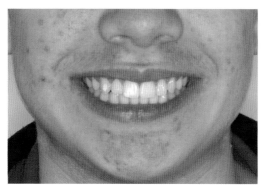
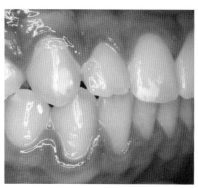

图22.12 治疗后曲面体层片和头颅侧位片。

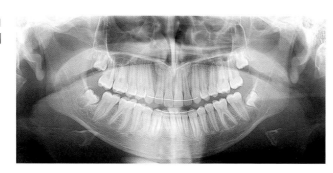
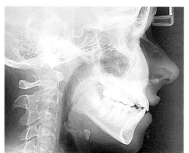

## 22.1.2 骨性Ⅲ类不对称畸形（图22.13～图22.22）

### 诊断

13岁女性，骨性Ⅲ类低角，下颌不对称、颏部向左偏斜。磨牙关系：右侧安氏Ⅲ类，左侧安氏Ⅰ类。上牙列中线与面中线齐，上下牙列轻度拥挤，深覆𬌗。

图22.13 治疗前口内像。

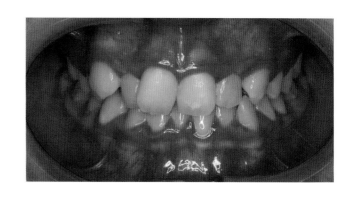

**治疗计划**

上颌：

- 对称性扩弓，唇倾上颌切牙
- 在切牙前后向移动的同时纠正11的倾斜和扭转

下颌：

- 扩弓，在切牙内收时同时向右调整下颌中线
- 使用不对称牵引（右侧Ⅲ类牵引，左侧Ⅱ类牵引），通过咬合跳跃（弹性牵引）纠正上下牙列中线

**对技师的要求**

分两步纠正11的倾斜和扭转：

- 首先唇倾11，使其近中外翻
- 然后，通过11与12之间的邻面去釉提供间隙，来进行压低、远中向内旋转、冠近中倾斜的操作

11唇侧放置垂直附件，使牙齿尽可能按设计移动（考虑到主要是冠倾斜而不是根倾斜，故未放置双附件系统）。

**治疗总结**

- 总治疗时长为26个月
- 患者总共佩戴35副矫治器，每14天更换一副
- 在第一阶段矫治器佩戴结束后，由于牵引的停用和自身不对称生长发育的影响，患者牙列不对称复发，因此追加了一套附加矫治器，每10天更换一副
- 患者左侧佩戴Ⅱ类牵引，右侧Ⅲ类牵引（均全天佩戴），直到治疗结束前6周停止佩戴
- 咬合关系纠正到Ⅰ类
- 11顺序移动的精细管理使其扭转和倾斜的纠正得以实现
- 下颌纠正至居中，保持阶段患者使用Damon殆垫，保持上下牙列中线对齐

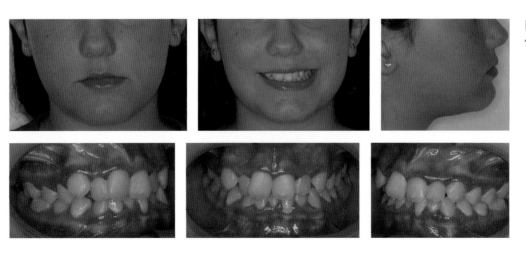

图22.14 治疗前面像和口内像。

图22.14（续）

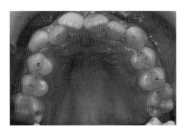
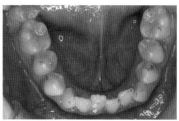

图22.15 治疗前曲面体层片和头颅侧位片。

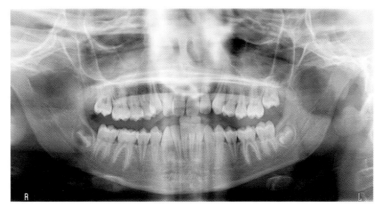

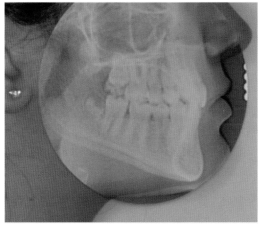
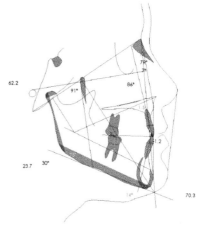

图22.16 上下颌ClinCheck重叠视图及对CAD设计师的要求。

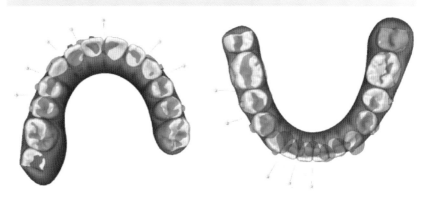

上中切牙倾斜移动（分步移动）：
- 首先：唇倾＋冠近中外翻
- 其次：冠近中角向近中倾斜10° ＋压低＋远中内翻
- 当扭转和倾斜同时存在时，不要开始纠正倾斜问题

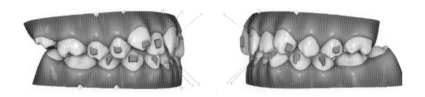

图22.17　ClinCheck侧方视图。

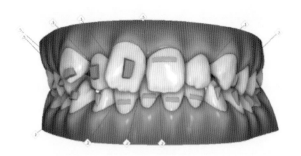

图22.18　ClinCheck正面视图。

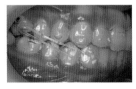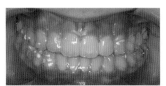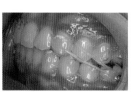

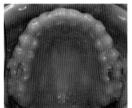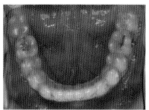

图22.19　颌间牵引纠正下颌发育不对称。使用不对称牵引：右侧Ⅲ类牵引，左侧Ⅱ类牵引。

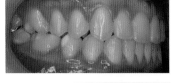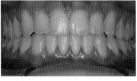

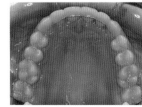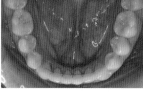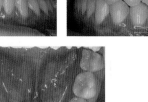

图22.20　治疗后口内像。

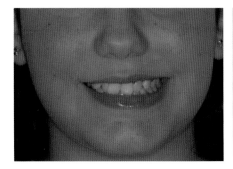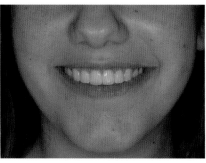

图22.21　治疗前、治疗后微笑像。

图22.22　治疗后曲面体层片和头颅侧位片。

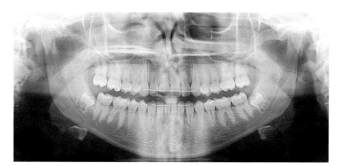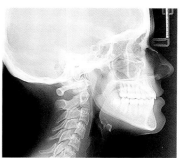

## 22.2　成人不对称畸形

### 22.2.1　骨性Ⅲ类上下颌不对称畸形（图22.23～图22.42）

#### 诊断

45岁女性，骨性Ⅲ类均角，下颌不对称，右侧单侧反𬌗，12反𬌗。磨牙关系：右侧安氏Ⅲ类，左侧安氏Ⅱ类。27伸长，上牙列中线较面中线向左偏斜2mm。患者患有牙周疾病。

TMJ检查发现，患者关节存在正中咬合位至正中关系位的位移，在正中关系位存在开𬌗、后牙咬合不良、上下牙列中线不齐。X线检查见切牙区牙槽突突出。45-47的固定桥在治疗前被拆除。

图22.23　上下颌不对称畸形患者。

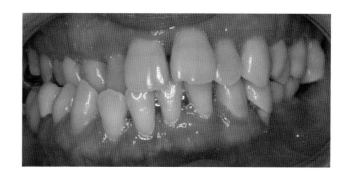

#### 治疗计划

- 上颌：拆除右下固定桥，扩宽上牙弓，同时在上颌结节植入种植支抗辅助远中移动右上牙列，使上牙列中线与面中线对齐
- 下颌：缩窄右下牙弓，辅助纠正后牙反𬌗。在正畸治疗期间37计划进行种植修复，同时使用临时冠来辅助27的压低

#### 对技师的要求

上颌：

- 不对称性扩弓及远中移动牙列
- 右上区域扩弓，同时右侧远中移动

下颌：
- 缩窄右下牙弓，通过咬合跳跃纠正开殆

### 本病例的生物力学

- 上颌：同步远中移动牙列是由上颌结节植入的种植支抗辅助的，使用弹力圈加力辅助上颌全牙列的移动。此外，需要通过相对伸长上颌切牙及使用咬合跳跃协调上下牙弓来开殆
- 下颌：通过缩窄右下牙弓使左下牙列近中移动，左下区段间隙预计用于磨牙的种植修复。右下第二磨牙近中的种植支抗用来直立47牙根，同时作为交互牵引的支抗

### 治疗总结

- 起初，患者总共佩戴38副矫治器，每10天更换一副
- 第一周期矫治器戴完后，后牙反殆已纠正，上颌中线与面中线对齐，因此追加的后续矫治器7天更换一副
- 患者全天佩戴右侧Ⅱ类牵引，左侧三角牵引，右侧后牙交互牵引在夜间使用，咬合关系已纠正到Ⅰ类
- 该错殆畸形病例矫治成功的关键在于对微螺钉及种植体支抗的精细管理
- 检查不对称患者的正中关系位非常重要，如果正中咬合位与正中关系位不一致，我们必须将患者所有的殆像记录、正中关系位扫描记录发送给技师，并与技师核实ClinCheck中的初始位置是否与患者的正中关系位相对应
- 双侧咬合纠正至中性关系，覆殆覆盖正常，后牙反殆纠正

### 口内分析

- 单侧安氏Ⅲ类
- 右侧单侧反殆
- 下颌右侧偏移
- 27伸长
- 上牙弓双侧对称性狭窄

### 生物力学

- 纠正单侧后牙反殆
- 对齐上下牙弓中线
- 近中移动33、34至中性关系（以左下种植体为支抗）
- 右上不对称性扩弓
- 邻面去釉+缩窄右下牙弓，施加根舌向转矩（夜间佩戴交互牵引）
- 所有切牙转矩调整至一致，随后内收并相对伸长上颌切牙+咬合跳跃

图22.24 治疗前曲面体层片和头颅侧位片。

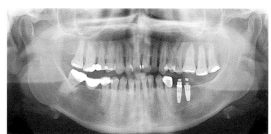

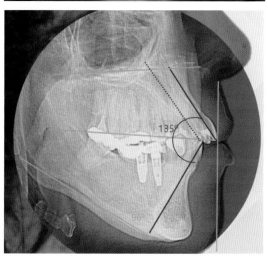

双颌前突
均角骨型
上下颌切牙唇倾

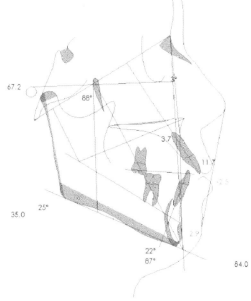

图22.25 治疗前面像。

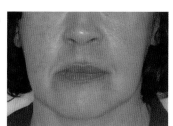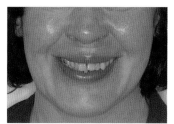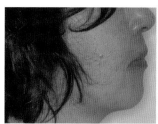

图22.26 正中咬合位。

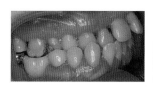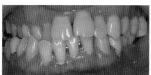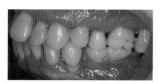

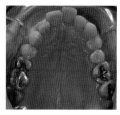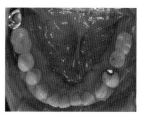

图22.27 正中关系位，此位置的照片和扫描记录必须保存。

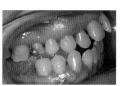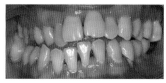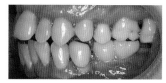

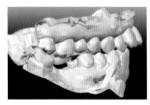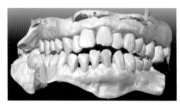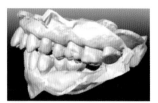

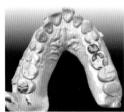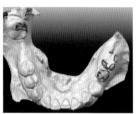

图22.28　iTero咬合分析。

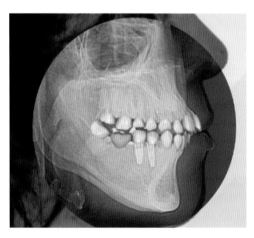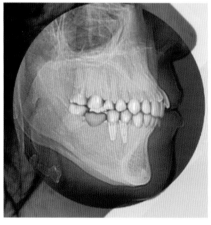

图22.29　治疗目标是通过上颌的不对称性扩弓纠正单侧后牙反𬌗。

- 上颌不对称性扩弓：左侧作为支抗
- 对齐上下颌中线：右上牙列的远中移动
- 上颌结节区植入10mm种植支抗
- 同时远中移动右上磨牙，随后双侧前磨牙和前牙都向右侧移动

图22.30　上颌结节区的种植支抗辅助牙齿移动。

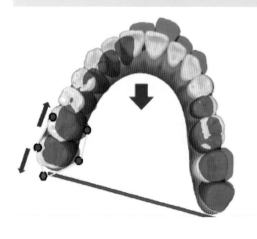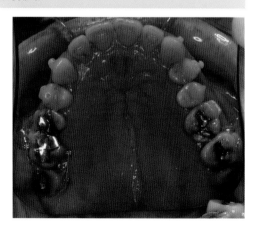

图22.31　微螺钉支抗及片段弓辅助下颌磨牙直立。

- 使用咬合跳跃协调牙弓：纠正成人患者完全远中的Ⅱ类关系，必须使用额外的支抗协助（例如，种植支抗）
- 右侧单侧反𬌗：会产生使左侧近中移动的力量，产生的间隙用于左下区段磨牙种植修复
- 磨牙区放置垂直附件

- 右侧单侧后牙反𬌗：会产生使左侧近中移动的力量，将来由左下磨牙种植体占据

- 在右下第二磨牙的近中使用种植支抗帮助其牙根向近中倾斜移动，并为右侧交互牵引提供支抗

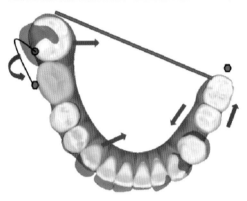
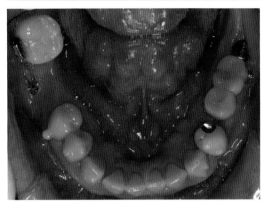

图22.32　ClinCheck𬌗面视图。

- 上颌：右上扩弓，使用左侧牙齿作为支抗（上牙弓的顺序移动）
- 上颌4颗切牙腭侧放置斜向龈方水平楔形附件（扩弓时的前牙支抗）

- 右侧单侧扩弓
- 拆除右下固定桥
- 缩窄右下牙弓以纠正锁𬌗（配合左侧种植支抗的使用）
- 附件务必避免产生过大的脱位力（牙周病）

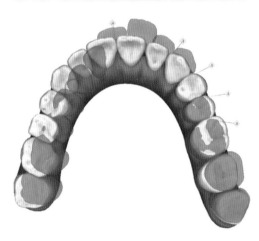
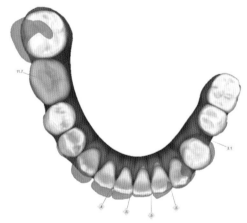

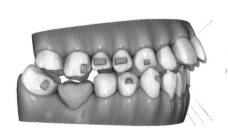
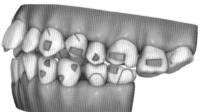
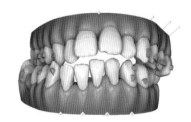

图22.33　ClinCheck侧方视图。

图22.34　ClinCheck正面视图。

- 患有牙周病的患者可以从较大量的邻面去釉中获益：根间距离减小，"黑三角"减小
- 发送正中关系位的扫描和照片

→ 右上扩弓 + 邻面去釉 + 交互牵引

图22.35 邻面去釉。

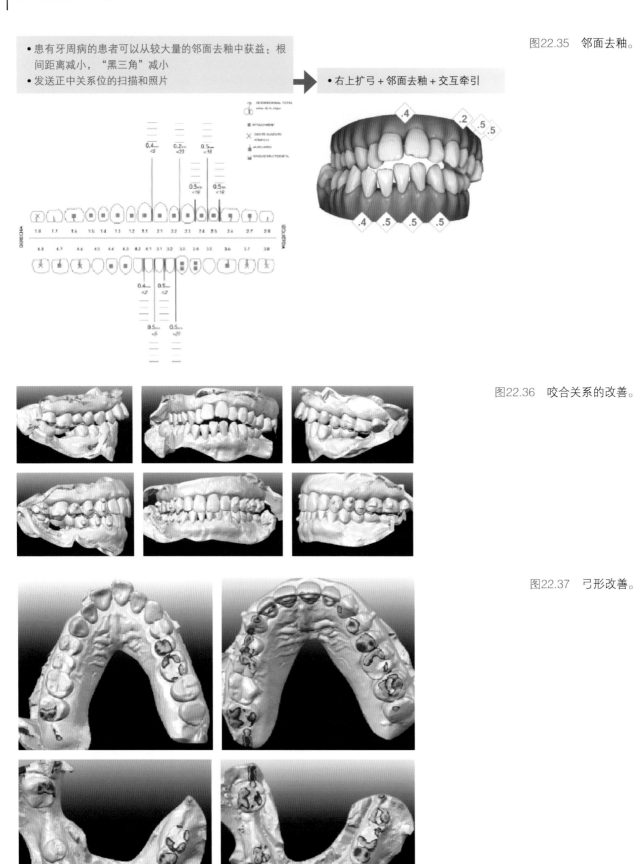

图22.36 咬合关系的改善。

图22.37 弓形改善。

图22.38 治疗前、治疗18个月时口内像。

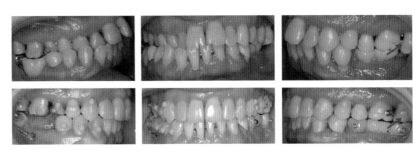

图22.39 治疗前、隐形矫治后修复前、最终治疗结果。

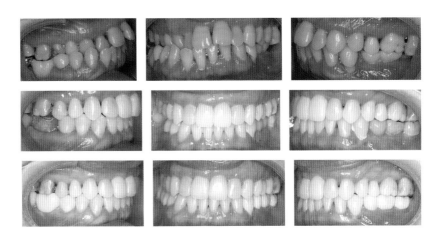

图22.40 治疗后上下𬌗面像。

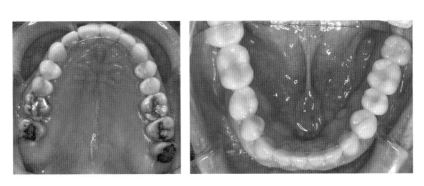

图22.41 治疗前、治疗后正面微笑像及覆盖像。

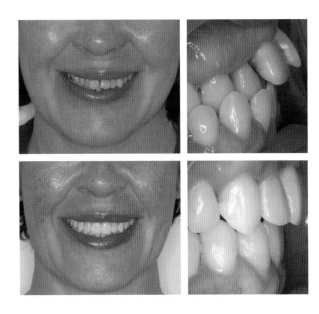

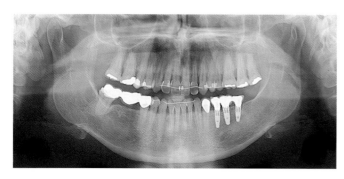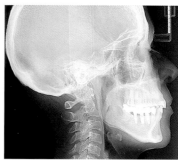

图22.42 治疗后曲面体层片和头颅侧位片。

（王晨新 译）

### 22.2.2 伴下颌不对称的骨性Ⅱ类错𬌗畸形（图22.43～图22.62）

**诊断**

40岁女性，骨性Ⅱ类高角、安氏Ⅱ类亚类。患者曾经接受过正畸治疗，拔除了14、35和45。上颌两侧垂直高度不一致，𬌗平面倾斜。下颌左偏，上颌中线与面中线一致。前牙深覆𬌗（上颌前牙覆盖下颌前牙超过90%），上颌切牙过度伸长，上下颌切牙舌向倾斜。

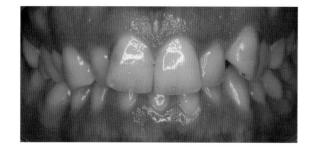

图22.43 初始口内像。

**治疗计划**

- 上颌开展不对称性扩弓以协调上下牙弓，给上颌切牙添加正转矩
- 通过唇倾和压低下颌切牙整平下牙弓，矫治左侧的安氏Ⅱ类关系（因为上颌中线和面中线一致，因此Ⅱ类关系的矫治通过近中移动左下牙列来实现）

**对技师的要求**

上颌：

- 使上牙弓大小、形状对称（不对称性扩弓），给上颌切牙添加正转矩
- 垂直向整平左右侧牙弓以矫正𬌗平面的偏斜

下颌：

- 序列近中移动下颌牙齿，首先唇倾下颌切牙使其牙长轴垂直于下颌基骨
- 当下颌切牙牙根固定于骨密质时，同时近中移动33和34，然后近中移动36和37

### 牙列近中移动的生物力学

分步序列近中移动：

- 首先，唇倾下颌切牙直至其与下颌基骨垂直，用唇倾获得的间隙同时向右侧调整下颌切牙中线
- 唇倾下颌切牙的同时近中倾斜磨牙牙根，为后续的磨牙近中移动做准备
- 当下颌切牙已经固定于骨密质时，下颌尖牙和前磨牙可以开始近中移动（近中移动33和34）
- 一旦前磨牙近中移动，将微螺钉的位置移动到33远中，近中移动磨牙36和37并在整个过程中同时控制磨牙牙根向近中倾斜

### 治疗总结

- 总治疗时长为28个月
- 患者共使用了49副隐形矫治器，每10天更换一次
- 第一套矫治器佩戴完毕时，𬌗平面倾斜已经通过压低右上前磨牙和尖牙得以矫治，上下牙弓已经匹配，33、34近中移动至安氏Ⅰ类关系
- 患者需要两套附加矫治器，每7天更换一次
- 在第一套附加矫治器的治疗过程中，治疗最后设计虚拟咬合跳跃对齐上下牙列中线。要求患者左侧全天佩戴Ⅱ类牵引，右侧夜间佩戴Ⅱ类牵引
- 支抗的控制和下牙列的分步序列移动是下牙列近中移动成功的关键
- 这个病例中的微螺钉为直立和近中移动下磨牙提供了必要的支抗
- 治疗结束时建立了双侧Ⅰ类咬合关系及正常的前牙覆𬌗覆盖，牙弓大小形态对称。患者的微笑有了很大改善

图22.44 治疗前面像和口内像。

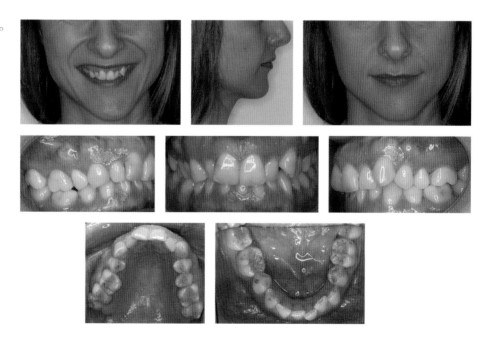

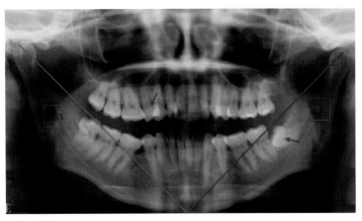

图22.45 治疗前曲面体层片、头颅侧位片及头影测量分析。

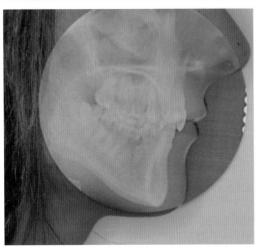

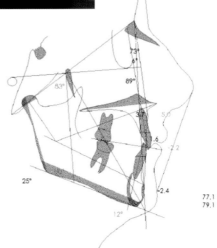

- 直立36和46，控制牙根近中倾斜
- 通过种植支抗直立下颌磨牙将会对下颌5-5起到整体近中移动的作用
- 使用种植支抗直立下颌36和46，为下颌切牙唇倾及整平Spee曲线提供支抗

- 唇倾上颌切牙
- 在前磨牙上添加𬌗向楔形水平附件，磨牙上添加水平附件，并联合使用Ⅱ类牵引

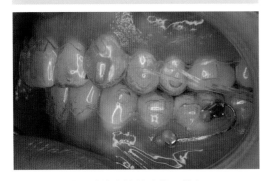

图22.46 利用种植支抗的片段弓技术。

ClinCheck展示虚拟咬合跳跃
上颌：
- 上颌切牙添加正转矩
- 通过Ⅱ类牵引提供磨牙支抗

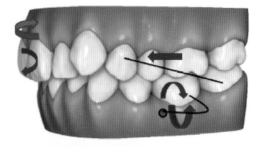

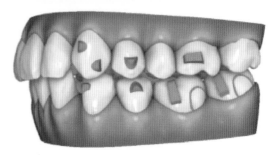

图22.47 ClinCheck侧方视图展示施力系统。

图22.48 ClinCheck侧方视图展示利用种植支抗及片段弓施加的力及其口内像。

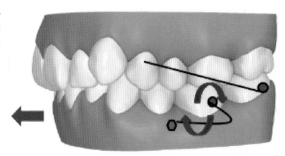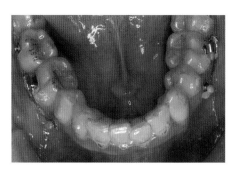

上颌：
唇倾上颌切牙并添加根舌向转矩
- 上颌不对称性扩弓
- 矫正深覆𬌗深覆盖
- 最终咬合关系：双侧尖牙中性关系，右侧磨牙Ⅰ类及左侧磨牙Ⅲ类关系

下颌：
- 左下序列近中移动（首先是切牙，然后是尖牙和前磨牙，最后是磨牙），在第一磨牙近中使用种植支抗
- 对齐上下列中线（与唇倾下颌切牙同时进行）
- 在唇倾同时压低下颌切牙（相对压低），从而整平Spee曲线

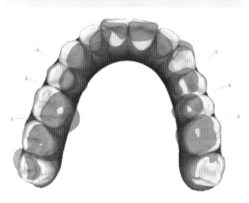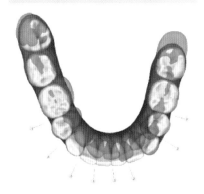

图22.49 上牙列ClinCheck重叠视图。　　图22.50 下牙列ClinCheck重叠视图。

图22.51 第一套矫治器ClinCheck正面视图。

- 对齐上下牙列中线
- 整平Spee曲线（相对压低下颌切牙）

- 邻面去釉＋唇倾＋压低上下颌切牙

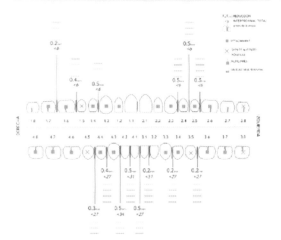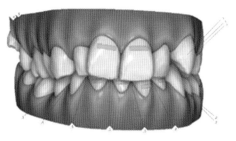

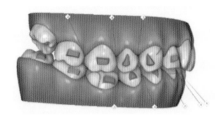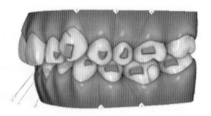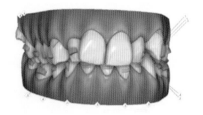

图22.52　第一套矫治器ClinCheck侧方视图。

图22.53　第一套矫治器ClinCheck正面视图。

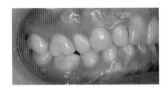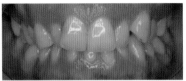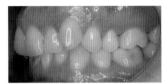

图22.54　治疗前口内像。

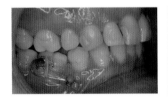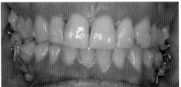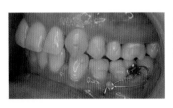

图22.55　治疗3个月的变化：片段弓直立36和46为唇倾下颌切牙提供支抗。

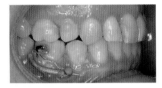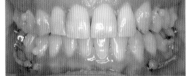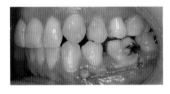

图22.56　当下颌切牙到达目标位置时，近中移动下颌尖牙及前磨牙，最后将种植支抗的位置放置到尖牙远中，从而近中移动磨牙。

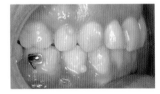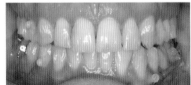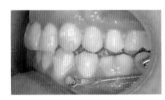

图22.57　完成下颌第二磨牙的近中移动。

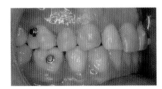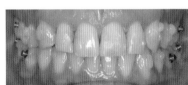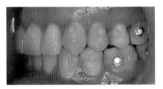

图22.58　弹性牵引调整咬合关系。

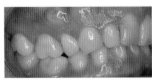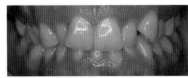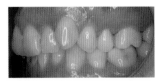
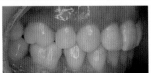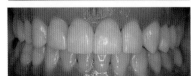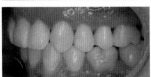

图22.59　治疗前、治疗后口内像。左侧的完全远中咬合关系彻底解除，通过第三象限的近中移动对齐上下牙列中线。

图22.60 治疗前、治疗后上下骀面像。

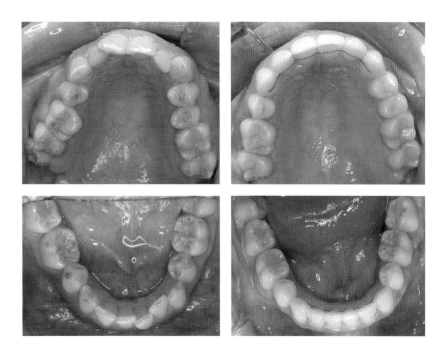

图22.61 治疗前、治疗22个月及治疗后微笑像。

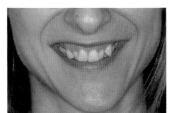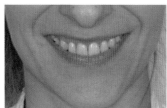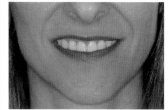

图22.62 治疗前、治疗后前牙覆盖像。

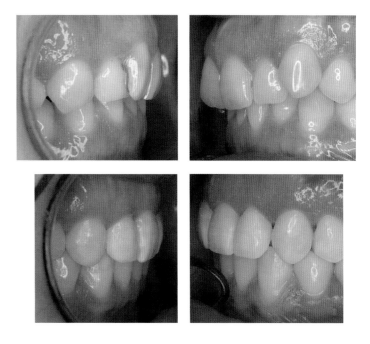

### 22.2.3 伴中线偏斜、前牙开𬌗倾向及后牙反𬌗的左侧安氏Ⅱ类、右侧安氏Ⅲ类错𬌗（图22.63～图22.73）

**诊断**

40岁男性，骨性Ⅱ类高角，牙弓狭窄，两侧后牙负转矩导致后牙区露龈笑，颊廊较宽，上牙列中线右偏。口内像显示左侧咬合关系为远中尖对尖，右侧为近中尖对尖，左侧后牙反𬌗，前牙有开𬌗倾向。

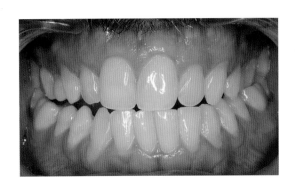

图22.63　初始口内像。

**治疗计划**

- 下颌：前牙区邻面去釉从而缩窄牙弓宽度，同时第二象限、第三象限交互牵引
- 上颌：以右侧牙列为支抗纠正左侧Ⅱ类咬合关系，在扩宽牙弓的同时调整中线。在这之后开始调整右侧的Ⅲ类咬合关系

**ClinCheck 1：对技师的要求（图22.64～图22.69）**

上颌：

- 以第一象限为支抗移动第二象限，全天佩戴弹力牵引以远中移动及扩展上牙弓，利用弹力牵引的垂直向分力伸长前牙
- 当左侧Ⅱ类关系纠正后用左侧象限为支抗调整右侧的Ⅲ类关系

下颌：

- 前牙区邻面去釉从而缩窄牙弓宽度，同时第二象限、第三象限交互牵引

**治疗总结**

- 治疗预计24个月
- 希望患者可以产生"咬合跳跃"，因此要求佩戴前两套矫治器时，无论ClinCheck里设计的上颌远中移动是否已经发生，都要左侧全天佩戴Ⅱ类牵引，右侧全天佩戴Ⅲ类牵引
- 在患者佩戴完第一套矫治器（40副）后，发现ClinCheck的治疗目标和实际上的治疗情况不一致（患者左侧的Ⅱ类咬合关系应当得到纠正，但实际上并没有）
- 治疗10个月后重新口内扫描，追加了一套附加矫治器（添加了一些加力装置）

图22.64 治疗前口内像。

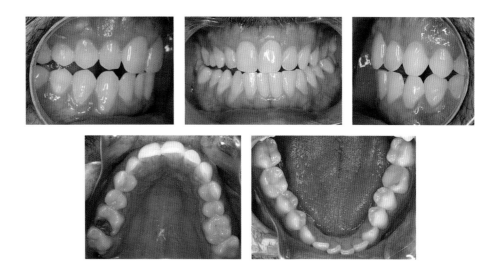

图22.65 治疗前面像。

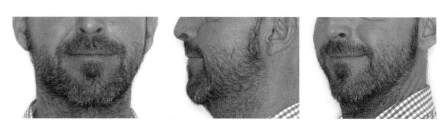

图22.66 治疗前曲面体层片、头颅侧位片及头影测量分析。

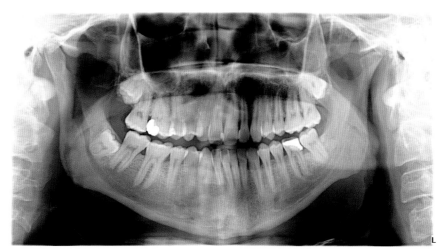

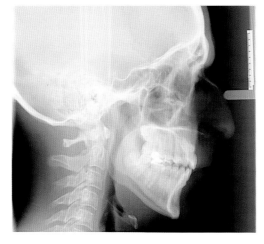

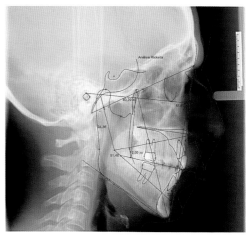

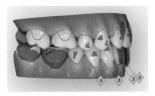
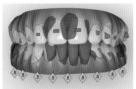
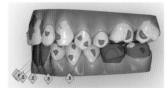

图22.67 治疗前ClinCheck视图：在佩戴到第40副矫治器时，左侧应为Ⅰ类关系，但是实际未达到，因此增加了一套附加矫治器。

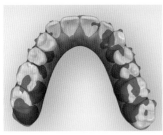
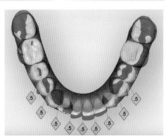

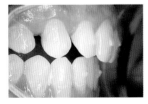
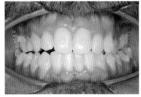
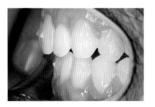

图22.68 治疗10个月后，口内情况良好，但是未达到ClinCheck设计的预期效果，因此需要重新对患者进行口内扫描并追加一套附加矫治器。

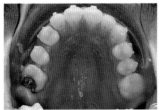
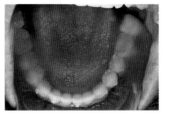

图22.69 治疗10个月后的面像。

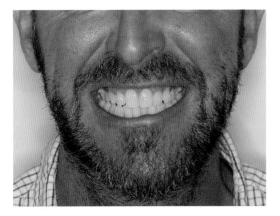

### ClinCheck 2：对技师的要求（图22.70～图22.73）

和ClinCheck 1部分相同，增加了一些要求：

- 第二象限加大远中移动
- 第三象限加大牙弓缩窄
- 对压低后牙进行过矫正，通过减少后牙咬合支点确保前牙建立覆殆
- 虚拟的咬合跳跃以模拟左侧全天佩戴Ⅱ类牵引、右侧全天佩戴Ⅲ类牵引的治疗效果

图22.70 治疗10个月后，ClinCheck
设计垂直向的过矫正及咬合跳跃。

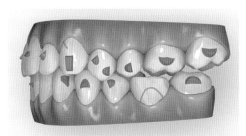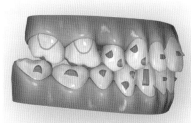

图22.71 治疗20个
月后的口内像，预
计完成治疗需要24
个月。

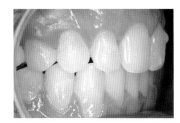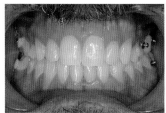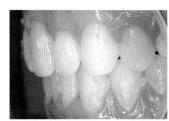

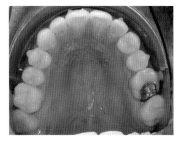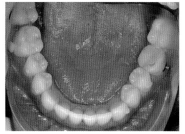

图22.72 治疗前和现
阶段的头颅侧位片。

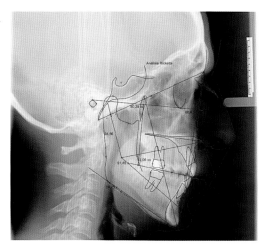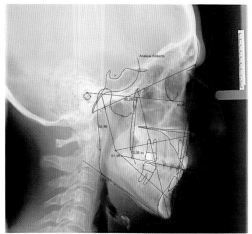

图22.73 治疗中面像。

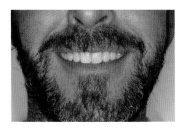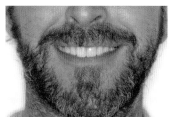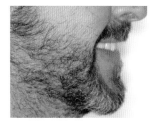

# 23

# 拔牙病例

## 23.1　拔除切牙

### 拔除切牙的适应证

- 安氏Ⅲ类伴下颌拥挤，上颌侧切牙为过小牙
- 安氏Ⅰ类伴下颌切牙区中重度拥挤
- 可接受的软组织侧貌
- 极少的生长发育潜力
- 浅至中度的覆𬌗覆盖

### 拔牙病例的设计考虑

问题10：选择拔除的牙位，以下是3种常见的拔牙方案（图23.1和图23.2）：

- 方案一：拔除1颗下颌切牙
- 方案二：拔除4颗第一前磨牙，支抗设计为强支抗（磨牙前移不超过2mm）
- 方案三：拔除4颗第一前磨牙或者第二前磨牙，支抗设计为中或弱支抗（磨牙前移超过2mm）

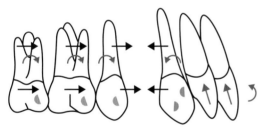

图23.1　拔除第一前磨牙，G6矫治方案。

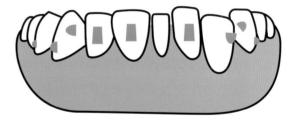

图23.2　拔除下颌切牙，其余切牙上放置垂直附件。

### 选择拔除切牙的考虑因素[1]

- 牙周情况不佳的下颌切牙
- 严重错位的下颌切牙
- 切牙的近远中距
- 邻牙牙根倾斜度：若邻牙牙根向远离间隙侧倾斜，治疗结束时往往难以达到理想的牙根平行度。反之，邻牙牙根向间隙侧倾斜时，治疗结束时往往可以达到理想的牙根平行度
- 通常优先考虑拔除侧切牙

[1]Zawawi et al. Orthodontic Treatment of a Mandibular Incisor Extraction Case with Invisalign. Case Reports in Dentistry Volume 2014, Article ID 657657, 4pp.

Aligner Techniques in Orthodontics, First Edition. Susana Palma Moya and Javier Lozano Zafra.
© 2021 John Wiley & Sons Ltd. Published 2021 by John Wiley & Sons Ltd.
Companion website: www.wiley.com/go/lozano-zafra/aligner-techniques

**切牙拔除病例的软件设计**

- 在剩余的3颗切牙上放置垂直附件，从而在关闭拔牙间隙时控制轴倾度。软件通常只在拔除牙位的两个邻牙上放置垂直附件，而不是在3颗切牙上都放置
- 在拔牙位点两侧设计一个10°的虚拟人字形曲
- 设计一个覆盖拔牙位点的假牙空泡，使隐形矫治器的材料充分包裹拔牙位点的邻牙，从而更好地控制牙齿移动
- 如果邻牙牙根朝向远离间隙侧倾斜，则唇侧应当使用美观扣和链状圈来帮助隐形矫治器给牙根施加舌向转矩力，并帮助牙根达到理想的平行度（图23.3）
- 为了获得理想的牙根平行度，需要使用Power Arm使施力位点更接近牙齿的阻抗中心（图23.4）

图23.3　链状圈帮助关闭最后的剩余间隙。

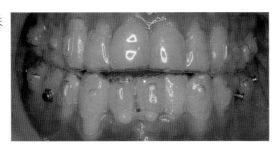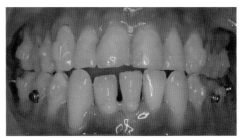

图23.4　拔牙病例通常需要Power Arm的辅助来获得理想的牙根平行度。

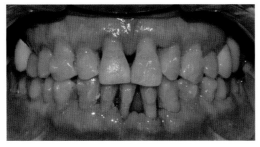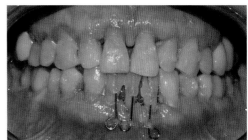

### 23.1.1　拔除下颌切牙的安氏Ⅲ类错𬌗（图23.5～图23.15）

**诊断**

48岁男性，骨性Ⅲ类均角，下颌重度拥挤，上牙列中线正，12和22过小牙，26缺失。多颗牙存在牙龈退缩，唇闭合状态及微笑时下颌前牙的暴露量较好。

图23.5　初始口内像。

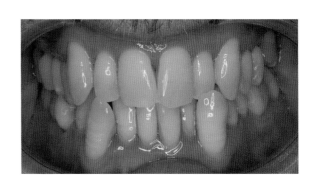

### 治疗计划

- 通过扩展上牙弓及28、27的序列远中移动，为缺失的26开展间隙
- 拔除31，治疗结束时的咬合关系将和治疗前相似
- 由于12和22为过小牙，拔除下颌切牙后不需要上牙弓大量的邻面去釉即可获得较好的覆盖关系

### 对技师的要求

上颌：

- 16–25间扩弓，序列远中移动28、27
- 唇倾上颌切牙

下颌：

- 36–46间扩弓，拔除31；其余3颗切牙上放置垂直附件
- 上颌16和27开窗，下颌33和43上精密切割用于进行Ⅲ类牵引
- 关闭下颌切牙间隙时通过虚拟人字形曲控制牙根的移动，以及31对应牙位上放置假牙空泡

### 治疗总结

- 患者总共佩戴32副矫治器，每10天更换一副
- 第一套矫治器在第31副时完全关闭了拔牙间隙，但是由于改善"黑三角"和增加覆盖的需要追加了一套附加矫治器
- 总治疗时长为18个月，治疗结束时达到了理想的牙根平行度
- 缺失的26进行种植修复

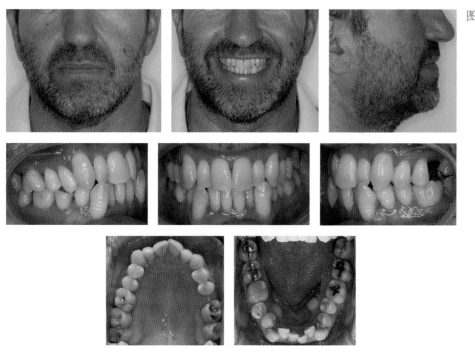

图23.6 治疗前面像和口内像。

图23.7　治疗前曲面体层片、头颅侧位片及头影测量分析。

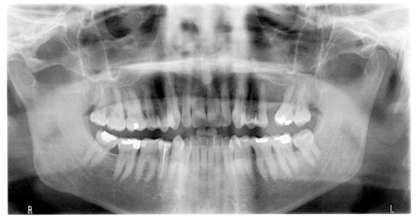

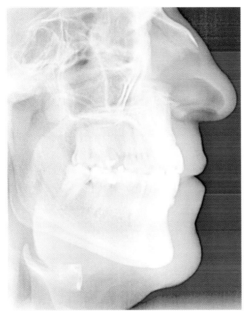

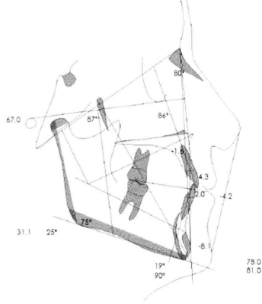

图23.8　上下颌治疗前后ClinCheck重叠视图及对CAD设计师的要求。

对称性扩弓以及为缺失的26开展间隙

- 拔除31
- 其余切牙上放置垂直附件以预防倾斜移动

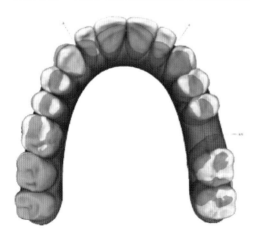

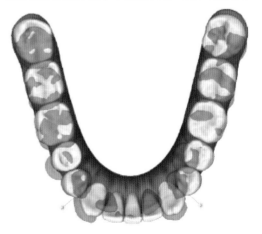

**治疗目标：**
- 解除拥挤，增加覆𬌗覆盖
- 扩弓+拔除31+Ⅲ类牵引

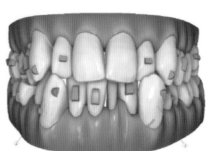

图23.9 在ClinCheck软件上可以查看附件。

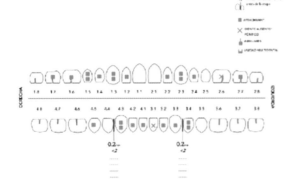

- 上颌对称性扩弓：扩弓+上颌切牙根舌向转矩
- 增加覆盖：31拔除+Ⅲ类牵引
- 解除下颌拥挤：27、28远中移动

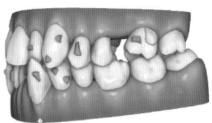

图23.10 ClinCheck侧方视图。

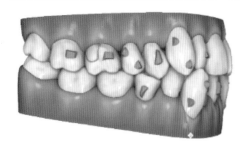

图23.11 治疗中口内像。

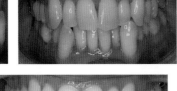

图23.12 治疗前、治疗后口内像。

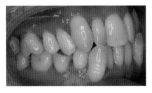
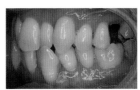
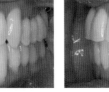
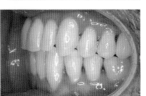

图23.13 治疗前、治疗后上下
𬌗面像。

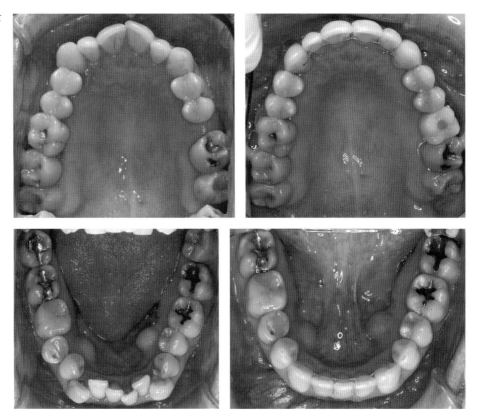

图23.14 治疗前、治疗后
微笑像。

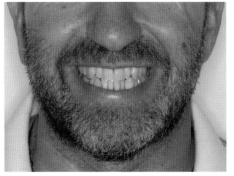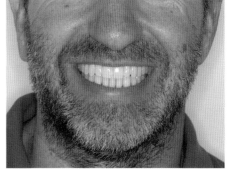

图23.15 治疗后曲面体层片
和头颅侧位片：良好的切牙
牙根平行度及上下中切牙角。

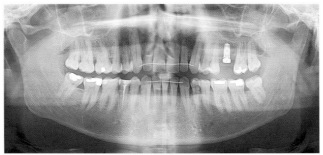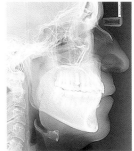

### 23.1.2　伴下颌拥挤，拔除存在牙周问题的下颌切牙的安氏Ⅰ类错𬌗（图23.16～图23.31）

#### 诊断

47岁女性，骨性Ⅰ类均角，伴下颌的重度拥挤及牙周问题。

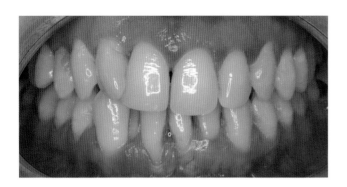

图23.16　初始口内像。

#### 治疗计划

- 在开始正畸治疗前，患者需要进行龈下刮治、根面平整及牙周手术
- 由于上颌的牙周组织菲薄，不允许为12开展间隙进行过度的扩弓，因此通过前牙适度唇倾及邻面去釉排齐12
- 下颌的治疗计划包括拔除42以建立正常的覆盖
- 由于43、41的牙根向间隙侧倾斜，关闭间隙只需进行牙冠倾斜移动，所以选择拔除42

#### 对技师的要求

上颌：

- 通过上颌前牙唇倾及邻面去釉为12开展间隙
- 前牙的唇倾不应当超过1mm
- 早期邻面去釉以避免切牙的往复移动

下颌：

- 在第2副矫治器中设计拔除42，在拔牙位点的邻牙上放置垂直附件，在拔牙间隙放置假牙空泡
- 在关闭间隙的过程中通过虚拟人字形曲控制牙根移动
- 在治疗结束时，对拔牙位点邻牙的牙根倾斜度进行过矫正

#### 治疗总结

- 患者总共佩戴24副矫治器，每10天更换一副
- 第一套矫治器彻底关闭了42的间隙
- 追加了一套附加矫治器以关闭"黑三角"及调整咬合
- 要求患者夜间佩戴后牙段三角牵引
- 总治疗时长为17个月，治疗结束时拔牙位点达到较好的牙根平行度

### 拔除切牙的治疗要点

- 在拔牙前检查邻牙的牙根位置，牙根向拔牙位点倾斜有利于关闭间隙后获得良好的牙根平行度
- 其余3颗切牙上放置垂直附件，从而在关闭间隙时控制倾斜移动。尖牙上可以选择放置优化控根附件
- 要求技师设计下颌切牙的压低＋倾斜同步移动，帮助下颌切牙获得较好的牙根平行度
- "牙根的移动速度必须是最大移动限度的1/2"，人字形曲首先移动牙根。关闭拔牙位点时需要放置10°的虚拟人字形曲

图23.17 治疗前面像和口内像。

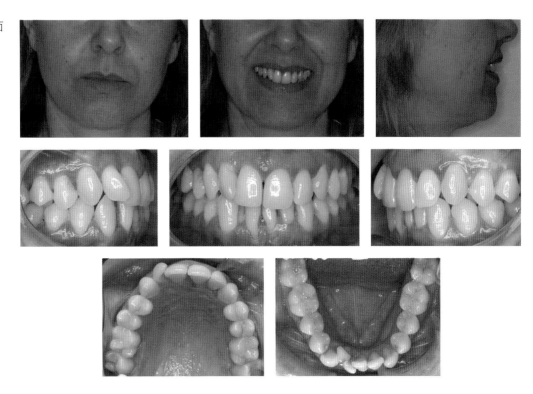

图23.18 治疗前咬合接触关系。

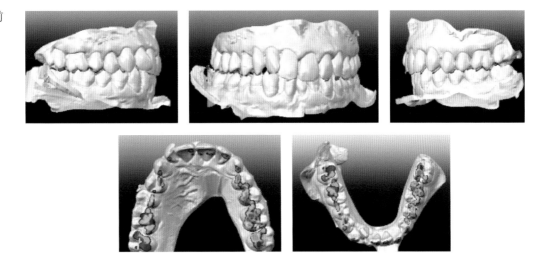

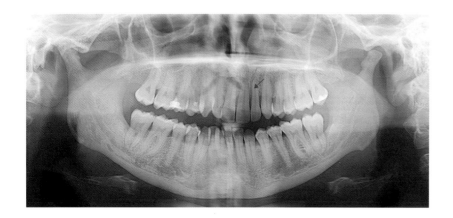

图23.19 上颌切牙区的牙槽骨吸收。

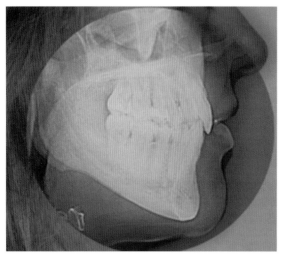

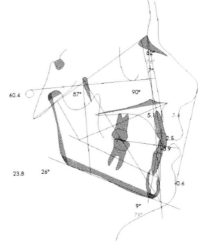

图23.20 治疗前头颅侧位片和头影测量分析。

上颌：
- 6-6扩弓
- 不要移动第二磨牙，利用第二磨牙为前牙唇倾提供支抗

下颌：
- 拔除42
- 41、43上放置垂直附件以控制倾斜移动
- 治疗最后过矫正以获得下颌切牙良好的牙根平行度

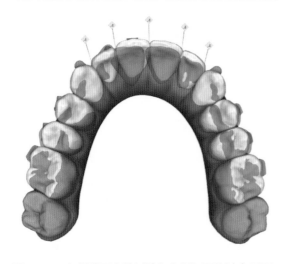

图23.21 上颌邻面去釉以避免上颌切牙的过度唇倾。

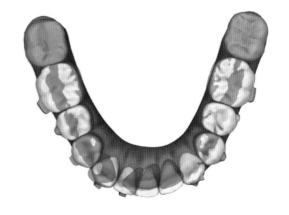

图23.22 拔除的42上放置的假牙空泡。侧切牙上放置楔形附件用于控制侧切牙转矩。

图23.23 上颌邻面去釉，下颌拔除42用于解除拥挤。

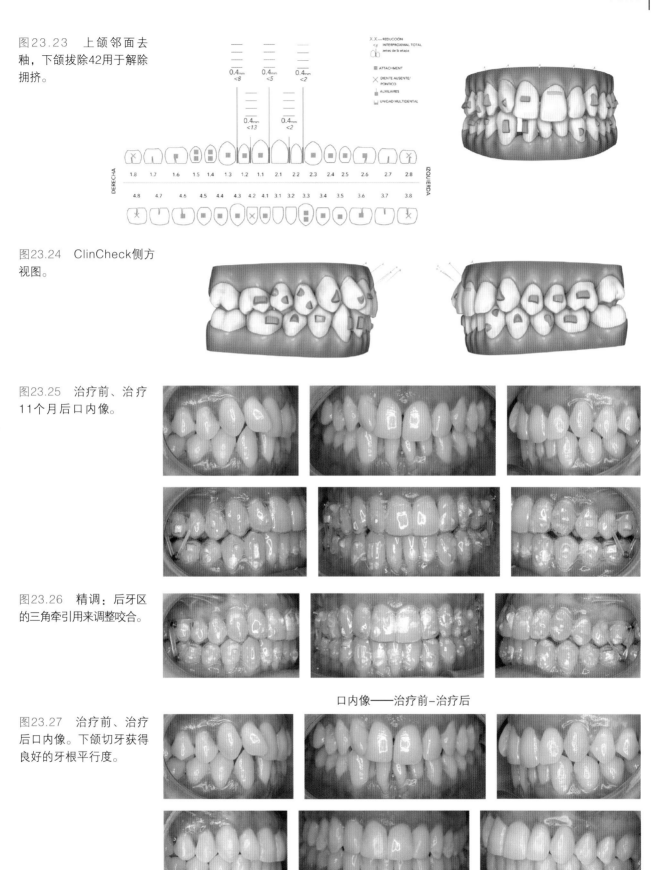

图23.24 ClinCheck侧方视图。

图23.25 治疗前、治疗11个月后口内像。

图23.26 精调：后牙区的三角牵引用来调整咬合。

口内像——治疗前–治疗后

图23.27 治疗前、治疗后口内像。下颌切牙获得良好的牙根平行度。

总治疗时长为17个月

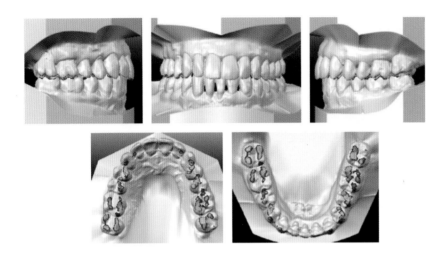

图23.28 治疗后咬合接触关系。

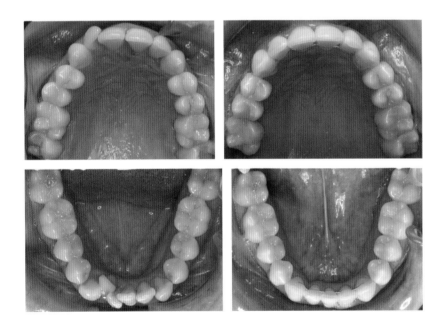

图23.29 治疗前、治疗后上下殆面像。

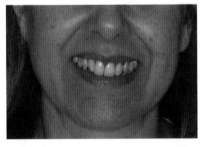

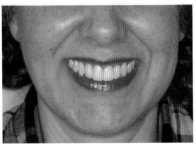

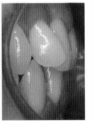

图23.30 治疗前、治疗后微笑像及覆盖像。

总治疗时长为17个月

图23.31 治疗后的曲面体层片和头颅侧位片。

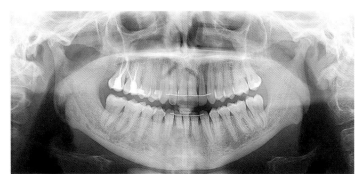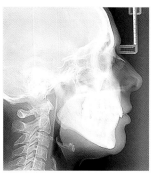

## 23.2 拔除前磨牙

在拔牙治疗中，对支抗的控制以及对关闭拔牙间隙过程中的生物力学的理解非常关键。

拔除前磨牙的理想情况包括（图23.32）：

- 牙槽骨前突，切牙唇倾，允许适当的转矩丢失
- 尖牙牙冠向近中倾斜，牙根向拔牙位点倾斜
- 牙列重度拥挤，为排齐牙列需要进行大量邻面去釉

图23.32 如果图中的尖牙和第二前磨牙的牙轴与黄线平行，这将是拔除前磨牙的理想情况。这表明拔牙后邻牙主要是牙冠移动，根尖保持在原位，这种牙齿移动的可预测性更好。

### 支抗分为以下4类

- 绝对支抗
- 强支抗
- 中支抗
- 弱支抗（例如，拔除第二前磨牙）

### 23.2.1 绝对支抗

绝对支抗只有在后牙区使用种植支抗才能实现，即将后牙段与固定在牙弓基骨上的种植装置结扎。通过这种方式实现后牙段的绝对不移动，拔牙间隙完全通过前牙段的内收关闭（图23.33）。

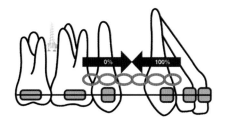

图23.33 拔除第一前磨牙，绝对支抗：后牙前移0mm，全部拔牙间隙都由前牙内收关闭，这和固定矫治器一样，只能通过后牙种植支抗实现。

### 23.2.2　强支抗

　　该方案仅适用于第一前磨牙拔除治疗，其中后牙前移必须≤2mm，从而在治疗完成时达到尖窝交错的咬合关系（图23.34）。软件在需要强支抗的象限会自动应用G6矫治方案（图23.35）。

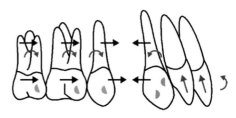

图23.34　拔除第一前磨牙，强支抗：后牙前移0～2mm，剩余拔牙间隙都由前牙内收关闭。

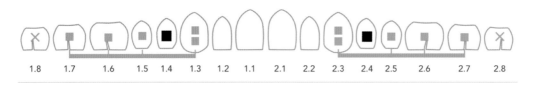

图23.35　G6矫治方案是一个整体的间隙关闭系统，因此不允许单独移除某一个附件。

**拔除第一前磨牙：强支抗（后牙前移＜2mm）**

- SmartForce优化内收附件：放置在尖牙上，用于内收前牙，在隐形矫治器SmartStage激活时发挥作用
- SmartForce优化支抗附件：放置在第二前磨牙/第一磨牙和第二磨牙上，用于增强后牙支抗，在隐形矫治器SmartStage激活时发挥作用
- 上颌切牙的SmartStage激活：用于避免"过山车效应"（在关闭拔牙间隙时出现上颌切牙的伸长和舌倾），这些设计已内置在隐形矫治器中，在ClinCheck视图中没有显示

　　SmartStage是一个整体的激活系统，不能更改或者删除某一颗牙的激活，否则整个激活系统都会关闭。

### G6排齐方案

　　在G6矫治方案中，首先将尖牙内收至拔牙间隙的1/3处，同时后牙进行近中移动（不超过2mm）（图23.36）。

- 当尖牙完成总移动量的1/3时，切牙和尖牙开始同时内收直到拔牙间隙完全关闭
- 拔牙间隙直到治疗最后阶段才会关闭
- 为了实现强支抗，治疗开始时即需要使用弹性牵引

　　爱齐科技设计的这个方案在内收前牙、关闭拔牙间隙时既能保证实现强支抗，又能保持牙根的平行度。该方案还维持了切牙的转矩，从而预防切牙内收过程中前牙覆𬌗的加深。

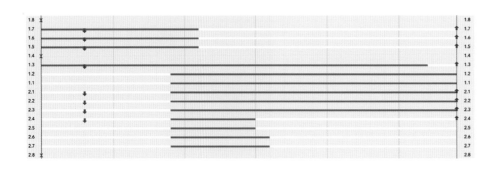

图23.36　强支抗方案一开始同步移动尖牙和后牙段，待尖牙完成总移动量的1/3时，开始内收前牙。

### 中支抗

- 后牙前移距离在2~5mm之间也可以采用G6矫治方案
- 力学机制：内收前牙及前移后牙来关闭间隙
- 分阶段进行：前后牙同时进行相对移动（图23.37）
  - 远中移动尖牙的同时近中移动第二前磨牙和第一磨牙至拔牙间隙关闭1/3
  - 剩余间隙由前牙段和后牙段同时相对移动来关闭

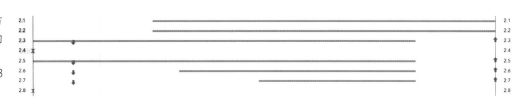

图23.37　中支抗方案，开始时同步移动尖牙和第二前磨牙，待拔牙间隙关闭1/3后开始同步移动前、后牙段。

### 如何填写处方表

- 在处方表上注明拔除第一前磨牙
- 可选：医生个人偏好的治疗手段需要具体说明
- 强支抗：后牙整体近中移动0~2mm
- 中支抗：后牙整体近中移动2~5mm

如果没有给出具体的偏好或者其他与之冲突的特殊要求，爱齐科技将默认治疗后是尖牙的中性关系并设计相应的支抗。

- 交互支抗关闭间隙是指关闭间隙时后牙段作为前牙内收的支抗，同时前牙段作为后牙前移的支抗
- 拔牙间隙关闭由前牙内收占据拔牙间隙的2/3，后牙前移占据拔牙间隙的1/3来完成
- 在戴入隐形矫治器前7~14天进行拔牙，拔牙间隙的关闭应当从第一副矫治器开始。治疗中，拔牙位点前、后的两颗牙完全占据拔牙间隙后停止移动，可以作为支抗来内收前牙和前移后牙

### 交替式关闭间隙技术

交替式关闭间隙技术是一种在亚洲常用的拔除第一前磨牙的矫治技术，包括：

- 第一步：1~8副矫治器移动尖牙和第二前磨牙（不移动磨牙和切牙）
- 第二步：9~16副矫治器近中移动第一磨牙和内收切牙（不移动尖牙和第二前磨牙）
- 第三步：再次移动尖牙和第二前磨牙（不移动磨牙和切牙）

这种关闭间隙的模式一直持续到拔牙间隙完全关闭，切牙完全内收（图23.38）。

此技术能够减少尖牙的倾斜移动，同时控制切牙转矩。然而，此技术的问题在于增加了隐形矫治器的数量。

尖牙、前磨牙和磨牙上均放置了矩形附件，附件距离矫治器边缘2mm，所以矫治器可以充分包裹尖牙和前磨牙的牙冠。

在关闭间隙的过程中，为了使矫治器更好贴合，在前牙内收时保持磨牙的咬合接触，从而实现"磨牙咬合控制"非常关键。在治疗的第一阶段可以使用咬胶加强后牙区的咬合接触。磨牙区可以使用弹性牵引来维持后牙的咬合接触。

为了在关闭间隙时获得更好的弹性牵引的方向，尖牙上可以利用直接粘接式牵引钩代替开窗。直接粘接式牵引钩可以避免弹性牵引力给牙齿带来的不必要旋转（图23.39）。

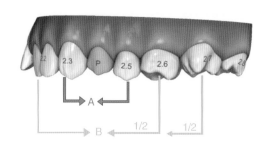
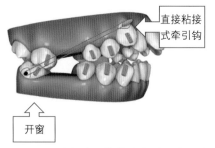

图23.38 一种在亚洲常用的关闭拔牙间隙的矫治技术。

图23.39 选择使用粘接式牵引钩或开窗需要慎重考虑。

### 拔除第二前磨牙，弱支抗设计

拔除第二前磨牙，弱支抗设计包括（图23.40～图23.42）：

● 在拔牙间隙近中的尖牙和第一前磨牙上放置垂直附件

● 在第一磨牙、第二磨牙上放置两个垂直附件，以预防磨牙近中移动时"过山车效应"中的磨牙倾斜

● 在最后的3副矫治器中，我们也可以要求将第一前磨牙和第一磨牙的附件更换为Power Arm附件，并要求过矫正牙根的倾斜度

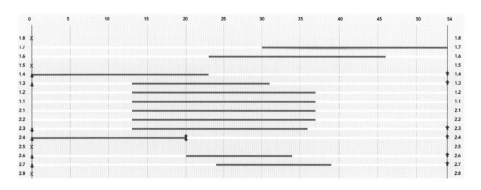

图23.40 拔除第二前磨牙，弱支抗设计。

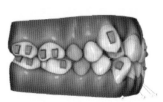
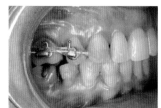
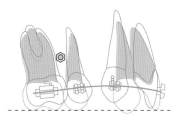

图23.41 关闭间隙时第一磨牙近中颊尖的压低可以通过在磨牙上设计双垂直附件来预防，或利用片段弓作为辅助装置来解决（中图和右图）。

图23.42　在最后的矫治器上我们运用Power Arm使矫治力更接近间隙两侧邻牙的阻抗中心。

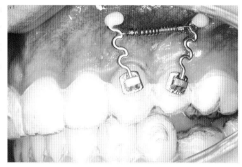
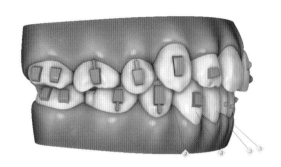

拔除第二前磨牙后的交替式关闭间隙技术包括（图23.43）：

- 第一步：1～8副矫治器移动第一前磨牙和第一磨牙（其他牙齿不移动）
- 第二步：9～16副矫治器移动尖牙和第二磨牙（不移动第一前磨牙和第一磨牙）
- 第三步：17～24副矫治器移动第一前磨牙和第一磨牙（不移动其他牙齿）

这种关闭间隙的模式一直持续到所有的拔牙间隙完全关闭，切牙完全内收。

拔除第一磨牙后近中移动上颌第二磨牙的交替式关闭间隙技术包括（图23.44）：

- 第一步：1～8副矫治器移动第二前磨牙和第二磨牙（不移动其他牙齿）
- 第二步：9～16副矫治器移动第一前磨牙和第二磨牙的移动
- 第三步：17～24副矫治器移动第二前磨牙和第二磨牙（不移动其他牙齿）
- 第四步：25～32副矫治器移动第一前磨牙和第二磨牙

这种关闭间隙的模式一直持续到拔牙间隙完全关闭，切牙完全内收。

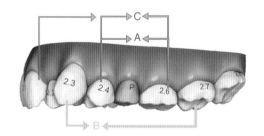

图23.43　拔除第二前磨牙的交替式关闭间隙技术。

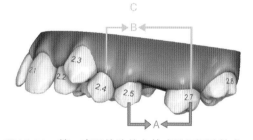

图23.44　第一磨牙拔除的交替式关闭间隙技术。

**使用Power Arm关闭拔牙间隙**

在某些拔牙病例中，Power Arm通过在牙齿阻抗中心加力来实现牙根的整体移动（图23.45和图23.46）。

- 切牙舌倾或深覆𬌗病例：切牙内收时丢失转矩，导致覆𬌗进一步增加
- 治疗前牙根向远离拔牙间隙侧倾斜：拔牙位点处需要辅助装置来获得较好的牙根平行度

这是关闭间隙很重要的一个方面，使用固定矫治器也可以通过施加接近牙齿的阻抗中心的矫治力来消除"过山车效应"（图23.47）。

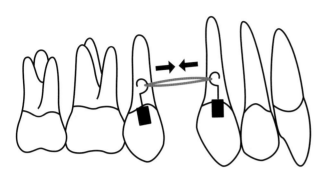

图23.45 使用Power Arm内收舌倾的前牙能够更好地实现牙齿整体移动，从而预防覆殆加深。

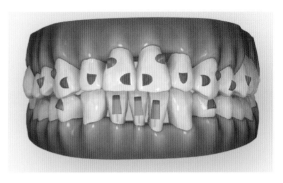

图23.46 Power Arm是一种实现理想牙根平行度的高效辅助装置。

图23.47 固定矫治器的副作用与隐形矫治器相似，因此解决方案非常相似。

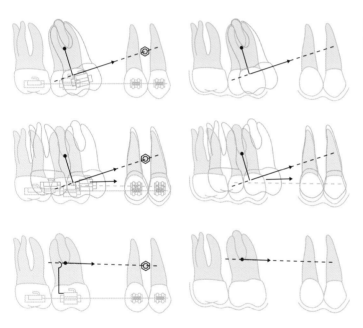

### 隐形矫治器拔牙矫治的治疗要点

- 拔牙间隙关闭时应当控制邻牙牙根向拔牙间隙侧倾斜

- 矫治器必须最大限度地包裹拔牙位点两侧邻牙，因此拔牙处不使用假牙空泡或者使用的假牙空泡不宜设计过大

- 应当在治疗开始前7 ~ 14天拔牙，从第一副矫治器开始关闭拔牙间隙

- 为了在内收前牙过程中维持前牙转矩，预防"过山车效应"导致的覆殆加深，应从治疗开始时在切牙上放置转矩嵴。医生应该要求技师在整个前牙内收过程中对切牙进行压低＋内收＋添加根舌向转矩

- 在拔牙位点邻牙上使用优化控根附件或垂直矩形附件来保持牙根平行。此外，保持10°的虚拟人字形曲，并请技师在关闭拔牙间隙时控制邻牙牙根向拔牙位点倾斜

- 为防止支抗丢失，应使用颌间牵引提供额外的支抗

- 过矫治拔牙位点邻牙的牙根倾斜度和切牙的正转矩

（庄紫瑶　译）

### 23.2.3　拔除14和24的安氏Ⅱ类错𬌗（图23.48～图23.60）

#### 诊断

39岁男性，骨性Ⅱ类低角，伴上颌切牙唇倾，10mm深覆盖，Ⅲ度深覆𬌗，右侧正锁𬌗，下颌Spee曲线陡。其上牙弓不对称，𬌗平面倾斜，颏唇沟深。

图23.48　将通过种植装置实现绝对支抗。

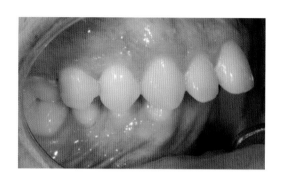

#### 治疗计划

上颌：

- 不移动第三磨牙和第二磨牙，将其作为支抗。拔除14，24，内收上颌切牙，改善覆盖
- 前牙内收过程中，在第二前磨牙和第一磨牙间使用微螺钉增强后牙支抗
- 在13、23间使用Bite Ramps辅助整平Spee曲线

下颌：

- 在第一前磨牙和第二前磨牙使用附件作为支抗压低下颌切牙。不移动第二磨牙和第三磨牙，因为它们将被用作支抗牙
- 当压低下颌切牙超过隐形矫治器压低的最大限度时，在下颌侧切牙和尖牙间使用下颌微螺钉，在下颌切牙上放置美观牵引扣并使用弹力链辅助压低下颌切牙

#### 对技师的要求

- 上颌右侧使用了强支抗G6矫治方案，左侧不需要强支抗，因此技师在25、26上放置垂直附件，23上放置双控根附件
- 在隐形矫治器15、25处开窗后粘接舌侧扣，用于与种植体连接

#### 治疗总结

- 总共使用67副矫治器，患者目前的方案是上颌使用双侧微螺钉辅助实现绝对支抗
- 升高下颌前磨牙，在下颌侧切牙和尖牙间使用微螺钉，压低下颌切牙，整平Spee曲线
- 患者全天佩戴Ⅱ类牵引
- 患者在佩戴第二副矫治器时拔牙，每10天更换一副矫治器

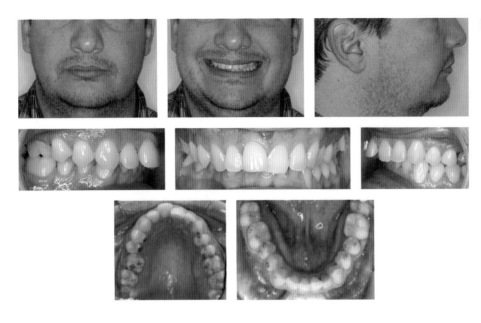

图23.49 治疗前面像和口内像。

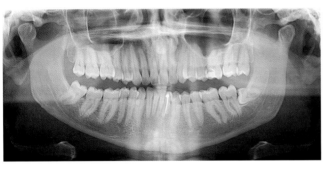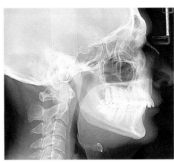

图23.50 治疗前曲面体层片和头颅侧位片。

**上颌：**
- 不移动第三磨牙和第二磨牙，将其作为支抗
- 拔除14和24，内收上颌切牙，改善覆盖
- 在13、23放置Biteramps辅助整平Spee曲线

**下颌：**
- 在第一前磨牙和第二前磨牙处的附件作为支抗压低下颌切牙。下颌第二磨牙和第三磨牙作为支抗牙，需保持不动

- 上颌右侧使用强支抗G6
- 方案25、26使用垂直附件
- 23使用双控根附件
- Ⅱ类弹性牵引，全天佩戴

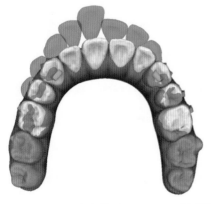

图23.51 上颌治疗前后ClinCheck重叠视图及对CAD设计师的要求。

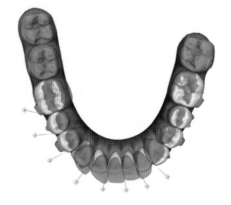

图23.52 下颌治疗前后ClinCheck重叠视图及对CAD设计师的要求。

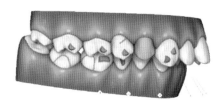 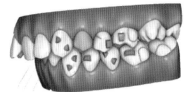 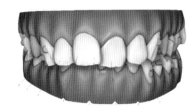

图23.53  ClinCheck侧方视图。

图23.54  从ClinCheck正面视图中能够检查到深覆𬌗及中线偏斜。

图23.55  垂直向和矢状向视图中牙弓明显不对称。

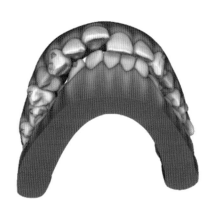

图23.56  种植支抗实现下颌切牙的绝对压低（右侧、正面和左侧）。治疗前、治疗3个月、治疗6个月的变化。

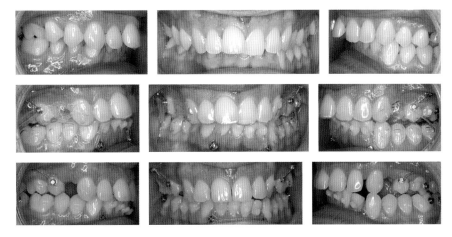

图23.57  治疗进展。

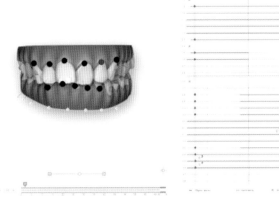

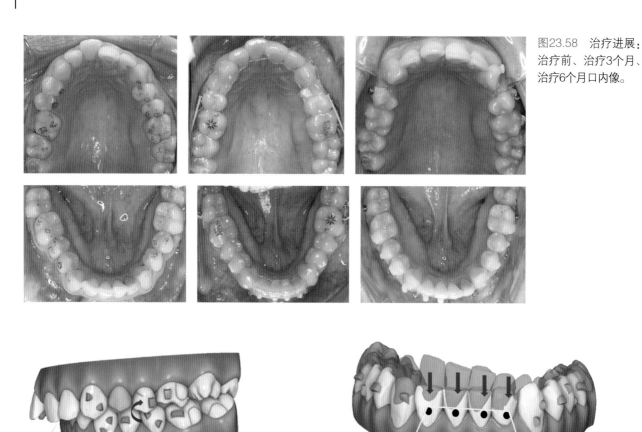

图23.58 治疗进展：治疗前、治疗3个月、治疗6个月口内像。

图23.59 后牙设计牙根远中倾斜移动。

图23.60 医生的治疗设计里包括微螺钉支抗。

### 23.2.4 右侧磨牙完全远中患者拔除14，G6矫治方案（图23.61～图23.69）

**诊断**

13岁男性，无生长潜力，上颌切牙唇倾，深覆盖4mm，上牙列中线右偏。右侧磨牙完全远中，左侧磨牙中性关系，上颌前牙暴露量较少。

图23.61 初始口内像。

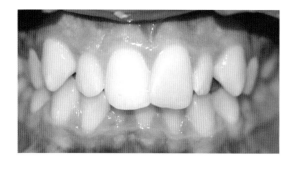

**治疗计划**

- 由于患者的颈椎骨龄为CS5期，生长高峰已过，不宜使用下颌前移装置。上颌：拔除14，采用G6矫治方案内收前牙，尖牙达到中性关系，磨牙保持完全远中

- 下颌：由于患者Bolton比不调，患者拒绝使用贴面修复过小的侧切牙，所以下颌采用邻面去釉维持覆盖

ClinCheck 1：对技师的要求（图23.62～图23.66）

- 实现右侧 I 类关系
- 扩弓，改善后牙美观
- 右侧G6矫治方案
- 双侧扩弓
- 中支抗设计
- 关闭间隙的同时对齐中线

### 治疗总结

- 患者总共佩戴40副矫治器，其中第一套29副矫治器，第二套11副矫治器，每7天更换一副
- 通过伸长下颌前磨牙和压低下颌切牙，整平下颌Spee曲线
- 在佩戴第二副和第三副矫治器之间完成拔牙
- 治疗后上颌前牙的暴露量没有改善，若要改善则需要联合多学科进行手术治疗

图23.62　治疗前口内像。

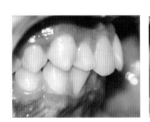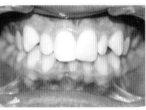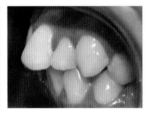

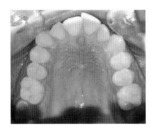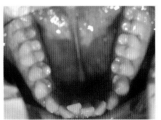

图23.63　治疗前面像。

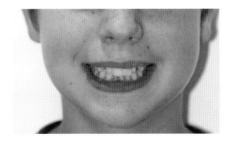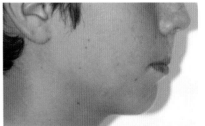

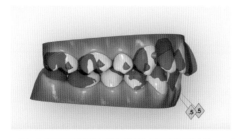
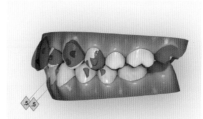
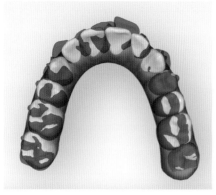
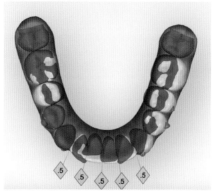

图23.64 治疗前ClinCheck视图。

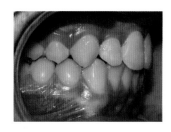
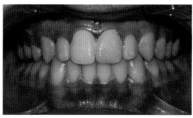
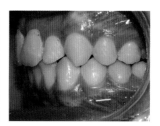

图23.65 重启：第一套隐形矫治器佩戴结束后口内像。

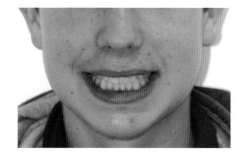
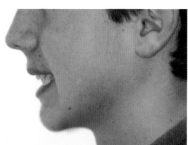

图23.66 重启：第一套隐形矫治器佩戴结束后面像。

## ClinCheck 2：对技师的要求（图23.67～图23.69）

- 改善上颌前牙转矩
- 使用龈向楔形附件，但证明这并没有实际作用
- 手动精密切割＋弹性牵引用于伸长后牙

图23.67 重启时ClinCheck视图。

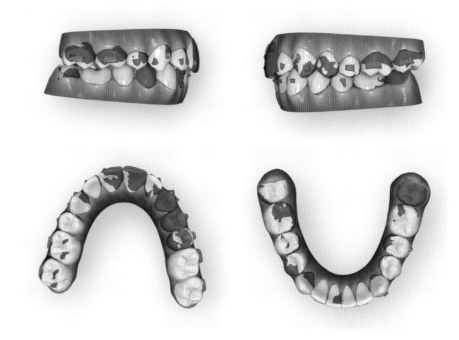

图23.68 治疗后口内像。

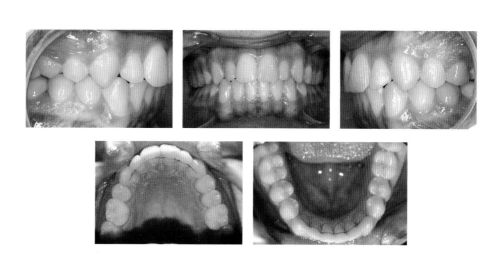

图23.69 治疗后曲面体层片检查关闭14拔牙间隙后13和15牙根平行度，头颅侧位片检查最终覆盖。

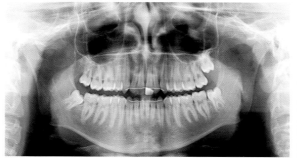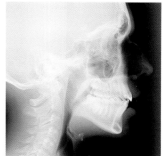

### 23.2.5 右侧磨牙完全远中患者拔除14，改良G6矫治方案（图23.70～图23.83）

**诊断**

34岁女性，前牙唇倾且暴露量少，薄龈型，深覆𬌗。右侧磨牙完全远中关系，拥挤，右侧前磨牙区反𬌗，中线正。

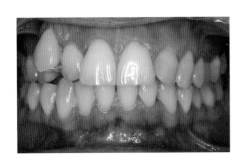

图23.70 初始口内像。

**治疗计划**

- 采用两步法关闭拔牙间隙有利于中度支抗的复杂拔牙病例

- 拔除14，内收前牙段。随着每个阶段矫治器长度的缩短，前牙段会有明显的内收，但同时后牙段也有近中移动的效应。后牙的近中移动可能比ClinCheck中预测得更多，因此决定不设计任何后牙近中移动，当尖牙达到Ⅰ类关系时，暂时保留余隙

- 扫描或者取包括第三磨牙在内的硅橡胶（PVS）印模有利于提供更多的后牙支抗，从而提高治疗的可预测性

- 第二阶段采用Ⅲ类错𬌗的矫治策略的一个间接好处是有利于第一阶段前牙转矩丢失的改善，这在经典的G6矫治方案中关闭拔牙间隙的同时是不可能实现的

**ClinCheck 1：对技师的要求（图23.71～图23.75）**

- 拔除14：G6矫治方案
  - 尖牙移动1/3
  - 前牙内收
- 保持中线正
- 扩宽牙弓，但不近中移动15-17，当13达到中性关系时保留剩余间隙
- 第一象限的反𬌗采用第三磨牙作为支抗来改善
- 右侧Ⅱ类弹性牵引
- 压低33-43整平Spee曲线

**治疗总结**

- 患者总共佩戴68副矫治器，分为3套，每7天更换一副
- 升高下颌前磨牙，压低下颌切牙来整平Spee曲线
- 患者晚间佩戴Ⅱ类牵引，有利于前牙区远中移动
- 在佩戴第二副和第三副矫治器之间完成拔牙

图23.71 治疗前口内像。

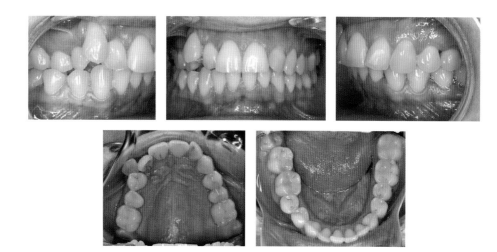

图23.72 治疗前面像。

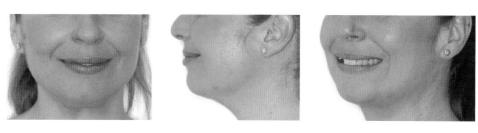

图23.73 治疗前曲面体层片、头颅侧位片和头影测量分析。

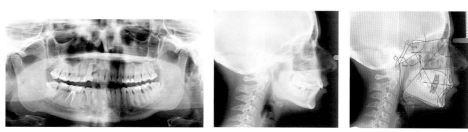

图23.74 治疗前ClinCheck视图。

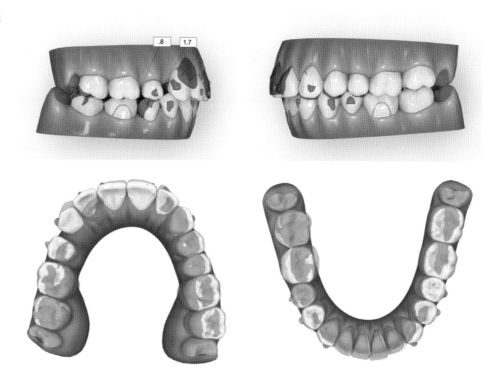

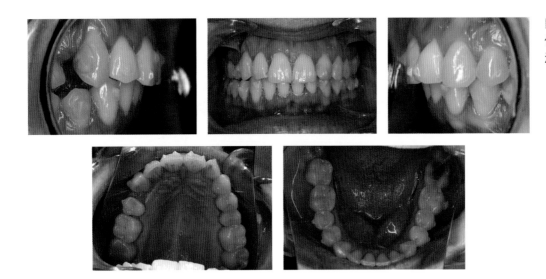

图23.75　重启：口内像展示了ClinCheck预测的准确位置。

### ClinCheck 2：对技师的要求（图23.76 ~ 图23.79）

- 右侧采用Ⅲ类错殆的矫治策略
- 第一象限近中移动磨牙
- 右侧反殆解除后左右侧同时扩弓
- 利用18作为支抗，远中移动开展间隙有利于第二象限牙弓的近中移动

图23.76　重启：ClinCheck视图显示18近中间隙。

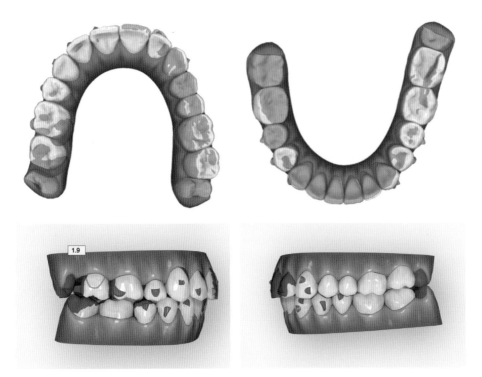

图23.77　第二次重启：第二套矫治器佩戴结束后口内像。

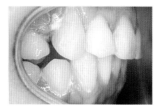 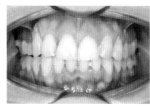 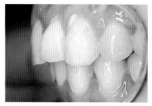

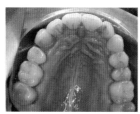 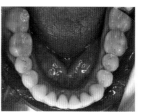

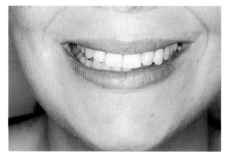

图23.78　第二次重启：第二套矫治佩戴结束后微笑像。

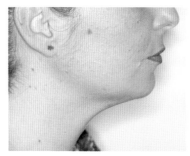 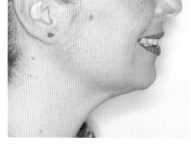

图23.79　第二次重启：第二套矫治器佩戴结束后面像。

### ClinCheck 3：对技师的要求（图23.80～图2.83）

- 弹性牵引改善右侧咬合关系
- 扩弓，同时近中移动15–17
- 右侧垂直牵引

图23.80　重启：ClinCheck视图显示最终咬合关系。

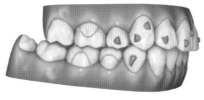 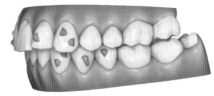

图23.81　治疗后口内像。

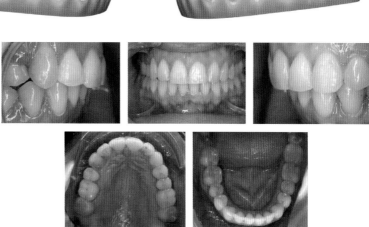

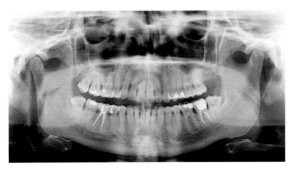
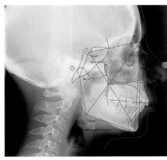

图23.82 治疗后曲面体层片和头影测量分析显示患者侧貌改善，拔除14后牙根平行度较好。

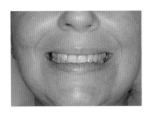
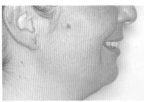
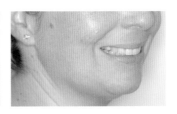

图23.83 治疗后面像。

## 23.2.6 右侧磨牙完全远中患者拔除14，改良G6矫治方案，使用Power Arm直立牙根流程（图23.84～图23.99）

### 诊断

32岁女性，伴前牙唇倾，上颌前牙暴露量适中，薄龈型，深覆殆。右侧磨牙完全远中关系，牙列拥挤，上牙列中线左偏。

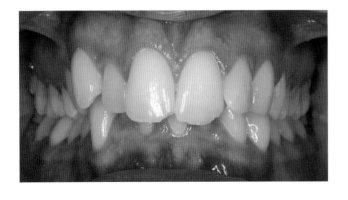

图23.84 初始口内像。

### 治疗计划

- 在这个病例中支抗丢失超过2mm，因此决定使用两步法关闭拔牙间隙
- 首先内收前牙。随着每个治疗阶段矫治器长度的减小，前牙明显内收，但后牙同时也近中移动，后牙的近中移动可能比ClinCheck预测得更多，因此不设计后牙近中移动，当尖牙达到中性关系时保留剩余间隙
- 口内扫描或者取包括第三磨牙在内的藻酸盐印模，有利于提供更多的后牙支抗，从而在第二步通过在第三磨牙和第二磨牙间开创空间以近中移动牙齿，使治疗更可预测
- 最后，由于间隙的关闭主要是通过牙冠的移动实现的，且丢失了较多支抗，因此设计Power Arm直立牙根，从而获得合适的牙根平行度。

### ClinCheck 1：对技师的要求（图23.85 ~ 图23.90）

- 拔除14：G6矫治方案
  - 尖牙移动1/3
  - 前牙内收
- 保持中线居中
- 内收前牙过程中前牙相对伸长
- 扩弓但并不近中移动15–17
- 右侧Ⅱ类弹性牵引

### 治疗总结

- 患者总共佩戴85副矫治器，分成3套矫治器，每7天更换一副
- 通过伸长下颌前磨牙和压低下颌切牙，整平下颌Spee曲线
- 患者夜间佩戴Ⅱ类牵引，有利于前牙区远中移动
- 在第二副和第三副矫治器之间完成拔牙
- 最后精密切割，粘接Power Arm用于直立牙根

图23.85　治疗前口内像。

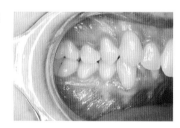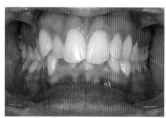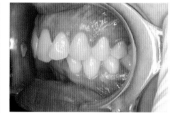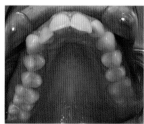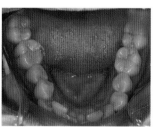

图23.86　治疗前曲面体层片和头影测量分析。

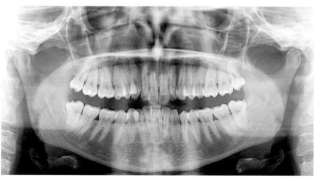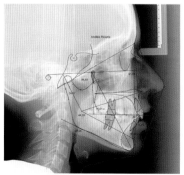

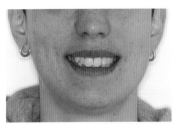
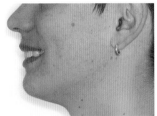
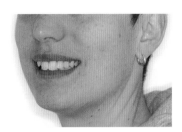

图23.87 治疗前微笑像。

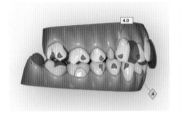
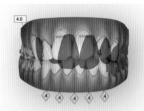
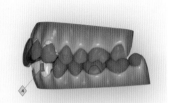

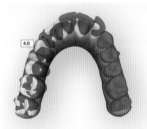
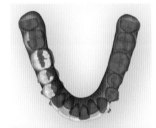

图23.88 治疗前ClinCheck视图，伴有后牙间隙。

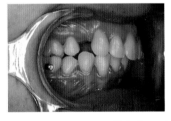
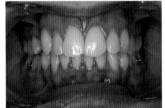
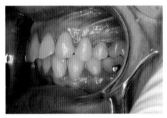

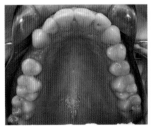
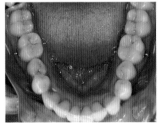
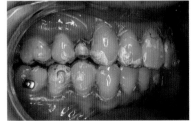

图23.89 重启：ClinCheck视图显示后牙有剩余间隙，尽管后牙没有近中移动，隐形矫治器缩短仍会导致"过山车效应"。

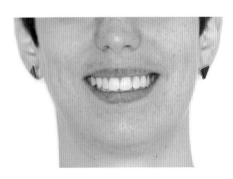
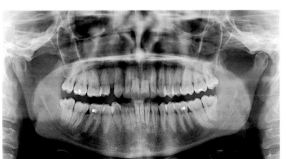

图23.90 重启：中线对齐，上颌前牙暴露量增加，牙根平行。

### ClinCheck 2：对技师的要求（图23.91～图23.94）

- 利用18作为支抗牙，推15–17向近中移动
- 右侧使用Ⅱ类＋Ⅲ类弹性牵引，各佩戴12小时
- 垂直向控制和间隙关闭控制
- 15垂直矩形附件控制牙根倾斜度
- 利用第二象限作为支抗

图23.91　重启时ClinCheck视图。

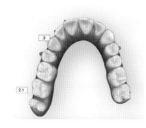
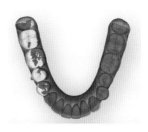
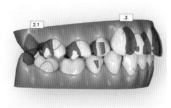

图23.92　第二次重启时口内像。

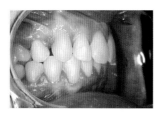
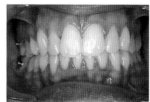
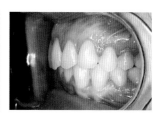
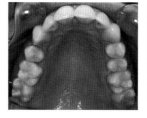
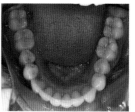

图23.93　第二次重启：曲面体层片显示17远中间隙，13和15牙根平行度欠佳。

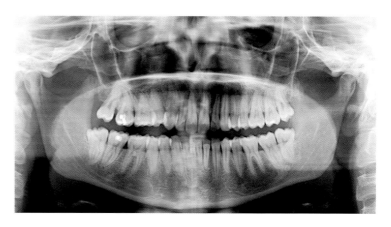

图23.94　第二次重启时面像。

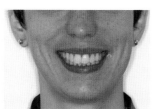
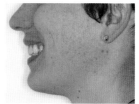
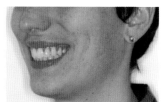

**ClinCheck 3：对技师的要求（图23.95~图23.99）**

- 以剩余牙齿和48作为支抗扩宽第四象限牙弓
- 关闭14拔牙间隙
- 右侧精密切割用于粘接牵引扣进行弹性牵引和粘接Power Arm

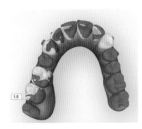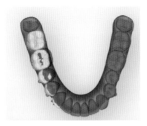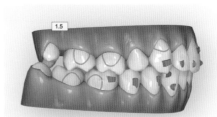

图23.95　第二次重启时ClinCheck视图。

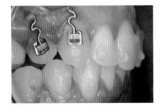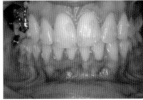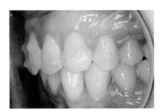

图23.96　口内像：14拔牙间隙关闭后粘接Power Arm直立13和15牙根。

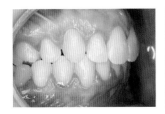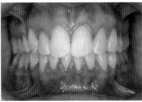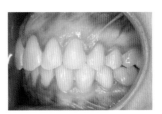

图23.97　目前的口内像：距离治疗结束还有5副矫治器。

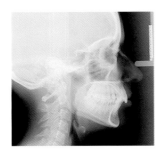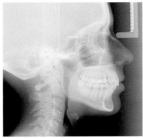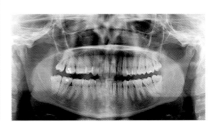

图23.98　治疗前头颅侧位片、治疗后头颅侧位片和曲面体层片显示患者侧貌的改变及牙根平行度。

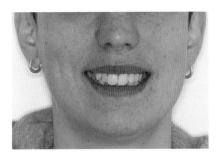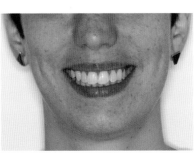

图23.99　治疗前、治疗后微笑像。

### 23.2.7  拔除14、24建立双侧磨牙完全远中关系（图23.100～图23.113）

#### 诊断

- 前牙深覆𬌗（上颌切牙覆盖80%的下颌切牙牙面）
- 上颌前牙暴露量适中
- 后牙区牙弓狭窄
- 牙量骨量不调
- 双侧磨牙远中关系
- 11形态、大小不规则

图23.100  初始口内像。

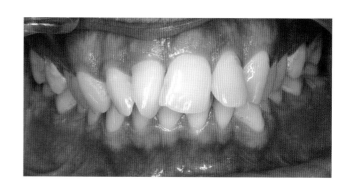

#### 治疗计划

- 拔除14、24
- 内收13–23，避免任何的支抗丢失
- 扩展后牙段牙弓
- 压低下颌切牙整平Spee曲线
- 14–24预留间隙用于贴面修复，改善微笑美学

#### ClinCheck 1：对技师的要求（图23.101～图23.106）

- 拔除14和24：G6矫治方案
  - 先设计尖牙移动至拔牙间隙的1/3处
  - 再进行前牙内收
- 佩戴Ⅱ类牵引保护上颌后牙支抗，内收前牙
- 上下牙弓扩展
- 第二磨牙不设计移动以增强后牙支抗

#### 治疗总结

- 第一套矫治器共有56副，7天更换一次矫治器，然而由于矫治器前牙区欠贴合，在第36副矫治器时重新扫描；第二套矫治器共有43副，每7天更换一副

- 患者治疗全程夜间佩戴Ⅱ类牵引
- 在第二副和第三副矫治器之间完成拔牙
- 治疗结束后，患者按矫治方案进行贴面修复
- 利用辅助牵引扣和链状圈改善11重度扭转

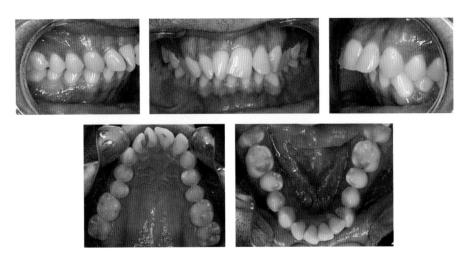
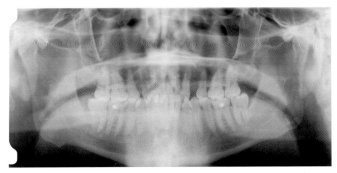

图23.101　治疗前口内像。

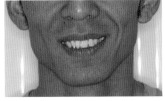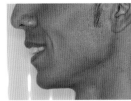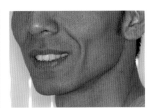

图23.102　治疗前面像。

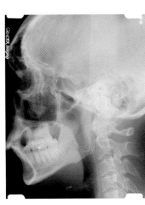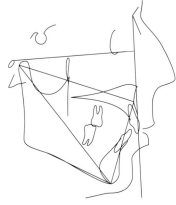

图23.103　治疗前曲面体层片、头颅侧位片及头影测量分析。

图23.104 治疗前ClinCheck视图。

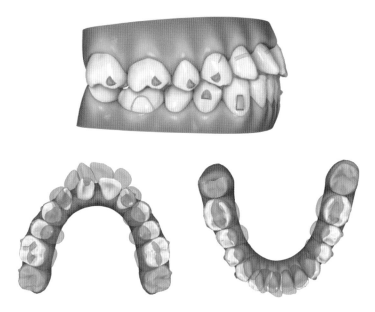

图23.105 口内像：前牙区不贴合。

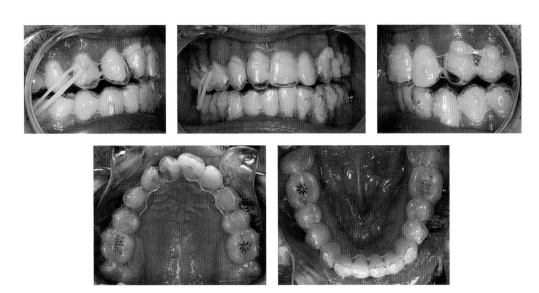

图23.106 重启：口内像。

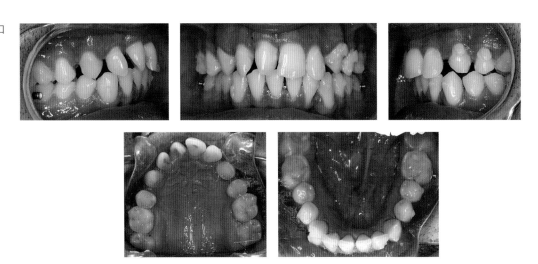

### ClinCheck 2：对技师的要求（图23.107 ~ 图23.113）

- 对13-23舌侧面矫治器进行精密切割，辅助改善前牙扭转，同时佩戴Ⅱ类牵引
- 11唇、舌侧放置斜面与扭转侧方向相反的传统垂直附件。在治疗过程中，手动精密切割用于粘接牵引扣，11-15使用密链改善11扭转
- 按照与修复医生会诊结果，前牙区预留空间用于修复治疗
- 由于第一套矫治器使用过程中支抗丢失，设计第二象限的牙齿序列远中移动

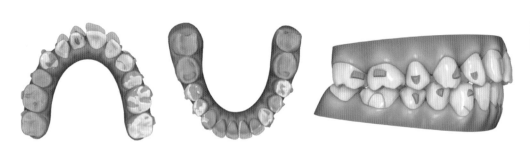

图23.107　重启时ClinCheck视图。

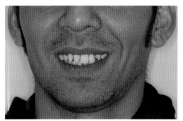
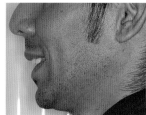
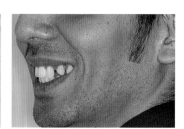

图23.108　重启时面像。

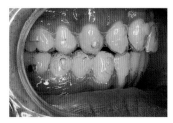
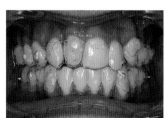
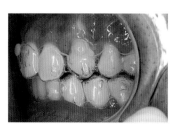

图23.109　矫治器不贴合，因此使用密链改善扭转。

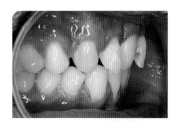
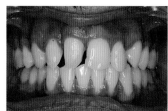
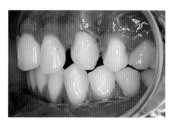

图23.110　牙齿的间隙分配与最终的ClinCheck视图一致，患者在治疗22个月后开始贴面修复治疗。

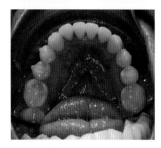
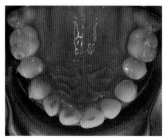

图23.111 美学修复前拍摄头颅侧位片和曲面体层片。

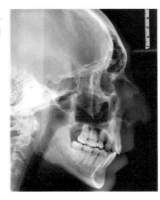
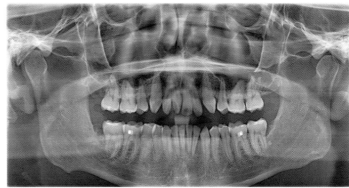

图23.112 现阶段面像。

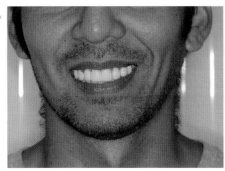
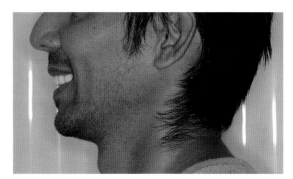

图23.113 治疗前、治疗后微笑像。

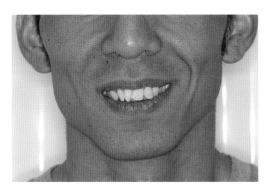
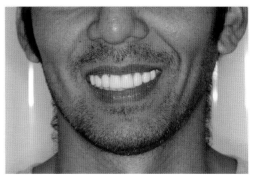

## 23.2.8 安氏Ⅲ类患者下颌间隙的关闭（图23.114～图23.122）

**诊断**

患者伴前牙Ⅲ度深覆𬌗（下颌切牙完全覆盖上颌切牙的牙面），前牙反𬌗，临床牙冠暴露量不足，后牙区牙弓狭窄，牙量骨量不调，双侧磨牙近中关系。成功治疗这个病例需要强调一些关键性问题：

- 上牙弓狭窄
- 下颌36缺失
- 44单端固定桥
- 下颌切牙严重伸长，伴露龈笑

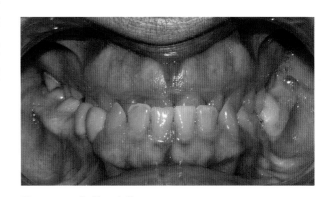

图23.114 初始口内像。

### 治疗计划

- 压低上颌和下颌切牙解决前牙深覆𬌗和露龈笑，粘接牵引扣进行弹性牵引来升高后牙，向后旋转下颌，改善Ⅲ类咬合
- 不采用弹性牵引，利用Ⅱ类错𬌗矫治机制改善上牙弓：远中移动上颌第三磨牙，同时唇倾上颌前牙，这可以创造足够的空间解决水平向不调
- 第三象限磨牙保持不动，内收前牙，关闭磨牙近中间隙，使用常规方案关闭拔牙间隙，并将单端固定桥桥体视作拔牙间隙

### ClinCheck 1：对技师的要求

- 采用后牙附件压低下颌切牙（33–43）
- 内收下颌前牙关闭拔牙间隙，采用邻面去釉，同时增加根舌侧转矩保持合适冠转矩
- 利用后牙附件提供伸长上颌前牙的力量（13–23）
- 上颌磨牙远中移动，同时唇倾上颌前牙解决前牙反𬌗。上颌第三磨牙远中移动，开创间隙后再扩展双侧第一磨牙和第二磨牙

### 治疗总结

- 总共使用两套矫治器，每7天更换一副
- 第一套和第二套矫治器都粘接后牙牵引扣，佩戴弹性牵引改善后牙段开𬌗
- 在第二副和第三副矫治器间完成拔牙（磨除单端固定桥桥体）
- 治疗结束后，患者采用贴面修复

### ClinCheck 2：对技师的要求

- 后牙段使用牵引扣和弹性牵引
- 前部间隙的关闭
- 扩弓

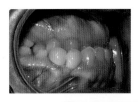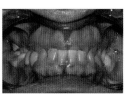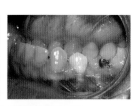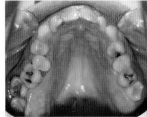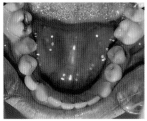

图23.115 治疗前口内像。

图23.116 治疗前面像。

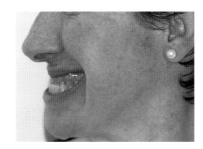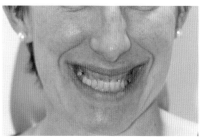

图23.117 治疗前ClinCheck视图。

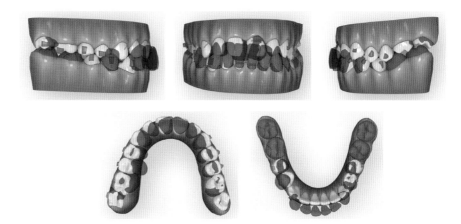

图23.118 重启：第一套矫治器佩戴后口内像。

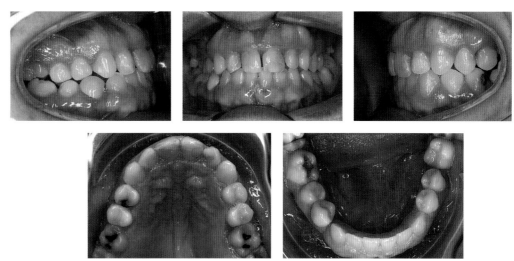

图23.119 重启：治疗前面像。

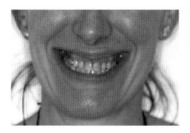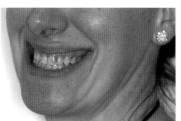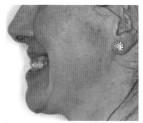

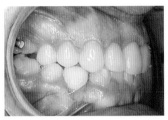
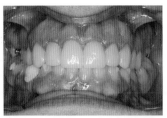
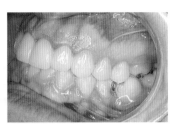
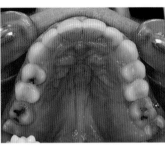
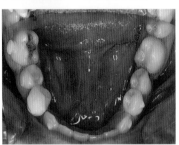

图23.120 贴面修复后口内像（由Ignacio Vázquez Natividad 医生完成）。

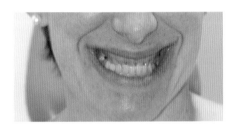
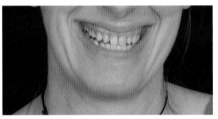
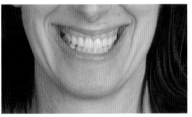

图23.121 治疗前、重启后及贴面修复后的面像。

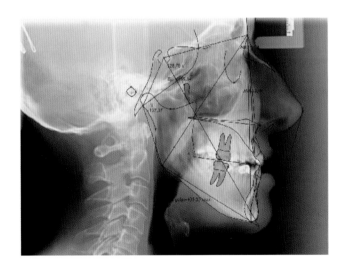

图23.122 治疗后头影测量分析。

（谭　旷　译）

# 24

# 多学科合作案例：种植前正畸

## 24.1 微螺钉压低上颌磨牙（图24.1～图24.13）

### 诊断

27岁女性，骨性Ⅱ类高角伴牙弓狭窄，安氏Ⅱ类1分类，25反锁𬌗，26严重伸长，36、46缺失。下牙列中线左偏，轻度唇闭合不全，下颌后缩，露龈笑3mm。

图24.1 初始口内像。

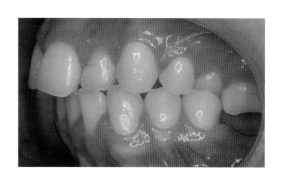

### 治疗计划

上颌：

- 对称性扩弓，使用微螺钉（颊侧近远中各一个）压低26
- 在精调期间，36植入微螺钉后，考虑36的临时冠能够防止26伸长，此时可以拆除微螺钉支抗

下颌：

- 适当扩弓协调上下牙弓形态
- 调整下牙列中线与上牙列中线对齐

### 对技师的要求

上颌：

- 上颌对称性扩弓，扩弓期间在上颌第一前磨牙和第一磨牙上放置附件控制磨牙转矩
- 26压低时无须在其上放置附件，但在邻牙（25和27）上放置附件有助于26压低，力量主要是通过27和37的咬合接触传递
- 为了压低26，25与26之间、26与27之间应开展0.25mm间隙，留出足够空间压低26

*Aligner Techniques in Orthodontics*, First Edition. Susana Palma Moya and Javier Lozano Zafra.
© 2021 John Wiley & Sons Ltd. Published 2021 by John Wiley & Sons Ltd.
Companion website: www.wiley.com/go/lozano-zafra/aligner-techniques

下颌：

- 通过扩弓开展缺牙间隙至10mm，为36和46的种植创造条件
- 通过扩弓所得间隙，调整下牙列中线使其与上牙列中线对齐

### 治疗总结

- 总治疗时长为13个月
- 患者第一阶段总共佩戴27副隐形矫治器，每10天更换一副；在治疗期间左侧进行交互牵引＋Ⅱ类牵引，右侧进行Ⅱ类牵引，两侧均全天佩戴
- 26颊侧近远中各植入1颗微螺钉，使用弹性链与26上的舌侧扣相连以压低26
- 27副矫治器戴完后，使用附加矫治器来完成26的压低，此时36和46已经完成种植体植入与临时冠修复
- 通过36临时冠与伸长的26建立咬合接触，完成最终的咬合调整
- 微螺钉和36种植体上的临时冠对26的压低非常重要
- 治疗后牙弓扩宽，双侧磨牙中性关系，前牙覆𬌗覆盖正常，上下牙列中线正。患者的笑容得到了极大的改善

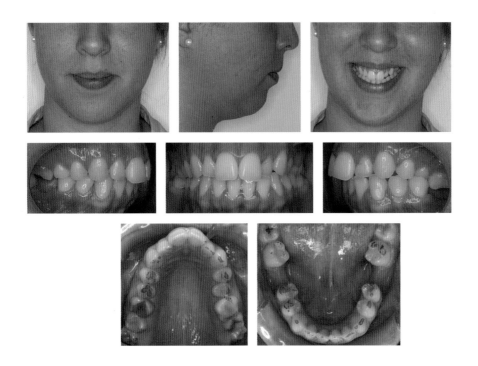

图24.2　治疗前面像和口内像。

图24.3 治疗前曲面体层片、头颅侧位片及头影测量分析。

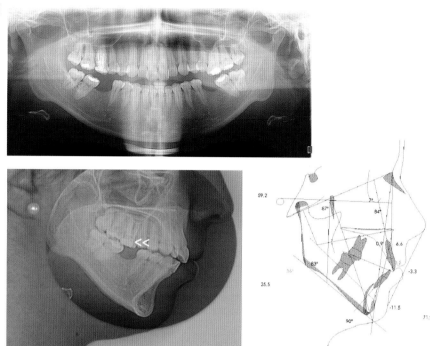

图24.4 治疗前咬合接触关系。

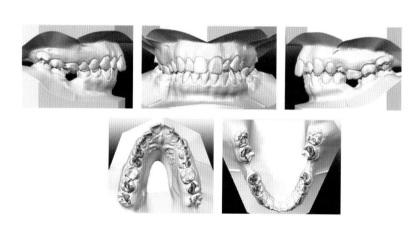

图24.5 上下牙列ClinCheck视图。

**上颌：**
- 6-6对称性扩弓
- 伸长12和22
- 压低26
- 扩弓期间第一前磨牙和第一磨牙上放置水平附件提供支抗

**下颌：**
- 对称性扩弓
- 为36、46种植创造间隙
- Ⅱ类颌间牵引

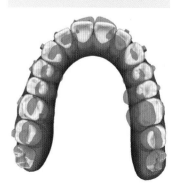
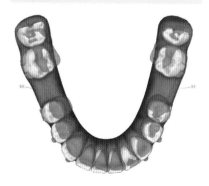

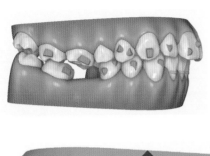
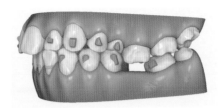

图24.6 ClinCheck侧方视图。

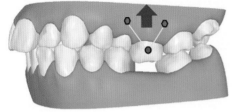
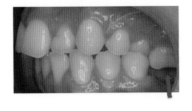
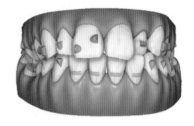

图24.7 ClinCheck中没有设计邻面去釉，但在压低26期间，26近远中进行了邻面去釉，为压低提供间隙。

图24.8 治疗前ClinCheck正面视图。

图24.9 精调前口内像。佩戴27副矫治器，使用两颗微螺钉压低26后。

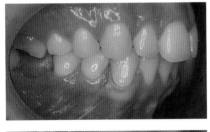
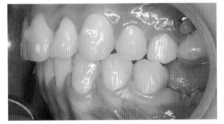

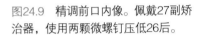

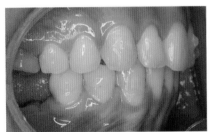
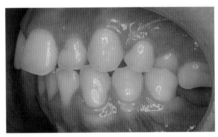

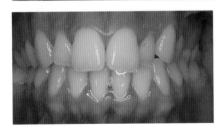
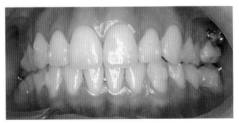

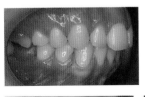
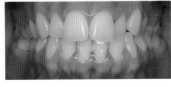
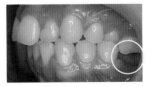

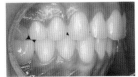
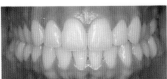
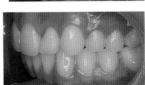

图24.10 治疗前、治疗后口内像。精调后，36、46进行临时冠修复。

图24.11 治疗前、治疗后上下殆面像。

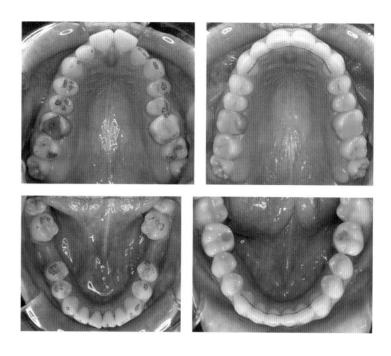

图24.12 治疗前、治疗后微笑像。

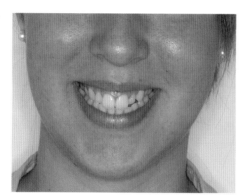
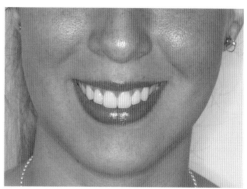

图24.13 治疗后曲面体层片和头颅侧位片。

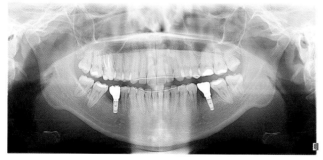
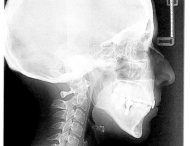

## 24.2 上牙列中线偏斜

### 24.2.1 为23的种植开展间隙（图24.14～图14.29）

**诊断**

31岁女性，骨性Ⅲ类均角，上牙弓狭窄，左侧安氏Ⅲ类，23缺失，上牙列中线左偏。

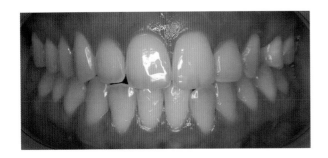

图24.14 初始口内像。

## 治疗计划

上颌：

- 5–5对称性扩弓
- 开展23种植间隙
- 患者儿童期曾进行正畸治疗，24和25的牙冠被分开，然而，由于24、25牙根向缺隙处明显倾斜，因此决定为23开展间隙，远中移动24至正常位置

下颌：

- 扩弓并协调上下颌弓形

## 对技师的要求

上颌：

- 对称性扩弓，扩弓时第一磨牙和第一前磨牙加附件，控制磨牙转矩
- 为缺失的23开展8mm间隙，使22牙根近中倾斜、24牙根远中倾斜，确保未来尖牙的种植间隙

下颌：

- 协调弓形，3–3设计邻面去釉，使最终前牙覆盖达到1.5mm

## 治疗总结

- 总治疗时长为16个月
- 患者第一阶段总共佩戴34副隐形矫治器，每7天更换一副，在治疗期间左侧使用Ⅱ类牵引移动24向远中，右侧三角弹性牵引
- 第一阶段矫治完成后，佩戴16副附加矫治器完成23种植间隙的开展
- 牙弓扩宽使患者的笑容显著改善；双侧磨牙Ⅰ类关系，前牙覆𬌗覆盖正常。上下牙列中线正，已经预留出23种植间隙
- 使用固定保持器保持，夜间使用Vivera保持器

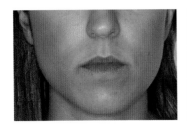 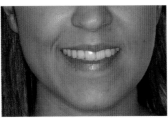 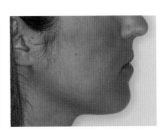

图24.15 治疗前面像和口内像。

图24.15（续）

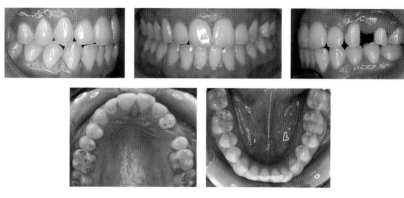

图24.16　治疗前咬合接触关系。

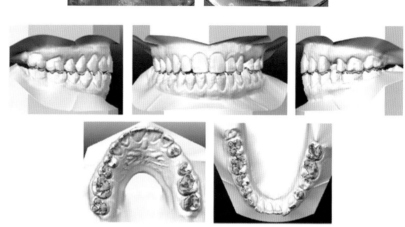

图24.17　治疗前曲面体层片、
头颅侧位片及头影测量分析。

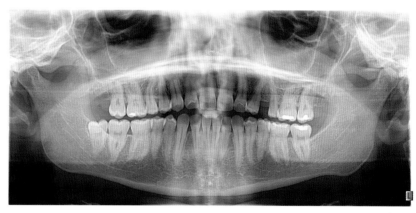

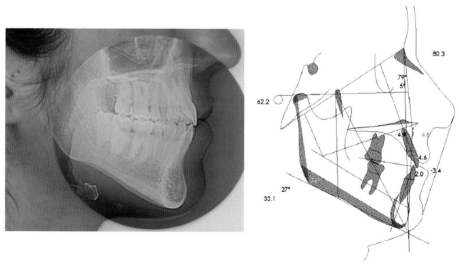

上颌：
• 由于磨牙为中性关系，保持磨牙位置不变
• 5–5扩弓
• 在唇倾上颌切牙的同时调整中线
• 通过远中移动24为23的种植创造间隙

图24.18　为23开展间隙。

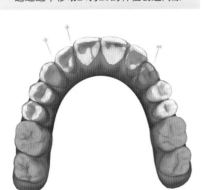

下颌：
• 扩弓 + 下颌切牙邻面去釉 + 内收下颌切牙

图24.19　下颌3–3邻面去釉创造间隙内收下颌前牙，提供合适的覆盖。

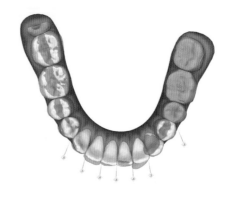

为缺失的23开展间隙　→　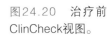唇倾上颌切牙 + 远中移动24

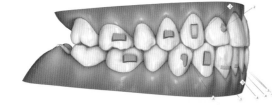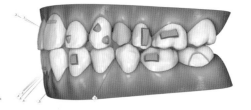

图24.20　治疗前ClinCheck视图。

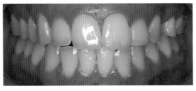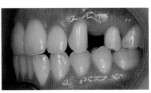

图24.21　Power Arm使25和24牙根靠近。

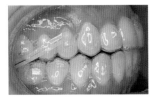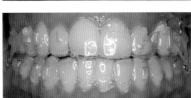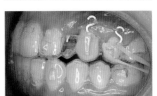

图24.22　12个月时治疗进展。

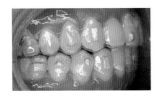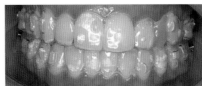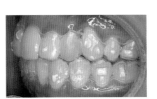

图24.23　使用附加矫治器后的治疗变化。

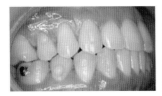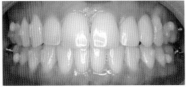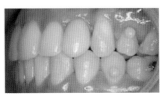

图24.24 23种植后的口内像。

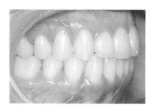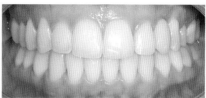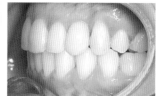

图24.25 治疗前、治疗后上下殆面像。

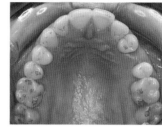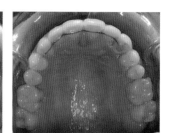

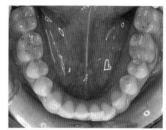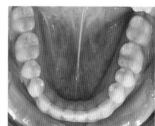

图24.26 治疗前、治疗后前牙覆盖像。

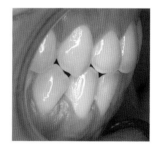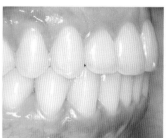

图24.27 患者笑容的变化（从左到右）：治疗前、附加矫治器前和治疗结束。

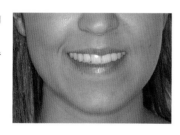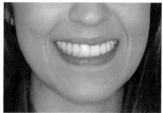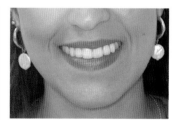

图24.28 23种植后曲面体层片。

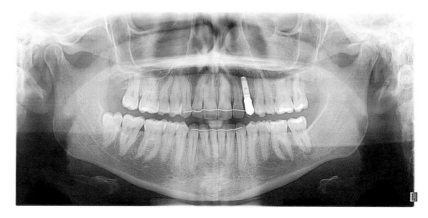

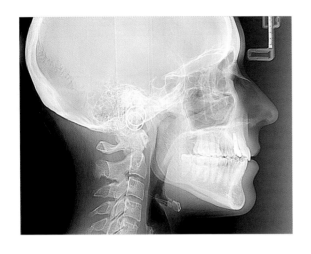

图24.29 治疗后头颅侧位片。

---

## 24.3 后牙咬合垂直距离丧失（图24.30～图24.42）

**诊断**

39岁女性，骨性Ⅰ类，双牙弓前突，下颌磨牙缺失，上颌磨牙伸长导致后牙咬合垂直距离丧失，后牙露龈较多，伴随关节病；上牙列中线正。由于下颌磨牙缺失，下颌骨逆时针旋转，患者前牙出现切缘磨耗现象。

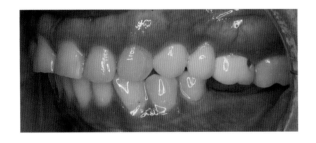

图24.30 初始口内像。

**治疗计划**

- 口腔外科医生制作诊断蜡型来评估所需垂直距离
- 首先在下颌植入种植体并制作临时冠，以便为压低上颌磨牙，内收前牙提供支抗。由于建立了咬合接触，隐形矫治器可以提供压低上颌磨牙的力量
- 利用下颌种植体和临时冠辅助压低上颌磨牙，整平上颌𬌗平面，同时提供支抗内收下颌切牙，改善覆盖

**对技师的要求**

- 压低并远中移动上颌磨牙，为15和25提供间隙
- 下颌3-3邻面去釉，内收下颌前牙为内收上颌切牙创造覆盖，避免产生对刃

**治疗总结**

- 总治疗时长为19个月余
- 患者第一阶段总共佩戴29副矫治器，每17天更换一副，夜间使用Ⅱ类牵引为上颌切牙内收提供支抗

- 附加矫治器用来精细调整后牙咬合关系
- 治疗后进行牙齿漂白，恢复前牙切缘形态，后牙戴入永久修复体
- 治疗后双侧磨牙Ⅰ类关系，上颌𬌗平面整平，下颌预留足够的修复间隙，患者微笑显著改善

图24.31 治疗前面像。

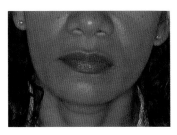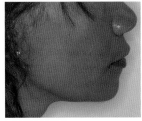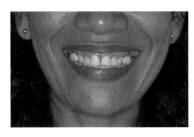

图24.32 治疗前口内像。

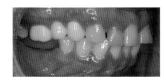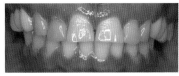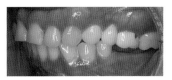

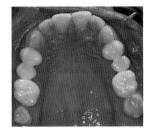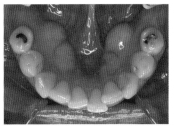

图24.33 治疗前曲面体层片、头颅侧位片及头影测量分析。

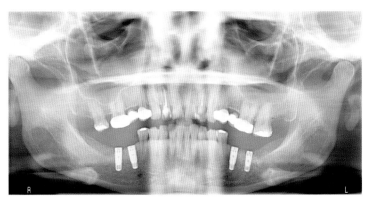

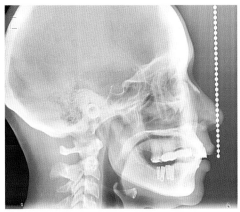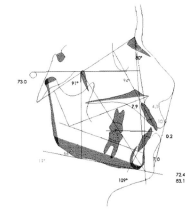

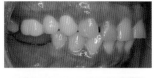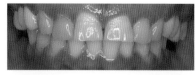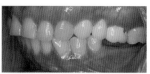
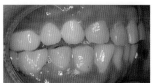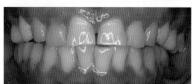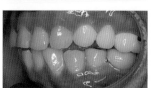

图24.34 治疗前口内像及下颌植入种植体并完成临时冠修复后的口内像。

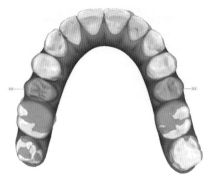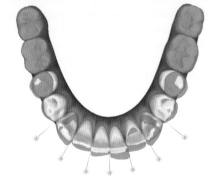

图24.35 上下颌治疗前ClinCheck拾面视图。

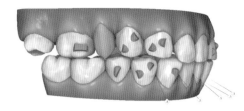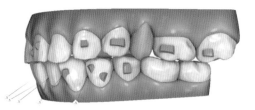

图24.36 治疗前ClinCheck侧方视图。

图24.37 ClinCheck正面视图。

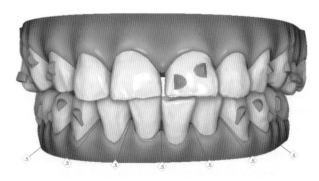

图24.38 治疗计划中的生物力学分析。

Ⅱ类牵引（从上颌第二前磨牙到下颌种植体），为上颌前牙施加根舌向转矩提供支抗

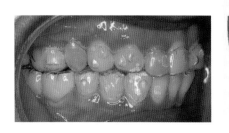

图24.39 治疗前、治疗后口内像。治疗后进行牙齿漂白，恢复前牙切缘形态，后牙戴入永久修复体。

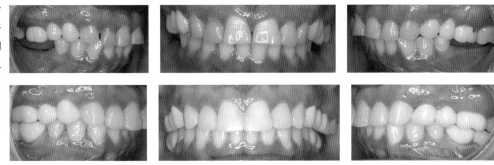

图24.40 治疗前、治疗后上下𬌗面像。

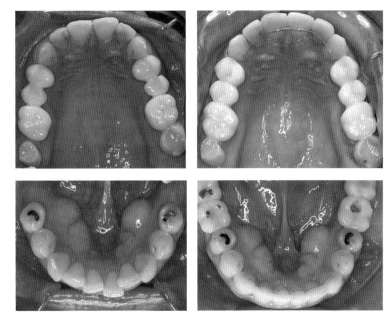

图24.41 治疗前和治疗后曲面体层片显示𬌗平面整平。

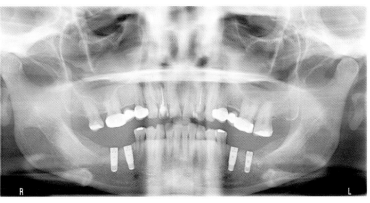

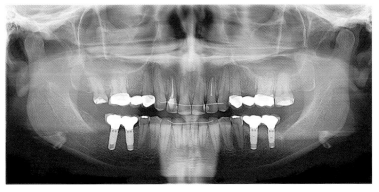

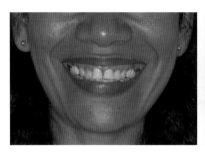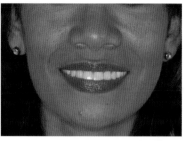

图24.42 治疗前、治疗后微笑像。

## 24.4 后牙咬合垂直距离丧失伴前牙深覆𬌗（图24.43～图24.55）

### 诊断

55岁女性，骨性Ⅰ类低角，Ⅲ度深覆𬌗，由于下颌后牙缺失，上颌后牙过长，后牙咬合垂直距离丧失。曲面体层片示16、17龋坏，上下颌切牙重度内倾，Spee曲线深。牙周检查显示上颌磨牙区牙槽骨中度吸收，牙周袋深，牙齿松动。

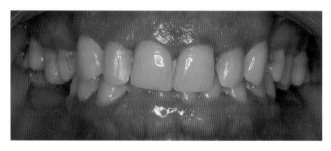

图24.43 初始口内像。

### 治疗计划

- 拔除16、17
- 下颌植入种植体并进行临时冠修复
- 下颌种植体为整平Spee曲线提供支抗
- 通过诊断蜡型来评估种植体临时冠修复所需的垂直间隙
- 种植体为改善上颌切牙转矩和整平Spee曲线提供绝对支抗

### 对技师的要求

- 上颌切牙加冠唇向、根舌向转矩
- 待牙根从皮质骨移开后，同时进行压低、内收并施加根舌向转矩
- 下颌使用种植体为唇倾（相对压低）、绝对压低的下颌切牙提供支抗，从而整平Spee曲线
- 治疗后前牙深覆𬌗过矫治为对刃，上颌切牙根舌向转矩过矫治，提供咬合间隙，防止后牙开𬌗

### 治疗总结

- 总治疗时长为14个月
- 患者总共佩戴14副隐形矫治器和一套附加矫治器，每14天更换一副
- 患者夜间佩戴Ⅱ类牵引（从上颌尖牙到下颌种植体），为纠正上颌切牙转矩提供支抗
- 下颌种植体和临时冠提供支抗唇倾和压低下颌切牙，改善深覆𬌗

**治疗目标：** 使用后牙种植体和Ⅱ类牵引提供支抗，通过相对压低切牙改善深覆𬌗，同时上颌切牙增加根舌向转矩。

图24.44 治疗前面像和口内像。

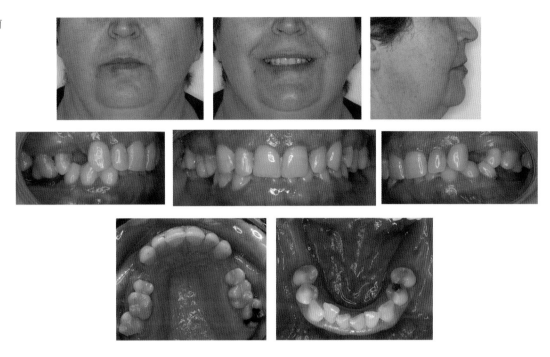

图24.45 治疗前曲面体层片、头颅位片和头影测量分析。上颌磨牙伸长14、24、36、37、46、47缺失，牙骨重度吸收，16、17龋损。

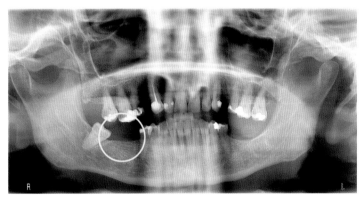

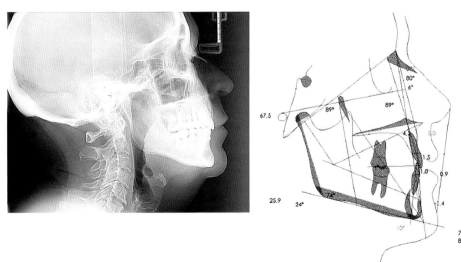

通过诊断蜡型评估垂直间隙

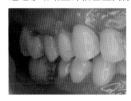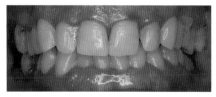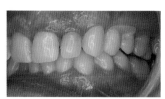

图24.46 通过诊断蜡型评估垂直间隙。

正畸治疗前进行种植体植入并完成临时冠修复

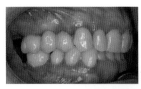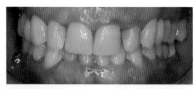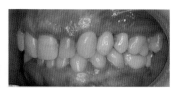

图24.47 上传到爱齐科技公司的口内像。

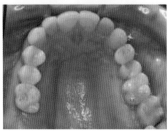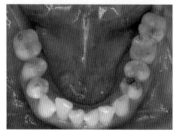

通过唇倾和压低上下颌切牙，改善深覆𬌗

- 支抗提供：后牙种植体和临时冠
- Ⅱ类牵引（夜间使用）：防止纠正切牙转矩时尖牙近中倾斜

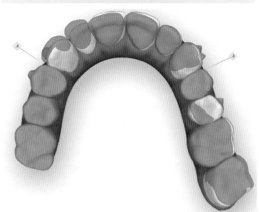

图24.48 上颌治疗前ClinCheck𬌗面视图。

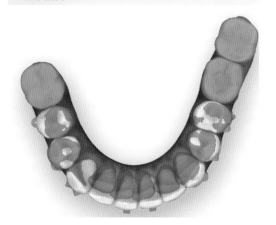

图24.49 下颌治疗前ClinCheck𬌗面视图。

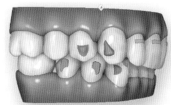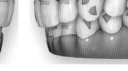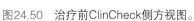

图24.50 治疗前ClinCheck侧方视图。

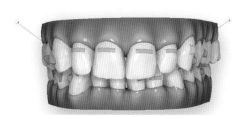

图24.51 治疗前ClinCheck正面视图。

图24.52 从上颌尖牙到下颌第一磨牙的Ⅱ类牵引（夜间佩戴）。

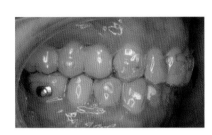

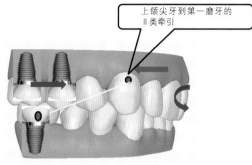

上颌尖牙到第一磨牙的Ⅱ类牵引

图24.53 治疗前、治疗后口内像。

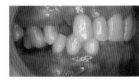 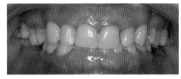 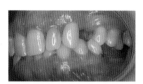

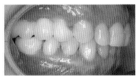 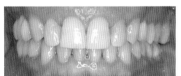 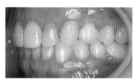

图24.54 治疗后曲面体层片和头颅侧位片。

后牙种植体提供绝对支抗唇倾上下颌切牙（相对压低），从而矫治深覆𬌗

X线片示：深覆𬌗和切牙转矩改善

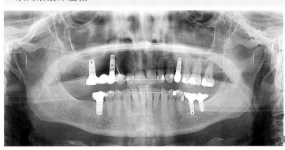

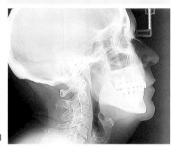

图24.55 治疗前、治疗后微笑像和前牙覆盖像。

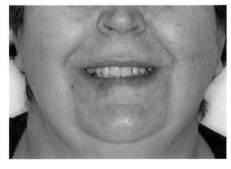

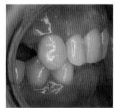

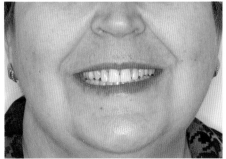

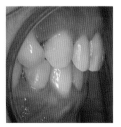

## 24.5 Locatelli近中移动下牙弓为种植开展间隙的生物力学

Locatelli尤其适用于前磨牙远中倾斜、磨牙近中倾斜的情况。Locatelli可施加推磨牙牙冠向远中、推前磨牙牙冠向近中的力量。当有第三磨牙存在的时候，Locatelli会对下牙弓产生一个更强的近中移动的力量。当这个力量与扩弓同时使用时，会引导下牙弓向近中移动。

为了避免第二前磨牙旋转，技师应该在第二前磨牙舌侧放置矩形附件（图24.56 ~ 图24.59）。

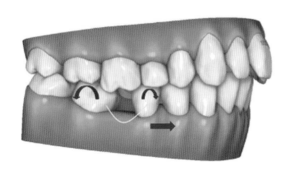

图24.56 由Locatelli弹簧施加的力矢量示意图。

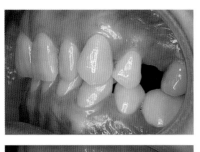
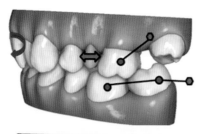
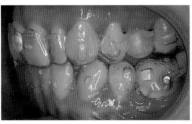
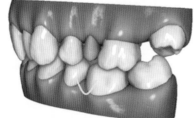

图24.57 Locatelli为35和45开展种植间隙。

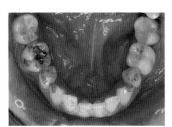
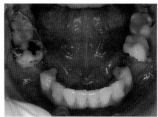
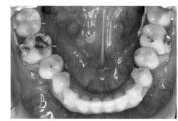

图24.58 使用微螺钉支抗远中移动磨牙，使用Locatelli近中移动4-4。

图24.59　为35、45种植体开展间隙的过程，有助于Spee曲线整平及完全远中磨牙关系的纠正。

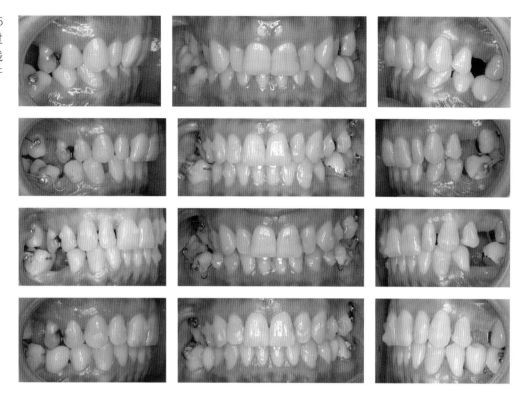

## 24.5.1　使用Locatelli为单颗后牙种植开展间隙，同时下颌近中移动（图24.60～图24.72）

**诊断**

51岁女性，骨性Ⅱ类均角，上牙弓狭窄，微笑时颊廊过大，后牙负转矩导致后牙区露龈笑。鼻唇沟深和唇周肌肉收缩功能不全。口内像示患者为安氏Ⅱ类1分类，后牙舌倾，36、46缺失，下颌切牙唇倾，由于两侧后牙舌倾导致牙周组织退缩和牙槽骨丧失。18、28口内可见。

图24.60　初始口内像。

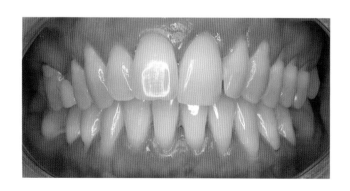

**治疗计划**

- 通过下牙列近中移动纠正Ⅱ类咬合关系，避免拔除上颌前磨牙或者上牙列远中移动，防止面型变得更平
- 扩大牙弓，改变后牙转矩，使后牙直立于/牙槽骨中，从而防止牙龈退缩
- 下牙列近中移动的同时，第二磨牙与第二前磨牙间使用Locatelli，为36和46开展间隙

### 对技师的要求

上颌：

- 对称性扩弓，同时上颌切牙内收
- 使用通过扩弓获得的间隙移动上颌牙齿向远中，上颌第二磨牙和第三磨牙用作扩弓的支抗来源，不设计移动

下颌：

- 下颌扩弓，设计5-5近中移动，利用相互作用力内收下颌切牙。此过程中使用Locatelli辅助，在第二磨牙和第二前磨牙的矫治器颊面设计舌侧扣切割
- 在第二前磨牙的舌侧放置一个垂直矩形附件以避免Locatelli对第二前磨牙压低和旋转的副作用
- 治疗结束时设计一次虚拟跳跃，以模拟Locatelli和Ⅱ类牵引的效果

### 治疗总结

- 总治疗时长为21个月
- 患者总共佩戴29副矫治器，每14天更换一副。治疗期间全程佩戴Ⅱ类牵引
- 在ClinCheck中显示同时进行扩弓，下颌近中移动和前牙内收时，粘接Locatelli
- 佩戴29副矫治器后，患者需要附加矫治器完成Ⅱ类关系的纠正，并开展36、46的种植空间
- 在治疗结束前6周停止Ⅱ类牵引
- Locatelli提供的推力是达到下颌近中移动的关键
- 治疗后显示Ⅱ类咬合关系纠正为Ⅰ类，上下牙列中线正，上下颌前牙转矩显著改善
- 前磨牙和尖牙的直立使牙周状况得到改善，同时患者的笑容和鼻唇角都显著改善

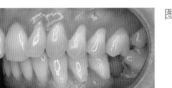

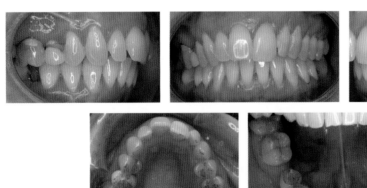

图24.61　治疗前口内像。

图24.62 X线片分析（曲面体层片、头颅侧位片及头影测量分析）：骨性Ⅱ类均角，下颌切牙唇倾，正中联合狭窄。

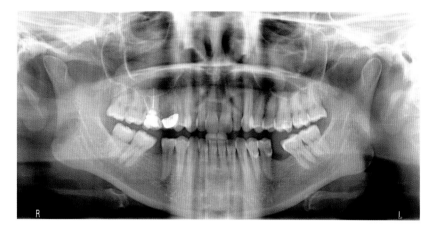

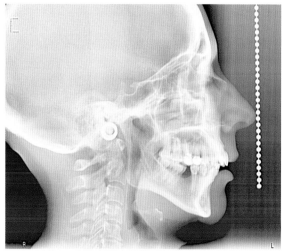

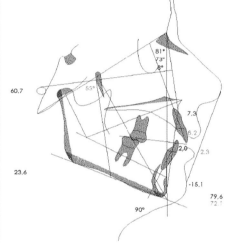

图24.63 上下牙列治疗前ClinCheck视图。

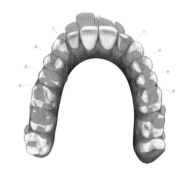

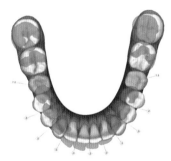

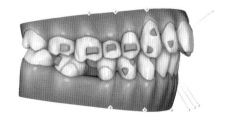

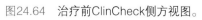

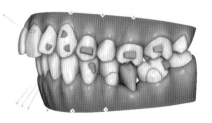

图24.64 治疗前ClinCheck侧方视图。

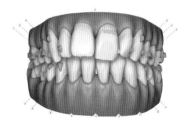

图24.65 治疗前ClinCheck正面视图。

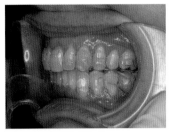
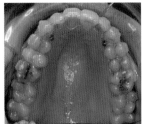
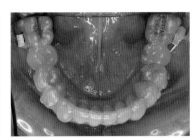

图24.66　口内像：佩戴Locatelli和隐形矫治器的右侧𬌗像、上下𬌗面像。

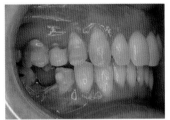
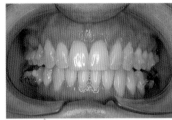
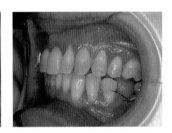

图24.67　口内像：佩戴Locatelli的右侧𬌗像、正面𬌗像和左侧𬌗像。

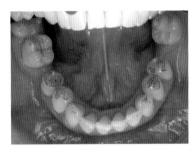
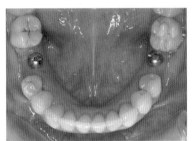

图24.68　初诊和种植体植入后的口内像。

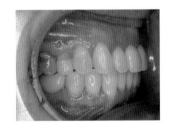
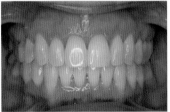
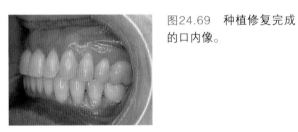

图24.69　种植修复完成的口内像。

图24.70　治疗前、治疗后口内像。

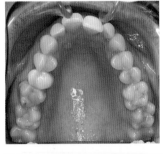
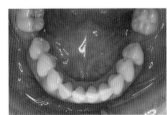

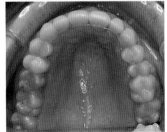
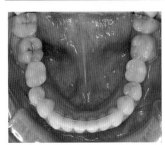

图24.71 治疗前、治疗后微笑像和前牙覆盖像。

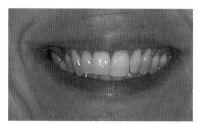 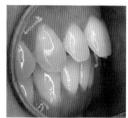

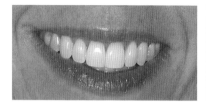 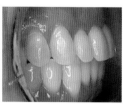

图24.72 治疗后曲
面体层片和头颅侧
位片。

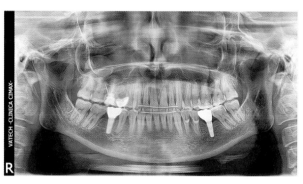 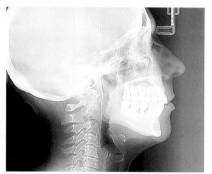

（杨乔林 译）

## 24.6 采用牙龈切除术使牙齿被动萌出病例（图24.73～图24.81）

**诊断**

35岁男性，安氏Ⅰ类，双侧牙弓基本对称，牙齿排列整齐。上下颌均存在散隙，其中上颌散隙较大。上下颌切牙切端有磨耗。上颌切牙临床牙冠较短。

图24.73 骨性Ⅰ类伴牙列散隙。

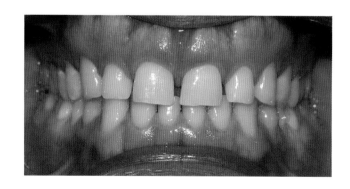

**治疗计划**

- 关闭散隙，维持前牙段转矩
- 在治疗开始前进行牙龈切除术以增加临床牙冠面积（患者拒绝并将牙龈切除术推迟至第二套矫治器佩戴前进行）

### 对技师的要求

- 关闭上颌间隙时，在ClinCheck中上下颌切牙均增加10° 根舌向转矩，以维持治疗后前牙转矩
- 为了增强支抗，设计磨牙和第二前磨牙不能移动，帮助保持后牙位置以利于前牙内收关闭间隙
- 最后，由于上颌散隙较大，设计下颌邻面去釉以创造覆盖，避免前牙区的干扰

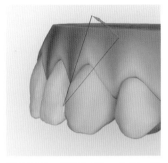

图24.74 在ClinCheck Pro系统里选择多颗牙齿，前牙区加大根舌向转矩。

### 治疗总结

- 总治疗时长为16个月
- 在第二套矫治器前实施了牙龈切除术，临床牙冠面积增加，上下颌散隙得以成功关闭
- 磨牙维持安氏Ⅰ类关系
- 患者在整个治疗期未使用颌间牵引

### ClinCheck 1：与技师的沟通（图24.77～图24.79）

- 设置上下颌磨牙不可移动
- 12-22和32-42增加额外的根舌向转矩。在前牙内收的同时解决前磨牙扭转问题，达到事半功倍的移动效果
- 在前磨牙使用优化深覆𬌗附件以帮助前牙压低同时避免深覆𬌗引起的𬌗干扰

### ClinCheck 2：与技师的沟通（图24.80和图24.81）

- 在关闭大部分散隙后，前牙转矩不如预期理想，所以需要设计第二套矫治器以加大前牙转矩并避免后牙开𬌗
- 由于扭转已经解决，保留现有的附件用于支抗控制
- 在口内扫描前实施了牙龈切除术，临床牙冠面积增加，可以使用转矩嵴
- 最后，设计过矫治矫治器（3副，在治疗结束阶段），只在仍有剩余间隙时使用

图24.75 初始口内像。

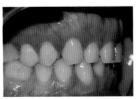
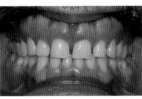
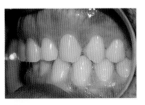
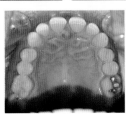
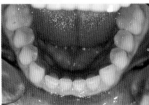

图24.76 治疗前ClinCheck视图。

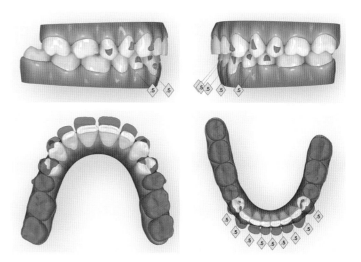

图24.77 精调：第一套矫治器佩戴结束后，实施了牙龈切除术以增加临床牙冠接触面积，同时获得美学改善。

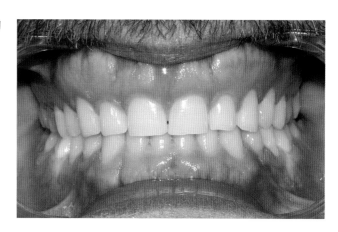

图24.78 精调：在口内扫描制作附加矫治器之前拍摄的口内像。

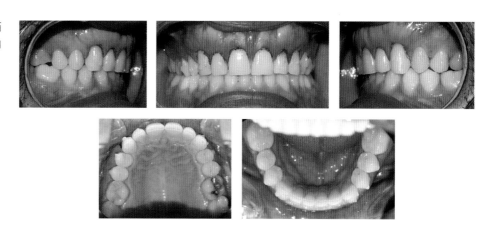

图24.79 精调时口外像。

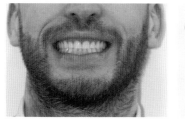
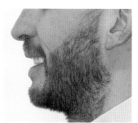
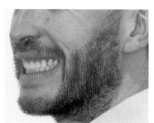

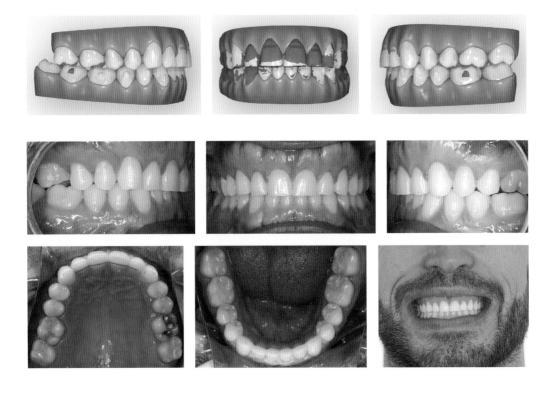

图24.80 精调时 ClinCheck视图。

图24.81 治疗后口内像和微笑像。

## 24.7 种植牙支抗辅助前牙压低（图24.82～图24.88）

### 诊断

34岁女性，骨性Ⅰ类低角，牙弓狭窄，23种植牙，露龈笑。

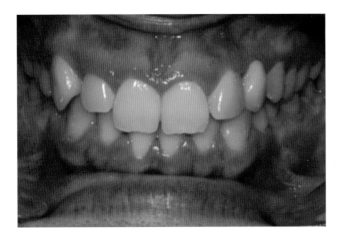

图24.82 初始口内像。

### 治疗计划

- 下颌：排齐牙列，整平Spee曲线
- 上颌：在排齐过程中，利用23临时冠上的伸长附件提供绝对支抗压低切牙，同时帮助解决露龈笑

### 对技师的要求

- 以23为标准整平龈缘高度

- 12和22设计伸长附件
- 中切牙压低
- 23上放置附件

### 治疗总结

- 预计总治疗时长为4个月
- 患者佩戴一套矫治器来帮助压低切牙
- 全瓷冠永久修复

图24.83　治疗前口内像。

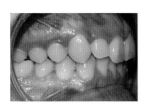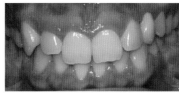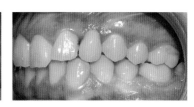
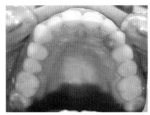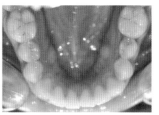

图24.84　治疗前曲面体层片和头颅侧位片。

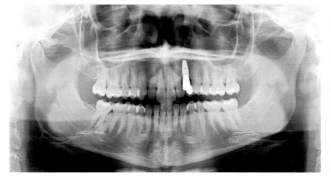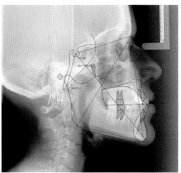

图24.85　治疗前ClinCheck视图。

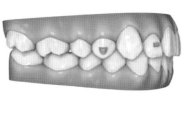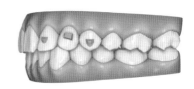
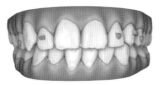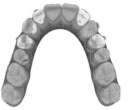

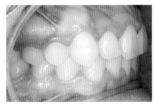
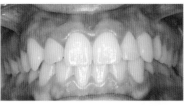
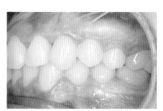

图24.86　治疗后口内像。

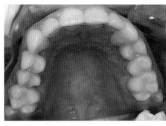
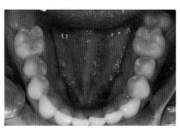

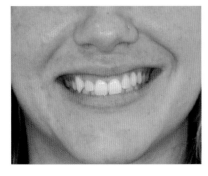
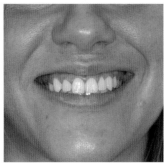

图24.87　治疗前、治疗后微笑像。

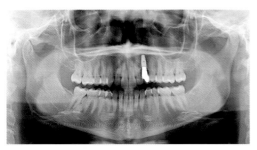
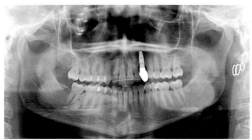

图24.88　治疗前、治疗后曲面体层片对比可见前牙压低。

## 24.8　种植牙支抗辅助前牙转矩控制（图24.89～图24.97）

### 诊断

32岁女性，骨性Ⅰ类低角，牙弓狭窄，上颌磨牙区种植牙。颊廊宽，前牙露牙量少。

图24.89　初始口内像。

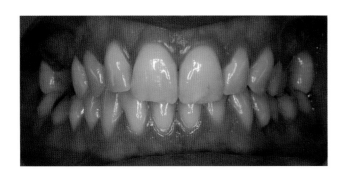

### 治疗计划

- 下颌：排齐牙列，整平Spee曲线
- 上颌：纠正前牙转矩，扩宽后牙段以改善微笑美学

### ClinCheck 1：对技师的要求

- 使用转矩嵴改善前牙12-22转矩
- 后牙扩宽，支抗在远中磨牙上
- 为基牙（桥体）余留间隙
- 伸长12以整平龈缘（放置优化伸长附件）
- 下颌排齐后为磨牙冠修复开展间隙以有利于创造覆盖
- 设计磨牙不能移动以增强后牙支抗

### 治疗总结

- 预计总治疗时长为10个月
- 患者佩戴两套矫治器来改善前牙转矩，排齐牙列，协调上下牙弓形态
- 患者在开始治疗前已在其他诊所完成拔牙，因此希望按照与外科医生协商好的方案采用种植牙作为基牙
- 患者在第二个治疗期开始前已经完成全瓷冠修复，因此它们也被包括在口内扫描中以增强后牙支抗
- 在种植过程中，通过隐形矫治器的治疗，前牙转矩、深覆𬌗得以纠正（为了不减少切牙露牙量，深覆𬌗未完全纠正），牙列排齐，微笑美学得到改善，在夜间也使用矫治器进行牙齿美白

### ClinCheck 2：对技师的要求

- 使用转矩嵴改善前牙12-22的转矩，从而改善因前牙过度接触导致的后牙开𬌗及安氏Ⅱ类咬合关系
- 通过种植牙提供支抗扩宽后牙
- 在戴冠后重新口内扫描以获得充足的后牙支抗
- 压低33-43以完全整平下颌Spee曲线

图24.90 治疗前头影测量分析。

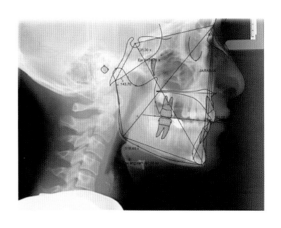

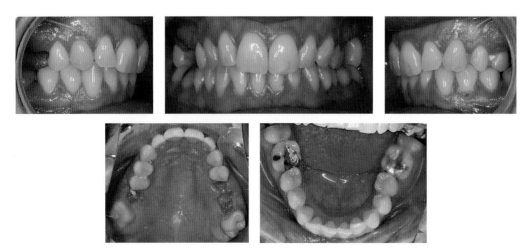

图24.91　治疗前口内像。

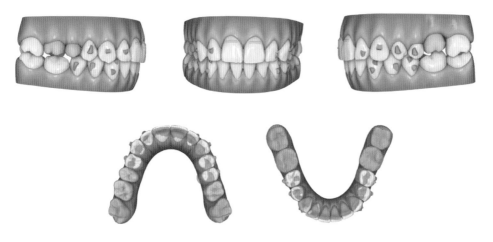

图24.92　治疗前ClinCheck视图。

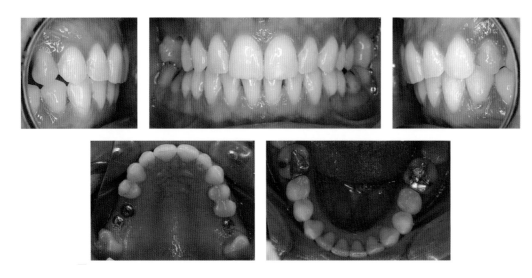

图24.93　精调时口内像。

图24.94　精调：重新口内扫描以包括磨牙并增强支抗。

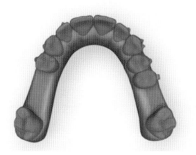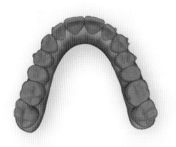

图24.95　精调时ClinCheck视图。

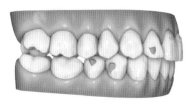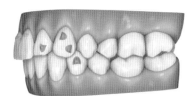

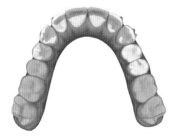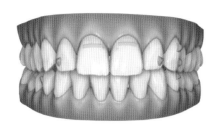

图24.96　治疗后口内像。

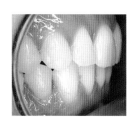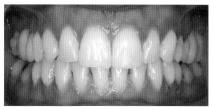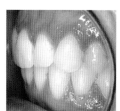

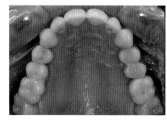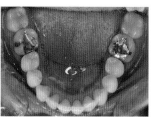

图24.97　治疗后微笑像。

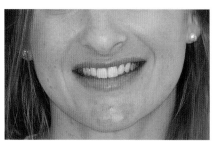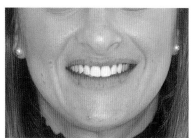

## 25

# 修复前正畸：贴面

口腔正畸是美学修复成功的关键因素之一。修复体需要正畸提供间隙，修复医生也需要正畸医生的合作来减少牙齿预备量。对于成人来说，固定矫治器在很多情境下，被认为与其职业和私人生活不相宜，因而过去很多成人因为不想佩戴固定矫治器而无法接受美学修复。在这些情况下，隐形矫治器是一个非常有力的工具。

有些患者确实需要完善的无托槽隐形矫治器治疗，而对于有些患者来讲，则只需要为美学修复（大部分是贴面）进行一些预先的正畸准备。一般我们从3个维度来进行间隙管理：水平向、矢状向和垂直向（图25.1）。

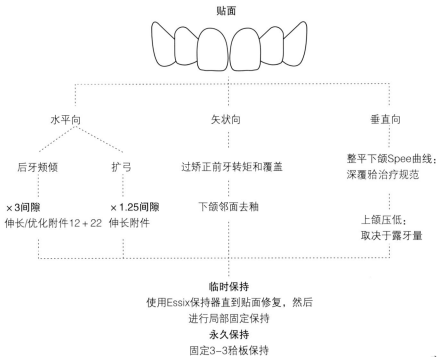

图25.1 使用无托槽隐形矫治器进行贴面修复前正畸准备的美学规范。

我们都知道在水平向上需要按照牙齿的黄金比例来进行间隙管理以获得最自然的美学效果，有些患者的牙齿比例可能在治疗开始时就已经非常理想，而另外的一些就需要正畸干预（图25.2）。

最常见需要干预的情况是Bolton比不调，这通常与上颌侧切牙（过小）有关，有时候需要通过

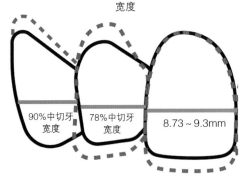

图25.2 仔细确定前牙宽度以使其在结束时处于美观位置上。

Aligner Techniques in Orthodontics, First Edition. Susana Palma Moya and Javier Lozano Zafra.
© 2021 John Wiley & Sons Ltd. Published 2021 by John Wiley & Sons Ltd.
Companion website: www.wiley.com/go/lozano-zafra/aligner-techniques

邻面去釉减小下颌切牙宽度来解决。另一种替代方法是在侧切牙远中余留间隙，然后进行贴面修复。不论使用哪种方法，需要进行的间隙分析都与上颌中切牙有关，只要中切牙的大小正常，侧切牙和尖牙都需要依据中切牙协调大小。

但是上颌中切牙大小或者形态异常时则有例外。在这种情况下，我们可以参考对侧中切牙或者根据男女性常见的切牙大小形态来确定比例（图25.3～图25.5）。

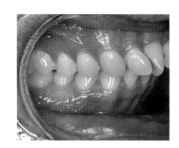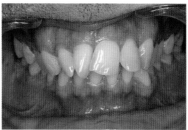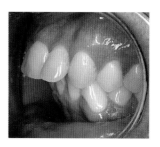

图25.3 这例双侧磨牙完全远中病例11的形态大小异常，在与修复医生协商后，需要在11的近中和远中创造间隙。

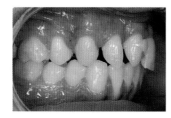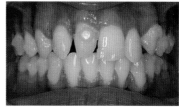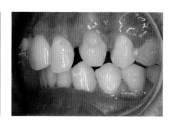

图25.4 严重的90°扭转使用辅助扣和链状圈来纠正。

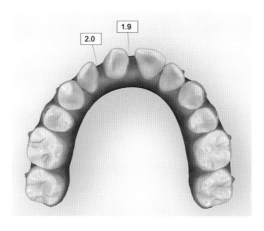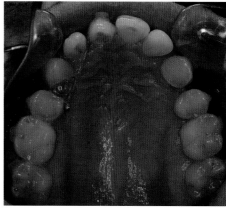

图25.5 在治疗结束时留有近远中间隙以实现最少量的牙齿预备完成合适的贴面修复。

为了实现水平向的间隙管理，根据唇倾上颌切牙的治疗规范，我们有两个途径获得修复间隙。如果上颌切牙允许唇倾，间隙管理通常可以实现。除非上颌切牙已经非常唇倾，由于骨密质的阻碍，常规的转矩就难以创造出间隙（图25.6）。

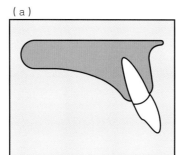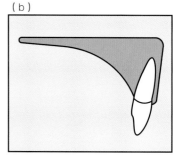

图25.6 图a如果需要在水平向上创造前牙间隙用于贴面修复非常复杂，但图b则预后良好，我们只需要冠唇倾即可。

因此，间隙开展中需要设计过矫治（图25.7～图25.10）。否则，通常没有足够的间隙来容纳贴面或者冠修复。此外，也需要在侧切牙上放置附件。如前所述，侧切牙如果冠部体积小，会导致牙量不匹配（如图25.2和图25.14，以及本章其他病例所述）。

另外，上牙弓狭窄的患者也可以通过牙弓水平向开展来获得间隙，此时往往也需要进行过矫治。由于隐形矫治器开展的间隙会小于预测的间隙，所以需要过矫治将间隙扩宽到所需间隙的1.25倍。

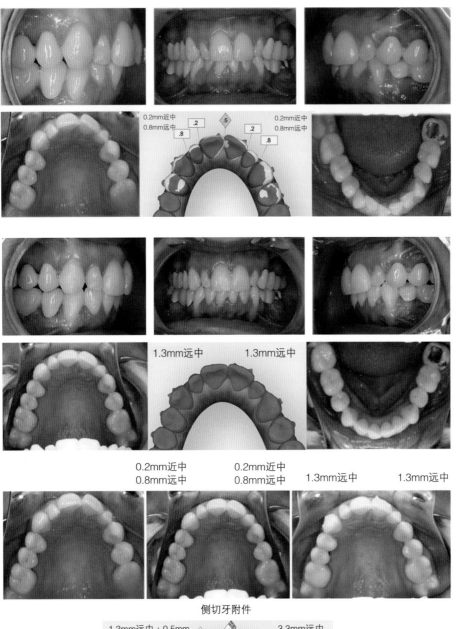

图25.7 通过唇倾创造水平向间隙，近中设计0.2mm间隙，远中设计0.8mm间隙。

图25.8 由于上颌侧切牙近远中没能创造出间隙，通过唇倾前牙创造水平向间隙，近中设计0.2mm间隙，远中设计1.3mm间隙。

图25.9 在设计余留1.3mm间隙后，只有12因为冠较大得以实现，因此需要在重启中在22上增加附件以增加牙齿与隐形矫治器的接触面积。

图25.10 在调整附件以及设计3倍过矫治后，预测性欠佳的前牙唇倾为贴面修复提供了间隙。

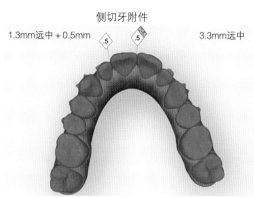
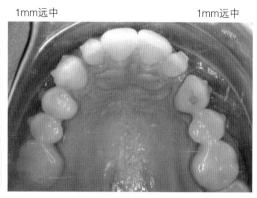

在矢状向上，覆盖是必要的，通常通过前牙唇倾纠正转矩得以实现。在这个过程中，使用唇侧和腭侧的转矩嵴非常方便，配合下颌邻面去釉内收下颌前牙。理解无托槽隐形矫治技术中"覆盖"的含义是非常重要的，它与临床医生所考虑的可能有所区别，特别是在ClinCheck Pro中引入了覆盖/覆𬌗工具后。

无托槽隐形矫治技术人员与软件定义覆盖为下颌切牙唇面与上颌切牙冠中部的距离，而不是与上颌切牙腭侧面的距离，因此可能与您所使用的概念不一致。因此，需要在与修复医生协商的理想覆盖基础上增加0.5mm（考虑到上颌切牙平均厚度为1mm）（图25.11）。

图25.11 无托槽隐形矫治技术的覆盖概念可能与临床医生所用的有所区别，所以充分理解其差异以避免后期修复间隙不足是十分必要的。

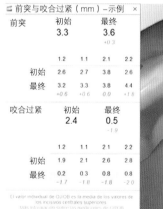
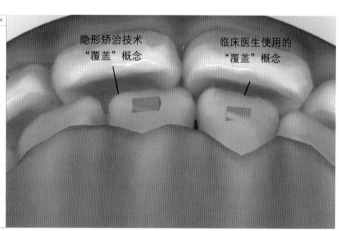

当后牙段牙弓扩宽较多时，由于"珍珠项链效应"，牙弓长度丧失应该引起注意，以避免反复重启：例如牙弓长度丧失了1mm，为了达到理想的效果，就需要增加1mm的覆盖。应该考虑到CAD设计师计算覆盖时会包含上颌切牙的厚度。为了与CAD设计师有效沟通，应该要求上颌切牙的腭侧面与下颌切牙的唇侧面之间有1.5mm的距离（图25.12）。

最后，在垂直向上，前牙应该从牙龈及切端两方面来考虑决定哪一方面在最终美学效果上更优先。在这方面，不论正畸治疗后使用复合树脂粘接修复或瓷修复体，与患者的沟通都具有重要意义（图25.13）。

修复医生通常会进行"粉色美学"管理，让切牙和尖牙的龈缘位于同一高度，侧切牙龈缘稍低（大约0.5mm）。这有可能根据性别、种族甚至是操作者的偏好产生一些变化，也有可能根据治疗计划而改变，正如这些因素也会影响托槽粘接靠近或者远离切端（图25.14和图25.15）。

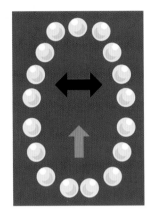

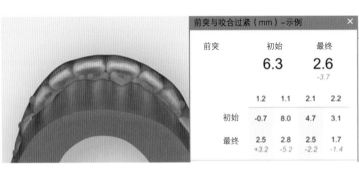

图25.12 大量的后牙段牙弓扩宽导致的牙弓长度丧失应该在ClinCheck里进行估计以确保最终能获得满意的修复效果。

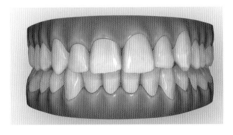

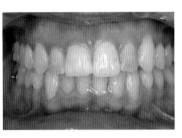

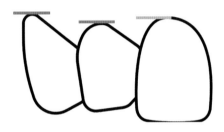

图25.13 这名患者，如果11切端位置合适，我们可能会对它进行牙龈切除术，如果21牙龈位置合理，可以选择11压低，进行切端修复，这两种方法都可以增加其临床牙冠高度。

图25.14 中切牙和尖牙的龈缘通常高于侧切牙，其最高点位于不同位置，这取决于患者的许多因素。

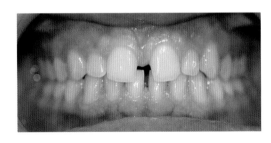

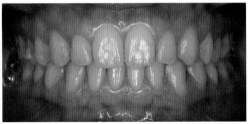

图25.15 以这例牙间隙病例为例，患者通过牙龈切除术使牙齿被动萌出可以很大程度上改善牙齿美学，无须最终修复。

提到切缘，与宽度类似，大家普遍认为中切牙是决定侧切牙和尖牙高度的参考标志，这也被认为是决定牙齿高度的"金标准"（图25.16）。

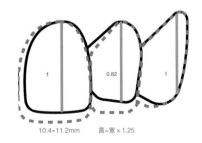

图25.16 中切牙和尖牙的龈缘通常高于侧切牙，其最高点位于不同位置，这取决于患者的许多因素。

侧切牙的切缘通常比中切牙和尖牙偏龈向0.5mm，同样也会受到牙齿磨耗，尤其是尖牙磨耗，或操作者与患者的美学偏好等的影响。

在垂直向上，覆𬌗同样需要在治疗开始初期就与修复医生协商确定。如果从一开始就遵循深覆𬌗治疗规范，则预后良好，不需要进行过矫治，但是为了便于修复医生工作，可以轻微地过矫治使下颌Spee曲线在33–43压低0.5~1mm，使其呈一种开𬌗倾向以便余留足够的空间粘接修复体。

不论患者适合何种修复方式，在修复的过程中通常都使用临时保持器，因为修复医生难以在上颌采用固定保持器时做出准确的修复体。

保持器有多种选择（例如，在不需修复的牙采用局部固定保持），但最常用的还是全天佩戴Essix保持器，直到雕牙、排牙等步骤结束。当最终修复体戴入后，之前的透明保持器无法再佩戴，要进行常规保持。

## 25.1 牙齿漂白

漂白也有利于贴面修复，如果牙齿在美学治疗前就有理想的颜色，在后期瓷修复时就无须使用透光性差的材料来遮盖深色牙齿（图25.17和图25.18）。

图25.17　该患者进行了选择性的漂白治疗，集中在上下颌尖牙，以利于其治疗结束时的微笑美学。

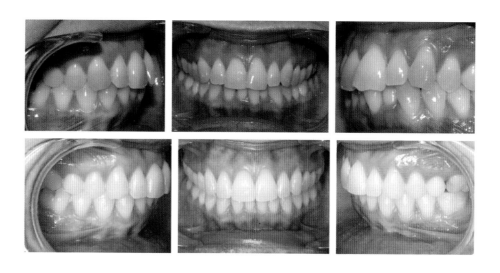

图25.18　患者的习惯，包括日常吸烟以及喝咖啡，都会使患者需要在贴面修复前漂白牙齿。图中为在14+14隐形矫治器的正畸治疗中漂白的效果（由Ignacio Vázquez Natividad医生完成）。

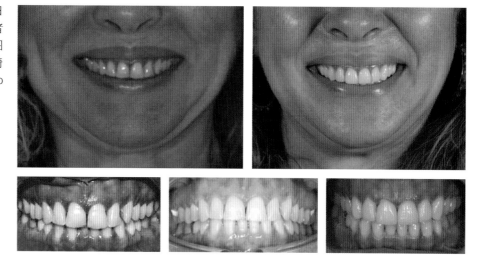

## 25.2　骨性Ⅲ类患者过小侧切牙导致Bolton比不调的贴面修复治疗（图25.19～图25.33）

### 诊断

36岁女性，骨性Ⅲ类低角，拔除44治疗后复发。上牙弓骨性狭窄，下颌不对称，上颌切牙露牙量小，有开𬌗趋势。上颌前牙舌倾，前牙反𬌗。左侧尖牙至第二前磨牙反𬌗。薄龈型导致的牙龈退缩。下颌中线左偏。

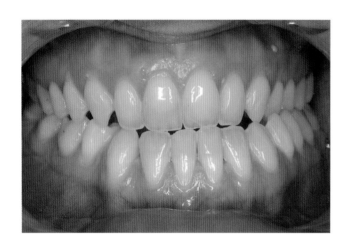

图25.19　上颌切牙Bolton比不调伴上牙弓骨性狭窄。

### 治疗计划

- 在治疗初期就采用了微螺钉辅助上颌快速扩弓（miniscrew assisted rapid palatal expansion，MARPE），配合无托槽隐形矫治器，在上颌第二前磨牙远中人为切割隐形矫治器以便于金属连接杆通过
- 从两个接受了MARPE治疗的患者来看，这样可以在第一套矫治器中减弱后牙支抗以改善前牙转矩，也有助于避免这个过程中出现中切牙间的间隙（见第19章和第20章病例），出于美观的考虑，患者也拒绝出现前牙间隙
- 上颌通过前后牙的转矩调整，实现了牙弓的开展，下颌也进行了同样的调整，以使牙根在牙槽骨中的位置更加合宜

### ClinCheck 1：对技师的要求

- 33-43：加根舌向转矩，邻面去釉减小牙齿宽度，通过整体移动关闭间隙
- 13-23：根据爱齐科技治疗规范来唇倾及伸长前牙开展间隙以便于侧切牙修复
- 后牙：修剪上颌隐形矫治器至第二前磨牙远中以便于上颌骨性扩弓器（Maxillary Sketetal Expander，MSE）的使用，同时下颌磨牙颊侧设计精密切割以便于将来使用交互牵引
- 牙弓：扩宽上牙弓，使用侧切牙远中的间隙对齐中线。使用邻面去釉及前后牙加根舌向转矩，缩窄下牙弓以改善咬合

**治疗总结**

- 总治疗时长为21个月

- 患者第一阶段总共佩戴44副隐形矫治器，每7天更换一副。在佩戴期间，患者使用了后牙的交互牵引来缩窄下牙弓

- 在治疗结束时没有见到侧切牙远中的间隙，是由于MARPE的设计使隐形矫治器没有包裹上颌后牙，尽管已经设计了3倍的过矫治，仍然导致控制前牙转矩和间隙开展时的支抗丧失

- 在佩戴第二套矫治器（38副）时，去除MARPE，上颌磨牙被包裹进隐形矫治器中，在夜间使用上颌磨牙区舌侧扣与下颌前牙区牵引钩间Ⅲ类牵引帮助改善前牙转矩。在这个情况下，由于后牙支抗充足且前牙负转矩纠正非常成功，不需设计前牙间隙的过矫治

- 前后牙的反𬌗已经解除，牙弓形态改善良好，中线部分纠正。得益于前牙单纯伸长以及上颌宽度增加，后牙扩宽以及前牙露牙量增加都有利于美学改善

图25.20 治疗前口内像。

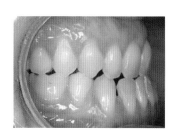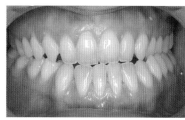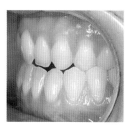
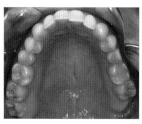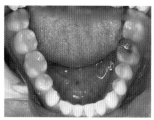

图25.21 治疗前面像。

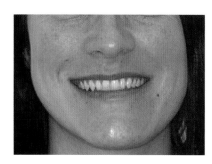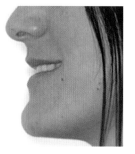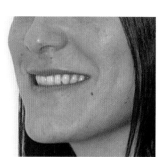

图25.22 治疗前曲面体层片和头影测量分析。

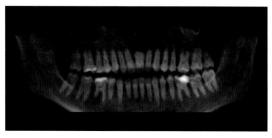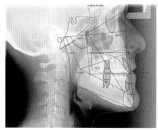

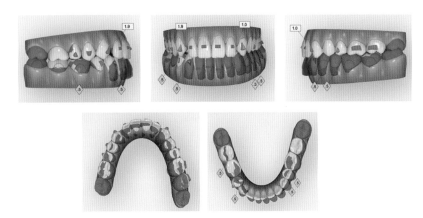

图25.23 治疗前ClinCheck视图。

MARPE的设计基于已有文献[1]，将患者的口内扫描数据、微螺钉以及标注微螺钉植入位置（通常尽可能靠近远中，在软腭前方，软组织由粉色变为红色处）的设计手稿一起发送技工室进行制作。

在使用了MARPE后，通过口内扫描检查患者上颌扩弓量。结果显示大约有2mm的水平向宽度增加，这有利于获得更好的最终稳定性，同时有利于纠正牙齿和骨骼的协调问题，但要注意骨板较薄的患者应当避免大量的扩弓设计。

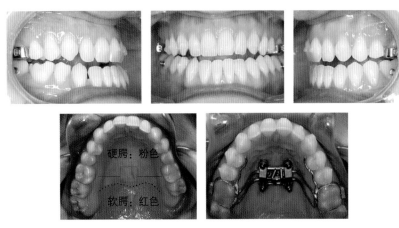

图25.24 MARPE：考虑到隐形矫治器会修剪掉上颌磨牙部分，因此在MARPE上设计后牙𬌗垫，在患者不佩戴隐形矫治器时辅助解决反𬌗问题。

硬腭：粉色

软腭：红色

图25.25 MARPE：iTero软件咬合分析。

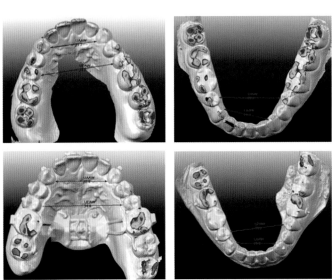

[1] Suzuki et al. Miniscrew-assisted rapid palatal expander (MARPE): the quest for pure orthopedic movement.Dental Press J Orthod. 2016;21(4):17–23.

图25.26 MARPE扩弓后锥形束计算机断层成像和曲面体层片。

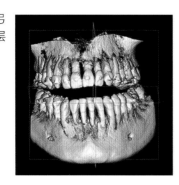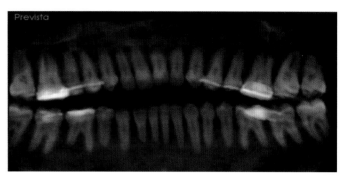

图25.27 精调：11个月后，患者拆除MARPE装置。上颌殆面像可以见到微螺钉造成的瘢痕。设计在侧切牙远中的间隙并未实现，这与后牙支抗不足有关。

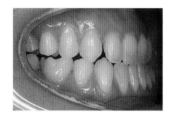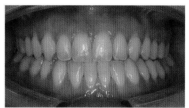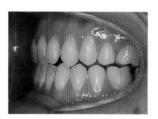

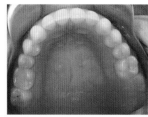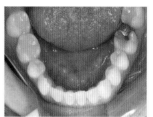

## ClinCheck 2：对技师的要求

- 下牙列加根舌向转矩
- 上颌扩弓：同步移动中线向左
- 在中切牙远中开展更多间隙，为之后的贴面修复做准备
- 手工切割以使用Ⅲ类牵引使上颌近中以及垂直向移动
- 将远中磨牙设定为不可移动来增强支抗

在治疗结束时，在上颌侧切牙远中使用复合树脂粘接这一简单的技术，最终改善了患者的美观和咬合功能。MARPE在这个过程中也起到了作用。但相比于前面提到的两个病例（第19章和第20章的病例），我们对这个病例不是很满意：

- 可以看到，因为修剪隐形矫治器的原因导致前牙支抗丢失
- 这也会对上颌腭中缝开展产生反作用力，从而导致治疗的失败

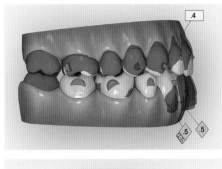
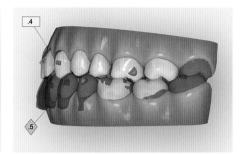
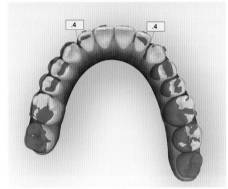
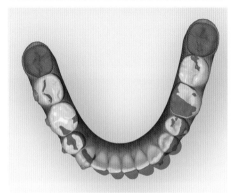

图25.28 精调时ClinCheck视图。

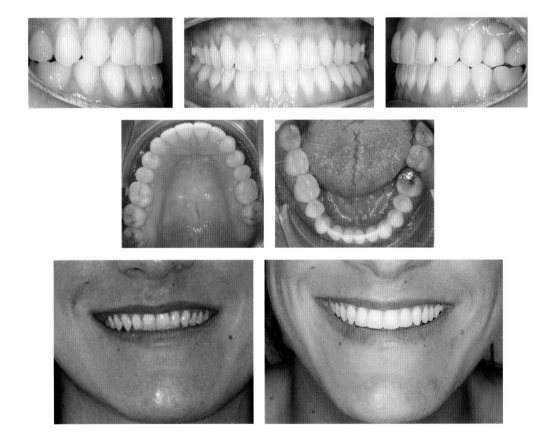

图25.29 治疗后口内像与治疗前、治疗后微笑像。

图25.30 治疗前、治疗后口内像。

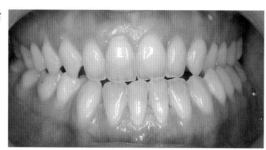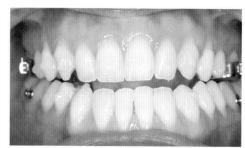

图25.31 治疗后面像。

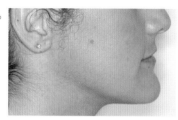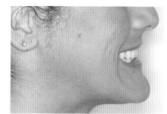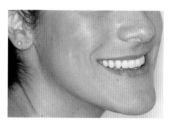

图25.32 治疗后曲面体层片和头颅侧位片。

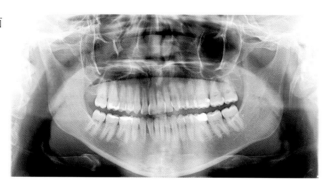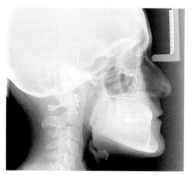

图25.33 治疗前、治疗后头影测量分析。

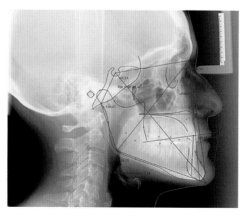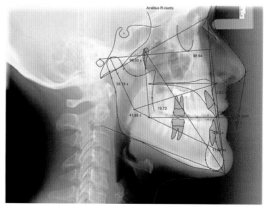

## 25.3 为前牙冠修复和种植体开展间隙（图25.34 ~ 图25.43）

### 诊断

26岁女性，安氏Ⅱ类，上牙弓狭窄。患者拒绝正畸综合矫治，只要求更换前牙冠修复体。

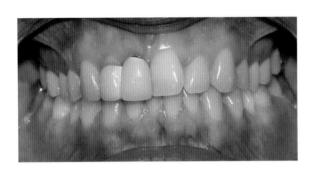

图25.34 患者对于之前单端桥修复的美观度不满意。

### 治疗计划

- 通过前牙水平向扩弓及唇倾在患者口内的11单端金瓷固定桥远中创造间隙
- 由于患者拒绝正畸综合矫治，我们建议她选择快速前牙治疗为将来的种植修复提供足够的间隙

| 右上象限 | | 左上象限 | |
|---|---|---|---|
| 11 | 7.24 mm | 7.24 mm | 21 |
| 12 | 6.08 mm | 6.08 mm | 22 |
| 13 | 7.04 mm | 7.04 mm | 23 |
| 14 | 6.32 mm | 6.32 mm | 24 |
| 15 | 6.19 mm | 6.19 mm | 25 |
| 16 | 9.32 mm | 9.32 mm | 26 |

图25.35 通过Bolton工具进行间隙分析。

### ClinCheck 1：对技师的要求

- 33-43：纠正转矩及排齐，靠7副矫治器进行压低是不可行的
- 13-23：水平向扩弓及唇倾，设定11-12及磨牙为不可移动以增强支抗
- 在第一套矫治器设计中遗漏了间隙开展，所以在治疗结束时没有足够的间隙

### 治疗总结

- 总治疗时长为4个月
- 患者第一阶段总共佩戴7副矫治器，每7天更换一副
- 由于没有添加过矫治的内容，治疗结束时侧切牙远中的间隙没有见到
- 在外科医生的要求下，第二套矫治器（7副）设计了1.25倍的过矫治为后期种植体提供间隙
- 尽管咬合没有改善，但成功创造出间隙，也更换了冠修复体，患者获得了满意的美学效果

### ClinCheck 2：对技师的要求

- 33-43：压低，调整转矩的同时进行排齐
- 13-23：唇倾并扩弓，咬合打开需采用过矫正
- 11、21及后牙段牙齿位置保持不变

图25.36 治疗前口
内像。

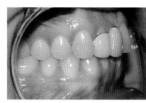
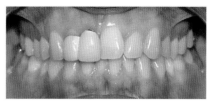
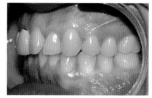
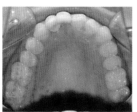
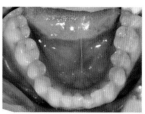

图25.37 治疗前ClinCheck
视图。

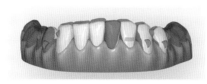
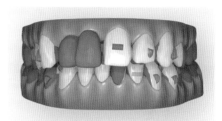
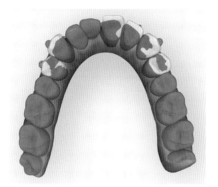
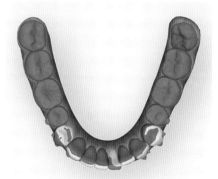

图25.38 治疗前微笑像。

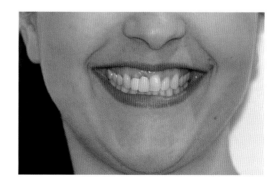

图25.39 重启
前口内像。

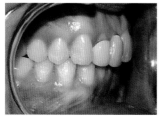
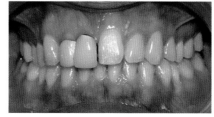
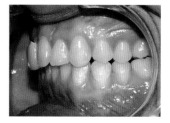

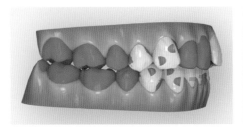
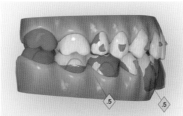
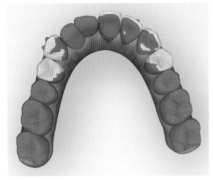
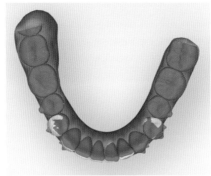

图25.40 精调时ClinCheck视图。

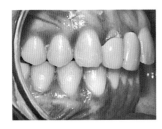
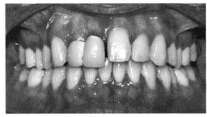
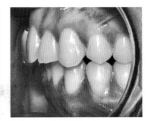

图25.41 贴面修复前口内像。

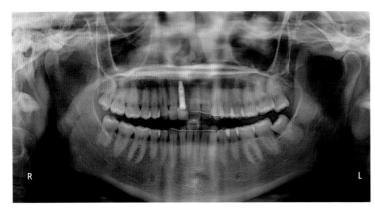
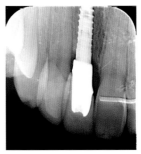

图25.42 治疗后X线片。

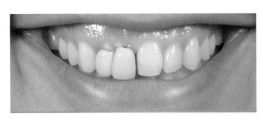
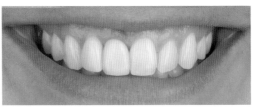

图25.43 瓷贴面修复后微笑像变化（由Ignacio Vázquez Natividad医生完成）。

（赵　昳　译）

## 25.4 中切牙贴面修复的正畸辅助前牙压低（图25.44～图25.50）

### 诊断

42岁男性，平均生长型，双侧磨牙Ⅰ类关系。患者拒绝佩戴固定矫治器，而倾向于隐形矫治。上下牙弓狭窄，11-21伸长，26、47为种植修复体。

图25.44　11-21严重磨耗。

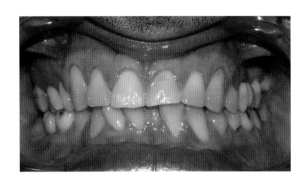

### 治疗计划

- 扩弓并唇倾前牙，同时压低11-21，预留合适空间用于瓷贴面修复
- 将种植牙纳入隐形矫治系统，利用种植体的不可移动性来增强支抗，排齐剩余牙齿并调整牙弓形态

### 对技师的要求

- 11-21：调整转矩并利用上颌侧切牙伸长附件的反作用力进行压低
- 33-43：扩宽牙弓并唇倾，压低前牙来整平Spee曲线，同时改善覆𬌗与覆盖

### 治疗总结

- 总治疗时长为7个月
- 患者总共佩戴21副隐形矫治器，每7天更换一副
- 在前牙实现目标转矩后，压低前牙实施过矫正
- 最终建立正常覆𬌗覆盖关系，患者粘接贴面达到满意的美学效果

图25.45　治疗前口内像。

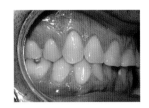
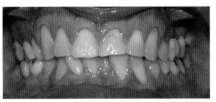
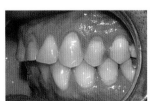
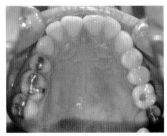
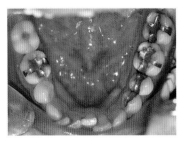

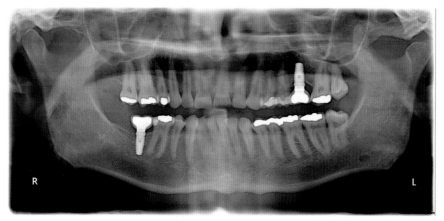

图25.46 治疗前曲面体层片、头颅侧位片及头影测量分析。

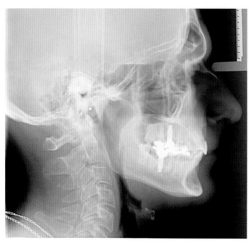
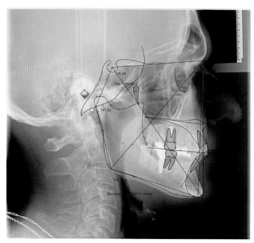

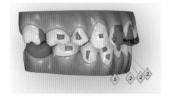
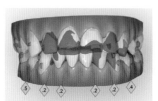
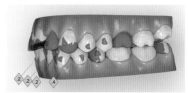

图25.47 治疗前ClinCheck视图。

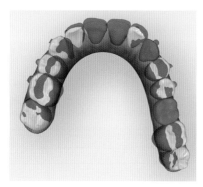
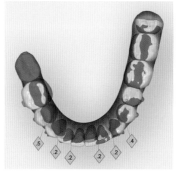

图25.48 治疗后口
内像。

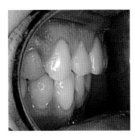
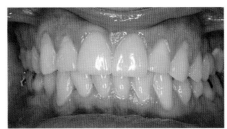
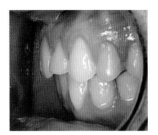
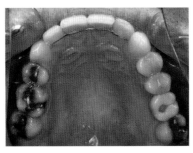
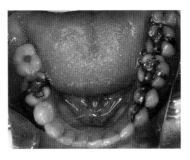

图25.49 治疗后曲面
体层片、头颅侧位片。

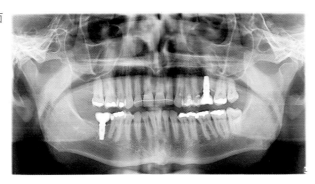
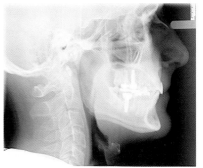

图25.50 贴面修复
后微笑像（由Ignacio
Vázquez Natividad医
生完成）。

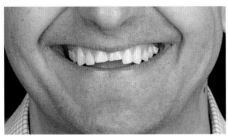
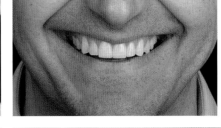
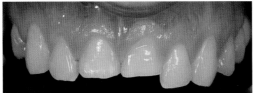
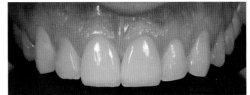

## 25.5 前牙对刃患者贴面修复前的正畸辅助治疗（图25.51～图25.60）

### 诊断

42岁男性，平均生长型，双侧磨牙Ⅰ类关系，上下牙弓狭窄，前牙深覆𬌗、浅覆盖。患者后牙转矩正常，限制进一步扩弓。

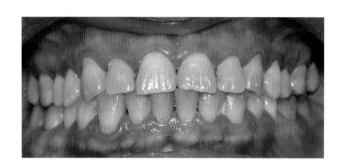

图25.51 为患者建立前牙正常覆盖进行贴面修复，改善微笑美观。

### 治疗计划

- 通过邻面去釉内收下颌前牙，利用后牙伸长附件辅助前牙压低
- 制作两套隐形矫治器（每套包含14副），改善前牙覆𬌗覆盖关系，不进一步扩弓及唇倾前牙（仅邻面去釉、协调上下牙弓）
- 头影测量显示切牙相对于牙槽骨位置前突，移动切牙应谨慎，因此为患者拍摄CBCT，并以其为依据进行前牙倾斜移动

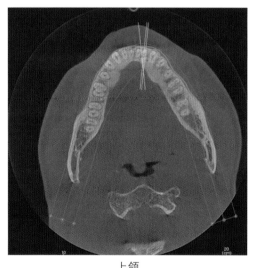
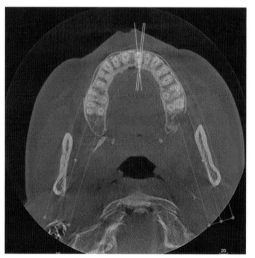

图25.52 下齿槽缘点CBCT横截面，上齿槽缘点CBCT横截面。

上颌

下颌

### 治疗总结

- 总治疗时长为10个月
- 患者总共佩戴（14＋14）副隐形矫治器，每周更换一副
- Bolton比不调，通过前磨牙邻面去釉来内收前牙
- 建立正常覆𬌗覆盖关系，粘接贴面达到满意的美学效果

### ClinCheck 1：对技师的要求（图25.53~图25.57）

- 前牙段牙弓轻度扩展（只有利用隐形矫治器设计完全个性化弓形，才能实现该矫治目标，因为固定矫治的传统弓丝通常是预成弓形）
- 邻面去釉减小下牙弓宽度，并且通过内收下颌前牙改善前牙覆盖
- 粘接舌侧附件为少量前牙移动增强支抗

图25.53  Bolton的分析显示可以进行下颌前磨牙邻面去釉。

|  | 右上象限 | 左上象限 |  |
|---|---|---|---|
| 11 | 8.32 mm | 7.92 mm | 21 |
| 12 | 5.98 mm | 5.77 mm | 22 |
| 13 | 7.13 mm | 7.02 mm | 23 |
| 14 | 6.27 mm | 6.56 mm | 24 |
| 15 | 5.54 mm | 5.81 mm | 25 |
| 16 | 9.70 mm | 9.57 mm | 26 |

|  | 右下象限 | 左下象限 |  |
|---|---|---|---|
| 41 | 5.13 mm | 5.04 mm | 31 |
| 42 | 5.78 mm | 5.77 mm | 32 |
| 43 | 6.39 mm | 6.46 mm | 33 |
| 44 | 6.89 mm | 6.71 mm | 34 |
| 45 | 6.54 mm | 6.44 mm | 35 |
| 46 | 9.90 mm | 10.33 mm | 36 |

图25.54  治疗前口内像。

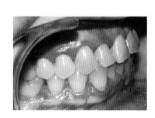
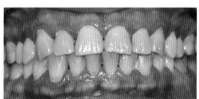
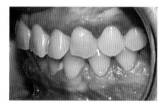

图25.55  治疗前头影测量分析。

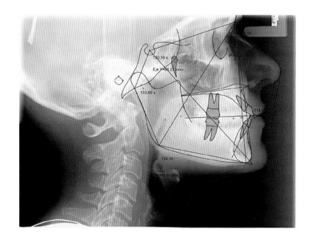

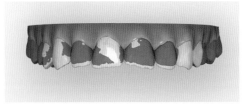
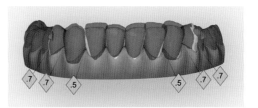

图25.56 治疗前ClinCheck视图。

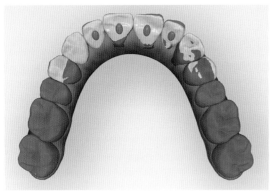
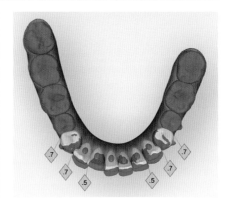

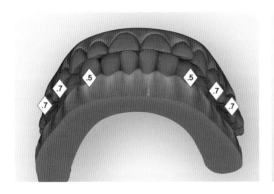
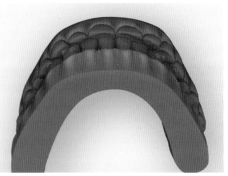

图25.57 精调方案：ClinCheck视图显示上下颌前牙从对刃关系调整为正常覆盖关系。

### ClinCheck 2：对技师的要求（图25.58~图25.60）

- 只进行下颌矫治
- 32–42增加虚拟C-chain及根舌向转矩
- 最终的牙齿定位与排齐

精调后，上下颌弓形基于CBCT显示的牙槽骨范围进行了改善；前牙建立正常覆盖，前牙压低纠正深覆𬌗后，修复医生可以进行贴面粘接修复。

图25.58　精调：口内像以及CBCT重叠显示最终上下颌弓形的合理变化。

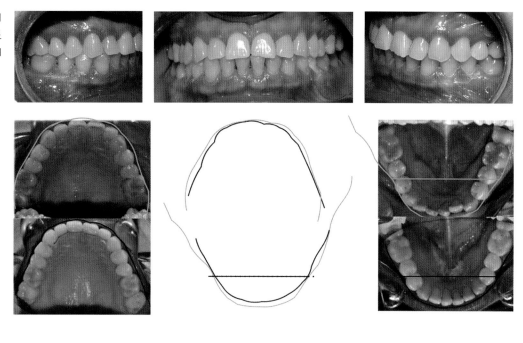

图25.59　得益于缜密的多学科合作，最终取得了良好的治疗效果（贴面修复由Ignacio Vázquez Natividad医生完成）。

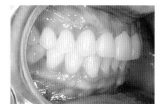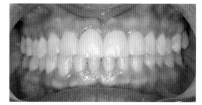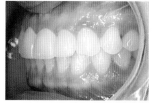

图25.60　治疗后面像。

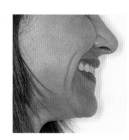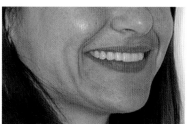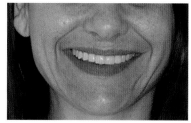

（杨雨卉　译）

# 推荐读物

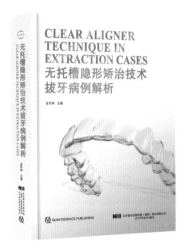

《无托槽隐形矫治技术
拔牙病例解析》

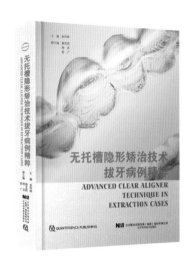

《无托槽隐形矫治技术
拔牙病例精粹》

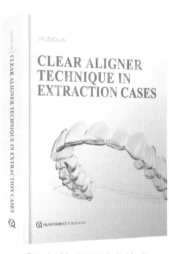

《无托槽隐形矫治技术
拔牙病例解析》英文版

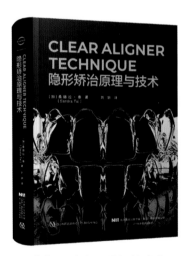

《隐形矫治原理与技术》

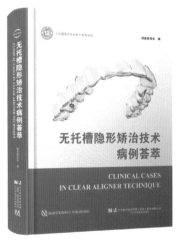

《无托槽隐形矫治技术
病例荟萃》

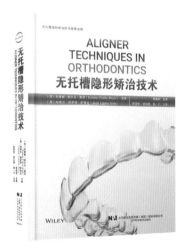

《无托槽隐形矫治技术》